中医名家临证验案

名老中医

赵国岑临证医案选粹

赵国岑 赵一 余月娟◎著

河南科学技术出版社
·郑州·

图书在版编目（CIP）数据

名老中医赵国岑临证医案选粹 / 赵国岑，赵一，余月娟著 . — 郑州：河南科学技术出版社，2017.9（2021.7 重印）

ISBN 978-7-5349-8606-2

Ⅰ.①名… Ⅱ.①赵… ②赵…③余… Ⅲ.①医案—汇编—中国—现代 Ⅳ.① R249.7

中国版本图书馆 CIP 数据核字（2017）第 052574 号

出版发行：河南科学技术出版社

地址：郑州市郑东新区祥盛街27号　　邮编：450016

电话：（0371）65788613　65788629

网址：www.hnstp.cn

策划编辑：邓　为

责任编辑：邓　为　王俪燕

责任校对：崔春娟

封面设计：张　伟

责任印制：朱　飞

印　　刷：三河市明华印务有限公司

经　　销：北京集文天下文化发展有限公司

幅面尺寸：170 mm × 240 mm　　印张：15.75　　字数：224千字

版　　次：2017年9月第1版　　2021年7月第2次印刷

定　　价：69.80 元

前　言

祖国医学历史悠久，自神农尝百草至今已经有五千年历史，在与疾病做斗争的过程中积累了丰富的经验。这些经验的传承既有医学书籍的记载流传，又有师徒口口相传的绝技秘方。这些经验都为后世医家学习医学知识和治疗疾病提供了参考和依据。

赵国岑先生从医 50 余载，有丰富的临床经验。先生 1958 年考入河南中医学院（河南中医药大学前身），1964 年毕业，分配到河南省中医药研究所（河南省中医药研究院前身）工作至今。

先生主要从事消化和肿瘤疾病的临床及科研工作，擅长治疗消化、肿瘤及内科疑难杂症。在长期的临床实践中，先生积累了丰富的临床经验，总结出了“补中气调脾胃治消化，健脾土固肾气治消渴，益心气活瘀血治胸痹，纳肾气调阴阳治不育”36 字治病要诀。先生的主攻领域是脾胃疾病及消化系肿瘤，但在门诊患者中，除大量的脾胃病、肿瘤及虚劳（术后并发症）外，还有很多男性病、妇科病，以及消渴、胸痹等疑难杂症。

1997 年，先生被国家人事部、卫生部、中医药管理局确定为全国第二批名老中医药专家学术经验继承指导老师。2013 年，先生被国家卫计委确定为全国名老中医药专家传承工作室建设专家。自工作室成立以来，学生们在跟师学习的过程中，记录总结了先生大量的临证医案，汇总总结，分门别类，最后经先生逐案审阅，提出修改意见。如此反复数次，最终成稿。

在本书的撰写过程中，工作室的成员们深刻地感受到了先生渊博的医学知识和丰富的临床经验，感受更深的还有其严谨、认真的工作态度。举几个例子与大家分享一下。其一，关于药名与药名之间是空格还是有标点符号的问题，几次召集大家发表各自意见，最后统一加逗号；其二，关于药物服法是“早晚分服”，还是“早晚温服”的问题，讨论决定根据患者的寒热具体确定服用方法；其三，有一病案患者临床表现为口唇奇痒还有溃烂，关于诊断展开讨论，最后确定诊断病名为“唇风”；其四，先生经常教导我们，在临床治疗中，对药物的熟识程度决定治疗效果的好坏。如白豆蔻、草豆蔻、肉豆蔻的区别，半枝莲、半边莲的不同，麻黄与制麻黄的适应证；黄连与胡黄连的不同等。其五，药物的再炮制也是其一特点，如玄明粉与全瓜蒌的重新炮制（见便秘医案），能加强通便之力，对顽固性便秘有很好的疗效。诸如此类可见一斑。

在选择病例上以消化系统疾病为主，常见的疾病收录较多，如胃脘痛、呕吐、泄泻、虚劳等。主要分两部分编辑消化系统疾病和各科疾病。此次我们收录于册的大都是常见病和多发病，目的在于通过对这些病案的辨证用药的分析，希望对临床医师有所帮助。

赵国岑传承工作室

2016 年 9 月 8 日

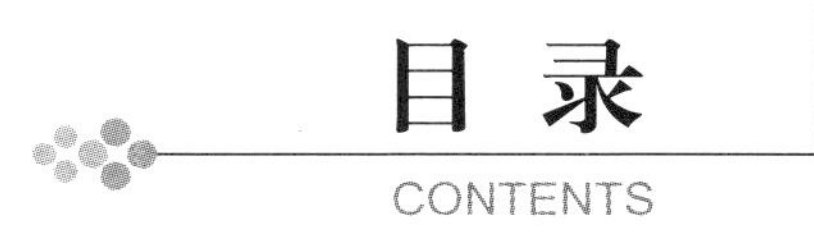

目录

CONTENTS

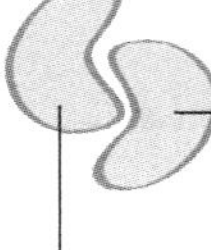

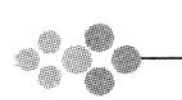

第一章　学医从医之路

1937 年 11 月，赵国岑出生于祖国中原大地郑州市南曹乡司赵村的一个普通农家。当时，正值日寇侵华第七年，又发动“七七事变”，大举入侵中原，我国处于内忧外患、民不聊生的苦难中。赵家家境贫寒，爷爷把赵国岑的伯父送到他世代行医的舅父家当学徒学习中医，数年后出师，然后回家独立行医。医药配合，内外妇儿皆行，名扬郑州城乡一带。

赵国岑自幼受家庭熏陶，耳濡目染，经常看到一些痛苦难忍的患者，经过其伯父的精心诊治，都喜脸相告，病愈致谢。当时的赵国岑认为，就这么一把把花、叶、草根、树皮就能治好疾病，解除患者的痛苦，中医实在是太神奇了！这也是赵国岑长大后学医的根本原因。每逢有患者，赵国岑就在一旁一边看，一边听候伯父召唤，跑前跑后，帮一些小忙。时间久了，伯父就教赵国岑背诵《医学三字经》《药性赋》之类的医学启蒙书籍。以后上学了，但每逢假期都是在伯父的药铺里度过，感觉莫名的快乐。

定向学习中医。高中毕业后考大学时，要填报志愿，报什么学校？什么专业？家里有两种意见：叔叔说学工程吧，以后当个工程师；伯父建议学医。父亲问赵国岑，你想学啥？赵国岑说学中医吧。就这样，1958 年全国统一高考，赵国岑考上了六年制本科的河南中医学院（现河南中医药大学）。

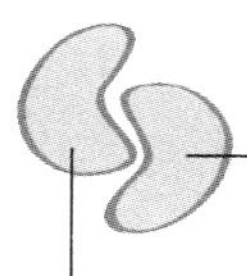

六年的大学生活。1958年入学，先学中医基础理论，后学临床各科。针灸课学习结束了，当时适逢暑假，赵国岑一边复习功课，一边拿个布包包，用针刺布包来练习进针和指力。乡友门见此之举，知道赵国岑是学中医的，会扎针。有人好奇地问："扎针痛不痛？"有腿痛、腰痛的乡亲，当即要求针灸试试，大多针后疼痛都有减轻或不痛。就这样，一传十，十传百，很快就把赵国岑传成周围三五里的"小名医"了。有一天半夜时分，外边有人敲门说，你赶快去给俺家大孩儿扎两针吧。他上吐下泻不止，他叔（是个村医）给他打了两天针也止不住。赵国岑一进门，第一眼看到他床前有一大堆厚厚的煤渣土填盖的呕吐物，旁边是大便盆。患者喃喃乱语，躁动不安，还不时地仰头，做吞吃煤油灯头的动作。见此情景，赵国岑暗想，这不是吐泻太过、脱水而导致的半昏迷症状吗？随即让家人按其手脚四肢，先针双侧合谷穴，行强刺泻法，患者当即安静平躺不动，又刺双侧内关、足三里、内庭等穴，后刺中脘、天枢、水分等穴，此时患者安然入睡。10分钟行针一次，约30分钟后起针。临走时嘱其家人，如有啥事再去喊他。回家后，通宵未眠，当时在想，会不会出啥事？毕竟是第一次单独出诊，出急诊啊。天刚蒙蒙亮，就赶快起床。可当站在大街，面对病家的大门时，有些犹豫，不敢进去，怕针后出啥事，无法交差。正在这时，他爹出来了，赵国岑问："现在啥样啦？"他爹说，扎针后一直在睡，现在还没睡醒。这时，赵国岑长出了一口气，放松了。就这事，把赵国岑传得更神了。以后，不管是内外妇儿，大病小病，就是急危患者也要叫赵国岑去看看。说你给俺扎扎针就好了，你来看看俺就放心了，哪也不去了。

这一假期，光用针灸就治好了不少患者。从此，更加激发了赵国岑学习针灸的热情。从医50余年来，在临床上经常针药并用治疗疾病，特别是一些疑难杂症，如慢性萎缩性胃炎等，常获好的疗效。

洛阳见习。那是在1960年中医基础课讲完，开始临床各科的见习，赵国岑和几位同学到洛阳涧西医院见习。那个冬天是严寒的，但张振汉老师一大早就从很远的住地赶到医院，在上班前讲解《内经》《金匮要

略》原文和临床应用。赵国岑 印象最深的是张老师带点干馍，手捧热水杯，暖着手讲解，甚是洒脱。赵国岑的《浅谈五运六气的推算与运用》一文就是在那时加深巩固学习，又结合毕业实习的实践而写成的。向闫西甫老师学习针灸，他介绍民国初期针灸名家承淡安的名言："毫针微微刺，浅刺有奇功。"这对赵国岑以后的针灸临床实践影响很大。因为经络有经脉络脉之分，其分布深浅不一。所以，"浅刺有奇功"是有一定道理的。

毕业实习。1963 年暑假开始第六学年的毕业实习。第一个月去针灸科，带教老师是河南开封乃至国家名老中医侯宝贤老师。侯老的医术针灸是一绝，兼治疑难杂病。侯老的带教方法是边针边讲，手把手做示范。印象比较深的是他的进针方法，补泻法的特技及疑难杂症的取穴方法。侯老酷爱泡澡，工作之余也时常带他们去。那可不是一般的泡澡呀，泡完澡是边喝茶，边讲病案，讲"马丹阳十二穴"。有好些疑难杂症的病案就是这样传教的。在病案讨论时，他的儿子、儿媳说，这些我们咋不知道呀？这就是中医的带教——看到啥就说啥，想到哪讲到哪。这就是实践充实理论，理论联系实际。就这样，赵国岑跟侯老学习了三个月。就是那三个月，让他喜欢上了针灸，即使以后从事脾胃病的临床工作，也常结合针灸治病。

转到胡云鹏老师那里。胡老师是气功指针加中药治疗内、外、妇、儿、疑难杂症。他不分春夏秋冬、严寒酷热，坚持每天早上五点钟去龙亭练气功。每天带着赵国岑几个，边教边练。赵国岑跟胡老师学会掌握了过敏性支气管炎、哮喘和外伤性乳腺炎的治疗经验。临床验之确实有效，受益匪浅。

后又转科到治疗温热病见长的白锡纯老师那里。学习并掌握了白老治温热病的经验。到 1971 年，赵国岑参加编写河南中医学院三年制的《温病学讲义》，其实践部分就是那时候的收获。

后又转到京津冀和河南一带名医连介一老师那里。连老以治疗内科和疑难杂症为专长，有医政、医教和医疗等方面的丰富经验，特别注重医术和医德。连老说：有高超的医疗技术能治疗疾病，解除患者身体痛苦；有高尚的医德能改善患者的心理，加快疾病的康复。向连老学习掌握了治疗胸痹和老年便秘的经验——玄明粉瓜蒌汤，临床验之有特效，实乃真传也。

又转到以治疗肝病为主的消化病大医鲁效曾老师那里。学习并掌握了中医药治疗胁痛、臌胀、肝腹水等方面的方法。

另外，在下班和周日时间还整理了大医石稚梅、李冠群等老师的医案，从中学习了不少治疗经验。二位老师治病的共同特点是药量小，少而精，疗效好。在业余时间还和师兄弟姐妹交谈各位老师的学术专长和治疗经验，来弥补跟师学习之不足。除了向各位老师学习他们的医药诊疗技术外，他们的医德医风也是赵国岑学习的榜样。

1964 年毕业，赵国岑被分配到河南省中医研究所工作。

下乡医疗。遵照当时毛主席的“六二六”指示，把医疗卫生工作的重点放到农村去。赵国岑于 1965 年随医疗队下乡到荥阳县（今荥阳市）。当时，提倡一根针一把草，土单验方治病。这时，赵国岑所掌握的针灸技术已是得心应手了，再加上农村病源多，正是他临床实践的大好时机。他们先办了一个全县的卫生员培训班，以针灸为主，兼顾中草药的采集、鉴别、应用。继而又开办了一个赤脚医生培训班，以常见病、多发病的诊断和针灸、中草药治疗为主要内容。他们当时热情都很高，全是步行，走家串户，广泛密切接近群众，一边治病，一边宣传党的医疗卫生工作方针政策。当时，他们不仅学习人民解放军为人民服务的精神，还学习人民解放军的新针疗法。即打破传统的针灸疗法，提倡新针疗法攻克疑难杂病。如深刺哑门穴治疗聋哑，深刺睛明穴治疗暴盲。赵老印象很深的一个病案至今难忘。

有一位年近 40 岁的农妇，某天一大早赶到他们的住地，说昨天晚上和婆婆吵嘴闹气，今早突然双目失明，伴有双侧头痛。做了一般检查，外观无异常，全盲，无光感。即深刺双侧睛明穴，不留针，针后轻按穴位；又针刺双侧太阳穴，留针 15 分钟，起针轻按，嘱患者休息 30 分钟回家。次日复诊：光感明显，有人影走动。三诊：视力开始恢复，1m 远处能分辨五指。如前法又针两次，一周后回访，视力恢复正常。返郑后，又治一例颅脑外伤术后失语患者，针刺哑门为主穴一个月后，能断断续续表达意思。

经过一年的农村基层医疗，收获多多。一是了解当时农村缺医少药，农民看病难的民情。二是加深医患关系，“想患者所想，急患者所急，痛患者所痛”。三是增强了全心全意为患者服务，为人民服务的思想。

自幼受家庭熏陶，耳濡目染，树立了学习中医的思想。又经过六年的系统理论学习，打下了坚实的功底，也取得了基层卫生工作经验。最后定向于搞中医药科研和脾胰胃肠肝胆消化系疾病、肿瘤，内科杂症及不孕不育的临床治疗工作。

第二章　学术思想

赵国岑先生出身于中医世家，耳濡目染，幼承庭训。从小即会背诵《药性赋》《医学三字经》等中医学启蒙书籍。1958 年考入河南中医学院六年制本科学习，1964 年毕业，分配到河南省中医药研究所工作至今。从事中医药临床与科研工作已 50 余年。擅长中医内科，精于脾胃、肝病、肿瘤，兼行针灸。主张针药并用，辨证与辨病相结合。遵循中医药学理论，善调阴阳，重视气血，顾及先天，重视后天。四诊之中尤重切诊，同时强调正确收集四诊资料的重要性。在多年的临床实践中总结出了“补中气调脾胃治消化，健脾土固肾气治消渴，益心气活瘀血治胸痹，纳肾气调阴阳治不育”36 字治病要诀。

在长期的医疗实践中，采用经方、古方和先辈治验，结合自己的临床体会，化裁组合成“化滞益胃汤”治疗胃脘痛、急慢性胃肠炎、消化性溃疡；“解毒益肝汤”治疗急慢性肝炎、肝硬化。另外，对糖尿病、男科疾病、肿瘤等病的治疗，也有较好疗效。由于精心辨证，恰当选方，准确用药，遵照“普简廉”的用药原则，少而精，疗效好，深受广大患者欢迎，被患者誉为“百姓医生”。

学术思想源于《内经》，注重仲景，崇尚东垣，兼顾九针。为人谦逊，学验俱丰。平素孜孜不倦，博览群书，学有专长，诲人不倦。师古而不泥古，强调辨证，结合辨病，逐渐在长期的临床和科研中，形成了自己独特的学术思想。

一、脏腑相关　整体观念

中医学的理论体系是经过长期的临床实践，在唯物论和辩证法思想的指导下，逐步形成的；它来源于实践，反过来又指导实践。人体是一个有机的整体，构成人体的各个组成部分。在结构上是不可分割的，在功能上是相互协调、相互为用的，在病理上是相互影响的。牢记生理病理特点，着重后天脾胃之本，善治脾胃疾患，遇沉疴痼疾，多能妙手回春。曾遇一泄泻患者已有两年病史，多方久治不愈，每天腹泻 3~5 次，质稀。伴有全身乏力、烦躁易怒、纳差、心慌、失眠。查舌质淡、苔白，脉沉细。各种理化检查均正常。以往治疗多为健脾益气等补益之剂，根据其临床表现，用补益之剂，辨证应为准确，但为何屡治不效呢？人体是一个有机的整体，胃肠疾病不能仅仅局限于胃肠，应放眼全身，顾及附近及相关脏腑。细查病因，辨证论治。经仔细耐心询问发病前有无特殊原因，在众多原因中，认为其与夫不和，加之毕生积蓄被骗殆尽，故肝郁气滞，横逆犯土是其主要病机。既是现代医学谓之的情绪性腹泻，也是肠道易激综合征的一种。由于患者久服汤剂，即给予“逍遥丸”口服，一个月后，腹泻止，诸症尽消。由此说明人体是一个有机的整体，一脏有病，可影响其他脏腑，甚至波及全身各个系统；从症状上看全身各个脏腑有病变，使临床医生无从下手，失治误治，使病难愈。所以，临床应注重整体观念，全面分析病情，才能取得满意疗效。

二、益气活血　攻补兼施

临床善于运用益气活血法治疗疾病，特别是一些疑难杂症，收效满意。益气活血法则是对立的统一。益气和活血，一补一活，似乎是两种对立的治疗法则，细研之，益气则以鼓动血液运行，即“气为血之帅”“气行则血行”之意，益气亦能活血；血活瘀散则正气复，祛瘀生新，以攻为补也。赵先生常叮咛学生：气与血在人体的生理功能和发病机制中密不可分。但血有虚实盛衰，流畅瘀滞之分，当详辨之，曰："气以通为顺，以滞为逆；血以流畅为顺，以瘀滞为逆；气以充为常，以虚为变；血以盈为常，以亏为变；气血以调和为常，以逆乱为变。"正如古人云："人之一身，有气有血，气血调和，百病不生，一生怫郁，诸病生焉。"临床运用理论、经验与现代医学研究亦相吻合。用益气活血法、扶正固本法治疗肺心病，观察治疗前后微循环的变化，结果前者效果好。动物实验也提示：益气活血法具有改善局部血液循环，促进巨噬细胞增多，以及活跃其功能的作用，因而能有效地使血肿消退。

治一胃脘痛（胃及十二指肠球部溃疡）患者。赵某，男性，56岁，农民。于1998年发病，但不影响劳动，未予治疗。后自感饥饿时痛甚，有时因疼痛难忍而终止劳动，进食后疼痛缓解。1月9日因胃脘痛1个月加重1周为主诉就诊。患者于1月前无明显原因感觉胃部疼痛，此后上症逐渐发作频繁且加重，时有烧心泛酸、畏寒肢冷，二便正常。查面黄肌瘦，舌苔薄白质淡有瘀斑，脉弦细。上消化道钡餐造影提示：胃及十二指肠球部溃疡。大便潜血"阴性"。尿常规正常。诊为气虚血瘀型胃脘痛。治法：益气活血、祛瘀止痛。方药：黄芪30g，党参15g，白术10g，当归10g，丹参20g，赤芍10g，桃仁10g，红花10g，煅瓦楞子30g，蒲黄10g，制乳没各10g，甘草10g。5剂，水煎内服。1月13日二诊述，胃脘痛减轻，烧心止。上方继服6剂，胃脘痛基本消失。原方去制乳没，又服22剂，临床症状痊愈，经上消化道钡餐造影复查提示正常。

在临证治疗中，注意补气不滞血，活血不伤气，这是运用益气活血法的基本原则。又：纯虚者补之尚易，纯实者攻之不难。但纯虚纯实者少，而虚实错杂者多。正虚挟实，执用补法，则助其邪，执用攻法，则正气脱。再者，正盛则邪必虚，正虚则邪必实，是其常理也。而正虚邪亦虚，正盛邪亦实，则是变化的病理机制。在临证时，要做到治邪实而必不伤正，治正虚而必无助邪。益气活血即攻补兼施之理。

有如胃脘痛患者，常为滞塞不通所致。有因虚而致实者，有因实而致虚者。平素常用益气通滞法，每获良效。通滞法，邪气有余，壅滞不通，疏其滞气，则正气自行；益气法，补其虚，则正可复而邪自却。

三、推崇经络　针药并用

经络学说，是研究人体经络的生理功能、病理变化及其脏腑相互关系的学说，是中医学理论体系的重要组成部分。它不仅是针灸、推拿等的理论基础，而且对中医临床各科均有十分重要的指导意义。藏象学说、气血津液理论、病因学说等基础理论同经络学说结合起来，才能比较完整地阐释人体的生理病理变化，并指导诊断和确定治疗法则。所以，张子和说："不诵十二经络，开口动手便错。"赵老年轻时曾拜河南针灸名医侯宝贤为师，针法娴熟，经络稔知。经络是运行全身气血，联络脏腑肢节，沟通上下内外的通路。临床中，常用经络理论来解释临床中的一些症状，从而阐述经络的重要性。如男性肝病患者常感两乳房疼痛、增大。足厥阴肝经循行两乳，肝病日久肝木克胃土，胃腑有病，足阳明经络之循行也是过两乳，由此即不难解释为何肝病患者常有此症状；又如冠心病心绞痛患者常有沿左手臂内侧麻木走窜感，此麻木路线即是手少阴心经所过之处；再如脏腑的表里关系，均说明脏腑经络有络属关系。

赵老平素一贯主张针药并用，提高疗效，屡起沉疴。如诊一患者，女性，40 岁，外伤后失语 11 个月。因车祸头部外伤，昏迷，即被送往当时的河医一附院行颅脑外科手术，术后出院，肢体恢复如常，但有失语，反应迟钝，表情呆滞，记忆力减退，余无不适。经多方治疗不效，以求针灸治疗。脑 CT 示：未见异常。查舌质淡，苔白厚，脉沉细、两尺弱。治法：醒脑开窍，以针灸治疗为主，辅以"牛黄清心丸"，每次 1 丸，每日 2 次。取穴：①主穴：哑门、廉泉、承浆、支沟（双侧）、关冲（双侧）、神门（双侧）。②备选穴：三阳络、四渎、天鼎、阴郄、通理、灵通、天窗、涌泉、窍阴、天突、风府、脑户（每次任选 3 穴，交替使用）。手法：强刺 10min，间日 1 次。嘱其加强智力和语言训练，到户外活动。1 周后即能说简单词汇，如“谢谢”“再见”“吃饭”等。3 个月后能说语句，且基本能反映本人意图。

四、详查病情　临证灵辨

在临床上，赵老常说“辨证不清，用药不明”。同时提醒学生们在辨证的同时勿忘辨病。因为脏腑是构成人体的一个有密切联系的整体，如临床疾病常见的证和病，就是以脏腑生理病理学说作为理论基础和总纲辨证论治的。赵老在临证中注重气血，气血是人体生命活动的动力和源泉，它既是脏腑功能的反映，又是脏腑活动的产物，人体病理变化无不涉及气和血。如气虚血瘀证是很多病证中的常见证型。赵老在临证中，尤其重视调理气血，灵活辨证。根据多年临床经验，总结出了气虚血瘀证的临床辨证依据：临床表现、实验室检查、治疗原则、方药、随症加减等，系统地总结了气虚血瘀证的辨治思路，为临床实践提供了准确的理论依据。

五、饮食调养　药食兼用

人体的气，来源于禀受父母的先天之精气、饮食物中的营养物质和存在于自然界的清气。其中营养物质即是水谷之精气，说明饮食的重要性。《素问·经脉别论》说：“饮入于胃，游溢精气……上输于脾，脾气散精，上归于肺，通调水道，下输膀胱，水精四布，五经并行。”津液是通过胃对饮食物的“游溢精气”和小肠的“分清别浊”“上输于脾”而生成。从气和津液的生成看出了饮食的根本性和重要性。脾胃病的临床治疗中，对于有些患者的病情，仅用调节饮食的方法，即使其恢复如常。如有一患者，来诊时述胃脘部不适 1 年，伴纳差，乏力，时有腹中不适，大便干结，2~3 天 1 次，小便少。查舌质淡红，苔微黄腻，脉沉细，各种检查均正常，以往多治不效。细询个人生活史，得知患者为某公司老总，经常于推杯换盏之中，饮食多肥腻之品且疏于主食，久之胃肠负担

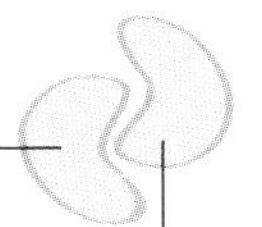

过重，脾胃功能受损，运化失常而发上证。投以消导和胃之品，即可见效。若用饮食调理之法，亦可获效。当然选后法为上，即嘱其饮食以蔬菜、面食为主，比例协调，且勿过量，要持之以恒，终能见效。1 周后复诊，面露喜色，述脘腹、大便等均如常，全身无不适。

六、治胃四法

临床上将自己多年治疗脾胃病的经验总结为治胃四法：一曰化滞，一曰祛湿，一曰理气，一曰兼治他脏。

1. 化滥益胃法

滞者停滞、凝积留结不通之意。因寒，因热，因气，因血，因饮，因食皆能滞塞于胃而发病。

（1）因寒：寒性凝滞，因生冷饮食，或外感寒邪直中脾胃，脾阳受损，寒伤于胃，经络气血不通，不通则痛。可见脘腹冷痛，呕吐，腹泻等。“寒者热之”当以附子理中汤加荜拔、丁香、姜半夏治之。

（2）因热：热可由湿邪所化，亦可由阴虚内生。热之极则为火。火热为阳邪，易耗气伤津，易生风动血，易致肿疡，故热邪可以伤胃，火热烧灼，也可直接伤及胃络。见脘腹灼痛，甚则出血，伴口干舌燥、腹胀、便秘等。“热者寒之”，当以清胃散（《兰室秘藏》）加半夏、滑石治之。肝胃郁热而滞者，当以通腑泻热，理气止痛治之，可用柴胡、黄芩、黄连、大黄等。

（3）因气：除中气虚弱之胃病外，另有肝气郁滞，横逆克土，可见两胁及脘腹胀满，胃痛，恶心，泛酸，纳差等。治宜疏肝理气，和胃止痛为法。常用柴胡疏肝散（《景岳全书》）加当归、佛手。

（4）因血：“中焦受气取汁，变化而赤，是谓血”（《灵枢·决气》）。血靠脾胃运化而生，在脉中运行而起着营养滋润全身的作用。但肺、肝、脾等脏器功能失调，或热灼胃络都能伤胃，甚则使胃出血。若血液运行不利或运行无力，乃至停滞不行则胃生积聚。可见脘腹痞满，胃痛拒按，

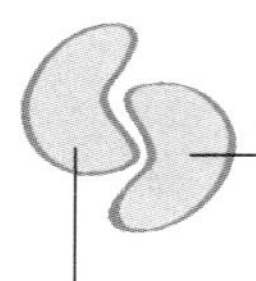

纳差，腹胀等，当以活瘀散结，止血止痛治之。用黄芪、柴胡、当归、川芎、赤芍、乳香、没药、延胡索、三七粉、甘草等。

（5）因饮食：胃主受纳，为“水谷之海”（《灵枢·海论》），是容纳饮食的器官。若饮食不节不洁，或过于冷热酸甜，过于辛辣刺激，都能伤及脾运胃纳功能而发胃病。可见脘腹胀满，胃痛拒按，呕恶嗳腐，腹痛泄泻，苔腻脉弦紧等。当以消导和胃治之，用保和丸（《丹溪心法》）合枳术丸（《脾胃论》引张洁古方）加麦芽、谷芽、木香、砂仁。

胃病与肝脾功能失调有密切关系，临床表现多以虚实夹杂，寒热互见，气滞血瘀共存为特点，治则在通，重在化滞，通则顺畅，顺则胃安。赵老自拟“化滞益胃汤”治疗因滞引起的胃病，疗效尤佳。方药：黄芪、党参、苍术、白术、桂枝、白芍、川芎、煅瓦楞子、黄连、茯苓、炒鸡内金、甘草。

本法在临证治疗时要掌握两个要点：一是健脾益气，脾健气足，则能化滞。二是化滞，滞化则能益胃。首先要分清滞塞原因，针对病因，重点除之。根据多年治疗脾胃病经验，独创“化滞益胃汤”。

方药：炒大黄10g、白术10g、牵牛子10g、枳实10g、厚朴10g、木香10g、砂仁10g、槟榔10g、甘草5g。

功能：化滞益胃。

主治：胃脘痛（脾虚胃滞型），症是脘腹胀满，胃脘不舒或隐痛，嗳气纳差，大便不畅。舌苔薄腻，舌质淡或略暗或有瘀斑。

方解：方中大黄苦寒，归脾、胃、大肠、肝、心包经，有消积导滞，活血祛瘀，清泻郁火之功。善于荡涤胃肠实热，消积化滞，又有祛瘀生新之能，故为君药。白术健脾益胃，燥湿利水，对脾虚湿邪滞胃、水湿滞胃伤脾之虚滞和痰湿滞胃而引起的病症均有良效；牵牛子泻下逐水，杀虫破积，善除胃肠实热壅滞。二者辅助君药大黄化滞力量更强，且有健脾益气之功，为臣药。枳实消积散结，破气行痰；厚朴行气燥湿运脾，降逆平喘，能除胃肠滞气，对湿阻中焦，气滞不利和痰湿内阻所致脘腹痞满有良好疗效；木香行气止痛，能消胃肠滞气；砂仁化湿行气，健脾

止泻；槟榔杀虫消积，导滞行气。五味合用，对食积、虫积、气滞、水湿痰饮不化等多种积滞有特效，能佐君臣化湿益胃之功。甘草补中益气，清热解毒，缓中止痛，缓和药性，故为使药。全方配伍得当，用药严谨，共奏化湿益胃之功效。

临床应用加减：若胃痛甚可加甘松、延胡索；胃酸灼热可加煅瓦楞子、吴茱萸、黄连，甘草量加倍；兼有两胁胀满或疼痛者加柴胡、川楝子、延胡索；大便溏加炒山药减槟榔；恶心重者加姜半夏、姜竹茹；食欲减退加鸡内金、炒麦芽。

脾主升，胃主降，脾喜燥而恶湿，胃喜润而恶燥。脾以升为常，胃以降为顺，脾与胃均以通为顺，脾以燥为通，而湿不存内。胃以通为顺，而滞不留，脾与胃燥润相济，助人消化正常。素曰："治脾以祛湿为主，疗胃以化滞为要。"脾、胃、肠乃消化系统的重要脏腑，又是消化的直接通道。脾胃为后天之本，消化障碍乃多种疾病之源。临床时要掌握脾升、胃降、肠通的生理功能，才会体壮无恙。否则能并发多个脏腑的疾病，如"脾胃不和则及心"，即"子病母不安""子病犯母"，可出现心烦、失眠、多梦等。脾土虚弱，肾阳不固，气阴两虚，则消渴、眩晕发作。赵老以调理脾胃法为主，治疗许多内科疑难杂症。

2. 祛湿安胃法

湿为伤及脾胃的主要病邪之一，治疗脾胃疾病必须祛湿，祛湿安胃为之首法。治胃先祛湿，湿祛胃自安。临证时重视脾湿和胃湿，采用健脾利湿和益胃祛湿从而达到湿祛脾健，湿祛胃和之目的。

（1）健脾利湿：脾阳虚弱，浊阴有余，水谷不能化为精微，反生湿浊而伤脾。只有健脾才能利湿。健脾能增强利湿作用，利湿有益于提高脾的运化功能。脾虽喜燥恶湿，但"脾胃同是土，而脾为湿土，故补脾之药不得过燥"（清·唐宗海《六经方证中西通解》）。因此，临证时常用药性平和的益气温阳之品，如太子参、白术、薏苡仁、扁豆、茯苓等，益气健脾，脾健湿祛则胃安。此适用于脾气虚弱，运化无权，水湿停滞伤脾、脾胃虚弱之胃病。症见面黄、乏力、纳差、恶心、嗳气、苔腻质淡、脉沉细等。

（2）益胃祛湿：胃阴不足，脾阳不振，水湿停留而伤脾，故滋养胃阴，补益胃气有助于祛湿，“胃为燥土，故补胃之药必须祛湿”（清·唐宗海《六经方证中西通解》）。“胃喜润而恶燥”，益胃祛湿不能用过燥药物，以防湿燥之品助阳土燥热之弊，临床常用润而不腻的藿香、佩兰、白豆蔻等芳香化湿药物。此适用于胃气虚弱，无力纳谷而出现的脘腹痞满，嗳气频频之胃病。

总之，祛湿能安胃。祛湿应先益气，脾气足则湿邪易祛，胃气足不受湿邪所伤，脾气健运则胃气不燥，脾胃调和则脘腹安宁。故“治湿不理脾胃，非其治也”（明·方隅《医林绳墨·卷一·湿》）。

3. **理气健胃法**

治胃除了先祛湿以外，还要理气。理者，调理、顺理之意，理气应补、应疏、应通降。

（1）健脾益气：脾气虚弱，不能鼓动胃气，脾胃升降失调，可见面黄肌瘦、纳差腹胀、嗳气、便溏、脉沉细无力、苔薄质淡等。多见于慢性胃炎和器质性胃病，治疗此型胃病常参芪并用，以人参黄芪汤（《世医得效方》）和香砂六君子汤（《时方歌括》）二方合用，能增强补益中气的作用，使脾胃之气充盈，此为补其不足。

（2）疏肝理气：用龙胆草、柴胡、郁金疏散肝气，缓和克伐胃气之力，参术并用，重用炒白术，以助脾胃自身之正气。用逍遥散合柴胡疏肝散加减治之。使肝脾调和则胃安。此为损其有余（肝气），补其不足（胃气）。适用于面红易怒，胸胁痞闷，脘腹胀满，恶心泛酸，脉弦紧或弦细，苔薄黄质红等。

（3）通降腑气：若肠道不通，传导失司，胃肠腑气不降，肠内容物无路可走，故通腑气重在于肠。肠道疏通则传导顺畅，常用保和丸（《丹溪心法》）加牵牛子、大黄、槟榔，使胃肠功能有序而胃安。适用于脘腹胀痛、呕恶酸腐、大便溏泄或秘结等。

气为运化水谷之动力，脾气不足而运化无权，胃肠腑气不通则传导

失常，肝气横逆则脾胃受伤。故理气应补、应疏、应通降，腑气通，邪不干则胃安。

4. 相关脏腑调治法

胃病之发生，一是胃本病，二是相关脏腑的影响。首先是脾，脾阳虚弱，脾气不升，运化无权，水湿停留；湿伤脾，脾更虚，胃失和降，使胃病加重。脾胃者，后天之本，生化之源。“内伤脾胃，百病由生”（金·李杲《脾胃论》），从而诱发其他疾病。

肝气横逆犯胃，肝脾郁热伤胃等肝胆功能失调诱发胃病者曰肝木克脾土也。如肝脏病常有胃肠功能受损而见胃痛、腹胀、纳差等，初起常把肝病误为胃病。肝胃混淆，此为多矣。

“心为君主之官”（《素问·灵兰秘典论》），主血脉，主神志。如果心血不足，精神情志思维意识方面的因素也能引起胃病，曰“母病及子”。如心脏病患者常伴有纳差、腹胀，甚则胃痛。但饱餐后也常导致心脏病的发作，曰“子病犯母”“子病母不安”。临床常有误诊，真心痛与胃脘痛当予以详辨。

肺为五脏之华盖，又称“娇脏”，主气，司呼吸，主宣发肃降，通调水道，朝百脉，主治节。如外感所伤的呼吸系统疾病，或肺脏本病（如肺结核、肺部肿瘤等）也能引起胃病，亦曰“子病犯母”“子病母不安”。如肺病患者常伴有纳差、脘腹纳闷、便溏或慢性腹泻等，此为表里同病。

肾为先天之本，生命之源，肾藏精，主生长发育、生殖和水液代谢。如肾病，或出现肾衰时，常伴有畏寒、纳差、便溏或下利清谷等症，曰肾水亏损，少阴虚寒，累及脾土而发病。

赵老临床常讲：善治胃者，应掌握四法，既治胃腑，又治他脏，则治胃何难！

七、经验方“化滞益胃汤”解析

胃病是常见病、多发病，轻者影响生活质量，能导致多种疾病的发生，重者痛苦终身，甚至危及生命。近年来，笔者用自拟“化滞益胃汤”加减，治疗胃脘痛，如慢性浅表性胃炎、萎缩性胃炎、消化性溃疡等有较好疗效，现将本方解析于下。

1. 方剂的形成

胃病多发而难医，且易复发，这是医患共同感触。笔者临证数十年，对此也深有体会。经临证探索，认为胃病难医之理是病因病机错综复杂，诱发因素极多。再者，很多疾病都能导致消化功能障碍而并发胃病。根据脾胃的正常生理功能，脾胃相表里，脾运胃纳，脾升胃降，二者有机配合，共同行使完成消化功能的全过程。如果脾胃任何一方自身虚弱，功能下降，便会招致邪气所伤而发病，即“邪之所凑，其气必虚”(《素问·评热病论》)。若有六淫侵袭，留滞不去；或七情失调，郁结不散；或气血痰湿虫过剩或停滞等均能阻滞气机，影响脾胃的正常生理功能而发病，即邪气直中脏腑也。不论外感或内伤，不论虚之招邪或邪气直中，均属病邪停滞，阻滞气机而发病。所以，不难看出，治疗胃病的关键在于开化滞塞停留在脾胃的一切病邪，即“邪祛正自复”。因此，确立了化滞益胃的治疗原则及其方药。

2. 方义及分析

(1)方药：大黄　白术　牵牛子　枳实　厚朴　木香　砂仁　槟榔　甘草。

(2)功能：化滞益胃。

(3)主治及适应证：胃脘痛(脾虚胃滞型)。因脾胃虚弱，无力运化水谷，消化功能减退而出现的胃脘不舒或隐痛，脘腹胀满，嗳气，纳差，大便不畅或便秘。舌质淡，或暗或有瘀斑，舌苔滑腻。

(4)制剂及用法：上药加水500mL，浸泡20分钟左右，文火煎至剩300mL药液，饭前温服。1剂煎3次，1日1剂，早中晚温服。

（5）方义：方中大黄苦寒，归脾胃、大肠、肝、心包经。有消积导滞、活血祛瘀、清泻肝火之功。善于荡涤胃肠实热，消积化滞，又有祛瘀生新之功，故为君药。白术健脾益胃，祛湿利水，对因脾虚而湿邪滞胃或因水湿留滞而伤胃损脾所引起的病证均有良效；牵牛子泻下逐水，杀虫破积，善除胃肠实热壅滞，二者辅助君药大黄增强其化滞力量，且有健脾益气之功，化滞气而不伤胃气，故为臣药。枳实化痰消积，破气除痞；厚朴行气燥湿运脾，降逆平喘，能除胃肠滞气，对湿阻中焦、气滞不利和痰湿内阻所致的脘腹痞满有良效；木香行气止痛，能消胃肠滞气；砂仁行气化湿，健脾止泻；槟榔杀虫消积，行气导滞。五味合用，增强化滞力量，对食积、虫积、气滞，水湿痰饮不化等多种积滞有特效。积消滞化胃气自复，故有佐君臣祛湿益胃之功而为佐药。甘草补中益气，清热解毒，缓中止痛，缓和药性故为使药。全方配伍严谨，用药得当，共奏化滞益胃之功效。

（6）辨证加减：若是因气滞而胃痛者，可选佛手、甘松、香橼；因血瘀而痛者，可选加乳香、没药；因气滞血瘀者加延胡索；胃酸灼热者加吴茱萸、黄连、煅瓦楞子；胃热盛者加黄芩、黄连；舌苔黄或燥属阳明热盛者，加生石膏、知母；两胁胀满或疼痛者选加柴胡、川楝子、青皮、香橼；脘腹痛甚加当归、白芍；大便稀溏者加炒山药，减槟榔、牵牛子；嗳气者加姜半夏、姜竹茹；恶心反胃者加苏梗；纳差，食欲减退者加鸡内金、炒山楂、炒麦芽。若是急性肠炎、水泻、腹痛及老年脾胃虚弱者，不宜服用本方。

歌曰：化滞益胃君大黄，枳实厚朴术槟榔。
香砂牵牛使甘草，消化吸收力均强。
气滞胃痛加佛手，血瘀元胡没乳香。
胃酸灼热吴萸连，脘腹胁痛归芍姜。
纳差内金莱菔子，十句歌诀记心上。

第三章　专病研究

第一节　针药并用治疗慢性萎缩性胃炎的研究

慢性萎缩性胃炎是消化系统的常见病、多发病，其发病率随年龄增长而增加。目前尚无特效药物和理想的治疗措施。近年来，赵老采用针灸联合中药治疗本病取得较好疗效。

1. 治疗方法

（1）中药治疗，补脾益胃化滞汤（自拟方）方药组成：党参 15g，土炒白术 10g，茯苓 15g，怀山药 20g，广木香 6g，砂仁、广陈皮、姜制半夏、槟榔各 10g，牵牛子 5g，大黄 5g。每日 1 剂。文火水煎两次共取 400mL 分早晚各服 200mL。临证加减：若寒邪重者，加桂枝、良姜；湿邪重者则加白豆蔻、泽泻；郁热重、幽门螺杆菌感染者，加黄连、黄芩；热邪伤络、胃黏膜糜烂者，加生地黄、白芍、滑石；兼有溃疡者，加乌贼骨、浙贝母、煅龙骨；气滞者，去党参加柴胡、枳实、香橼；伤食者，加鸡内金；脾胃气虚重者，加黄芪，党参易西洋参；兼阴虚者，去党参，加北沙参、麦门冬、石斛；气滞胃痛甚者，加香橼、甘松；血瘀胃痛加延胡索、三七；大便稀或腹泻者，去槟榔、牵牛子、大黄，加苍术、猪苓。

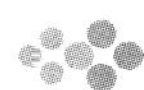

本方服用 1～3 剂后，可酌情减去槟榔、牵牛子、大黄，或减量服用。

（2）针灸治疗，主穴：脾俞，胃俞，中脘，足三里，内庭。方法：将主穴分为背部俞穴和腹部募穴（包括足三里，内庭）两组，轮流交替进行，1 天针 1 组，痛急病情较重者可针两组。临证配穴：热盛加合谷（双）泻法，十宣放血；脾胃虚寒重者，灸上中下三脘，足三里加灸；兼有恶心、呕吐、嗳气者，加上脘、公孙；伤食加下脘，并用捏脊法；肝气盛加太冲；气滞加章门、阳陵泉；痛甚加梁门、内关、公孙；郁热盛者，点刺金津、玉液放血；消化不良者，加合谷、天枢、关元、三阴交。

针灸时应根据病情需要，征求患者同意，消除紧张情绪，然后再实施针灸。兼有实证者用针刺，虚证明显者用灸法，虚实夹杂，针灸并用。

2. 体会

（1）脾虚胃弱受邪即发，笔者认为，脾虚胃弱是本病的发病基础，病邪犯胃是诱发本病的重要条例。《素问·评热病论》曰“邪之所凑，其气必虚”，盖脾主运化，运化水湿和水谷之精微并输布全身。脾能升清气，使胃气下降；脾为胃行其津液，使胃得以濡润。胃主受纳，纳谷消食，化精气以充脾，使脾气上升，并能降湿浊而不伤脾。脾为阴土，胃为阳土，阴阳既济，表里相合，二者相互影响，相互为用。脾充则胃健，脾虚则胃弱。若胃气无力磨谷，脾失健运则消化不良，吸收障碍，胃肠功能紊乱而发病。《素问·金匮真言论》中说“邪气发病”。这里所说的邪气是泛指一切引发疾病的因素。诸如寒、热、暑、湿、气、血、食等均为诱发本病的邪气。故凡郁怒伤肝，肝气犯胃，肝郁伤脾；或外感风寒，寒邪中胃；或饮食不节，过食生冷、热烫、辛辣、肥甘、酗酒等皆能损伤胃气，使胃黏膜受损而发病。邪气侵袭，脾胃虚弱，水谷不运，停滞中焦，气机壅滞是导致该病发生的根本原因，在此基础上，自拟“补脾益胃化滞汤”益胃健脾，祛邪安胃。

（2）防治结合，针药并用，人常说“十人九胃”，此病多发而难医。

笔者认为，胃病其实易治，亦易愈，但更易复发，慢性萎缩性胃炎也是如此。胃病之所以难医，是因为病因病机错综复杂，易发之由乃是诱发因素极多。患者应密切配合治疗，遵从医嘱，坚持治疗，杜绝诱因，保护好胃，防治结合，巩固疗效，减少复发。

针药并用乃笔者临证常用治病方法，临床总结发现，自拟“补脾益胃化滞汤”加针灸治疗本病较单用中药或单用针灸治疗效果好。针刺止痛，效如桴鼓；辨证用药，标本兼治，效速而持久，且不易复发。

（3）攻补兼施，通则不痛：补脾益胃化滞汤（见《中国中医药报》1999 年 3 月 1 日“名医名方”栏目）是自拟化滞益胃汤的姊妹方。后者是化滞以安胃，适用于邪气滞塞的胃实证，即“邪祛胃自安”；本方则是健脾益胃以运化行滞，适用于脾虚胃弱，无力化谷，邪气停滞的虚实夹杂证，即“正气足，邪自祛”。该方有香砂六君子汤和槟榔牛黄汤（自拟方由槟榔、牵牛子、大黄三药组成），有益气温中、通肠导滞之功，是治疗胃病攻补兼施的方剂。笔者遵《内经》“通则不痛”之意，主张胃肠道要通畅，一通百通，通则无恙。所以，在治疗胃肠疾病时常先用槟榔牛黄汤作“开路先锋”，此亦取“祛瘀生新”之意。

（4）针灸取穴当谨守病机，本病的针灸配穴方法：①循经取穴与局部取穴相结合；②俞募配穴法。穴性分析：中脘是胃的募穴，八会之一（腹之会），局部针刺有理气镇痛，化湿降浊的作用。据实验观察，针刺中脘能使人的胃蠕动增强，空肠黏膜皱襞加深增密，空肠动力增强。脾俞胃俞能和胃降逆，化湿导滞，理气止痛，对胃痛彻背，脾胃虚弱之胃病有明显效果。足三里是足阳明经之“合”穴，除治胃痛外，还有强壮作用，为保健要穴。内庭是足阳明经之“荥”穴，有清胃泻热，理气止痛作用。二穴相配取《马丹阳十二穴》的配穴法“三里内庭穴，肚腹中妙诀”之意。综观五穴，对脾胃肠疾病，特别是慢性萎缩性胃炎有补益脾胃，疏理肠道，促进消化吸收的良好作用。

（5）治疗之时勿忘调理，治疗慢性萎缩性胃炎的同时，患者的禁忌也不可忽视。本病宜清淡、易消化、富有营养的饮食，忌酸甜辛辣，过

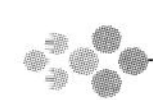

于冰冷热烫饮食，忌烟酒；饮食量应均匀，饮食有节，忌暴食暴饮；注意调理情志，心情舒畅，勿生怒气，忌忧郁思虑过度；应树立战胜疾病的信心，忌丧失信心，不坚持正规治疗、服药。

第二节　针药并用辨治肠易激综合征的研究

肠易激综合征（IBS）是临床上最常见的一种肠道功能性疾病，系肠道运动功能及分泌功能异常的非器质性疾患。临床以腹痛、腹泻、便秘，或便秘与腹泻交替出现为特征。其过去称为“结肠痉挛”“神经性腹泻”“痉挛性结肠炎”“黏液性结肠炎”“结肠功能紊乱”“结肠敏感”等，现也称“肠激惹综合征”。本病多见于女性，20~50 岁居多。一旦患病，常反复发作，缠绵难愈。我们在临床上运用中医药辨证分型论治为主，结合针灸治疗，积累了一点体会，报告如下。

一、病因病机

本病的发生与精神因素有很大的关系，环境的变化、情绪激动均可使那些神经类型不稳定者发生腹痛、腹泻或便秘。祖国医学认为：郁怒伤肝，肝失疏泄，气滞不通，或下迫大肠，腹痛则泻，泻后痛缓；思虑伤脾，脾虚失运，水湿内阻，气机不畅，腹胀肠鸣，大便不爽。本病还与应激状态、感染、神经功能紊乱、胃肠道激素、饮食消化道生理功能异常有关。即中医之外感寒湿、调养不当、禀赋不足等病因。其他如微量元素镉含量过高、锌含量过低、遗传因素等，可诱发或加重病情。另外，有些疾病如溃疡病、胆囊疾病、迷走神经切断后也可合并本综合征。

二、诊断

因为本综合征特异性临床表现及特异性实验室检查指标，故目前采用排除诊断法。诊断标准：[罗马Ⅱ标准（1999年修订）]①在过去的12个月内至少有12周（可以是不连续的）存在腹部不适或腹痛；并伴有以下至少2项：症状在排便后缓解；症状发生伴随大便次数的改变：症状发生伴随大便性状改变。②下列症状可协助诊断：大便次数异常（每日3次以上或每周3次以下）；大便性状异常（大便稀烂或硬结）；排便过程异常（排便费力、急迫、排便不尽感）；黏液便；腹部胀气或腹胀感。

三、治疗原则

我们在临床上采用急则用针灸，缓则用汤药（辨证论治）的原则。本病属中医“腹痛”“泄泻”“便秘”等范畴，其主病在肝，病位在脾胃与大肠。

四、辨证论治

1. 肝郁脾虚型

症状：生气时腹痛、腹泻加重，腹痛即泻，泻后不爽，伴有胸胁胀闷，嗳气少食，烦躁易怒，失眠多梦。舌质淡红，苔薄白，脉弦（本型多见于青年女性患者，占本病半数以上）。

治法：疏肝理气，健脾。

方药：痛泻要方合逍遥散加减。炒白术12g，炒白芍12g，炒陈皮10g，防风10g，木香6g，柴胡10g，茯苓20g，延胡索10g，枳壳10g，甘草3g。

选穴：足三里、中脘、天枢、三阴交、脾俞、肝俞、行间。急性腹痛选穴：足三里、中脘、气海。

选案：张某某，女，35岁，公司职员，2003年6月27日就诊。由于做生意被骗巨款，整日郁郁寡欢。逐渐出现腹痛、腹泻、纳差、胸闷、易怒等，近半个月加重。曾服“结肠炎丸”“补脾益肠丸”“氟哌酸胶囊”，上症时轻时重。查其舌质淡红苔白，脉弦略滑，腹痛，大便日

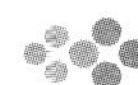

行4~5次，便后腹痛不减，各种检查基本正常。诊为“肠易激综合征”。治法：疏肝理气，健脾止痛。方药：柴胡10g，茯苓30g，炒白术12g，炒白芍12g，青陈皮各10g，防风12g，木香5g，延胡索12g，枳壳10g，甘草5g。3剂，水煎服。针刺选穴：足三里、中脘，以治腹痛。脾俞、肝俞、三阴交，以疏肝理气。服上药1月余，针刺1周，上症基本消失，生活正常。

2. 脾胃虚弱型

症状：长期大便溏泄，少进油腻食物则便次增多，完谷不化，伴体倦乏力，面色少华，纳差食少，食后腹胀。舌淡，苔白，脉细弱（本型多见于禀赋不足或劳倦思虑之人）。

治法：补脾益气、渗湿运中。

方药：参苓白术散加减。党参15g，茯苓12g，白术10g，山药20g，桔梗10g，白扁豆30g，薏苡仁20g，砂仁10g，木香6g，藿香10g，陈皮10g，甘草5g。

选穴：脾俞、中脘、天枢、足三里、章门。多用补法。

选案：盛某，女，43岁，教师，2005年4月22日就诊。主诉腹痛、腹泻近10年。现病史：10年前无明显原因出现腹痛、腹泻，伴有黏液，逐渐发展为小便时即有大便，量少。查舌质暗淡，苔白厚，脉细弱。结肠镜检查示：肠黏膜轻度充血水肿。其他检查基本正常，曾多方多法治疗，效差。但从未接受过系统治疗，自述罂粟壳煮水有效。嘱其由于病程日久，需要长期坚持治疗，并增强其信心。辨证：脾胃虚弱，运化无权。治法：补脾健胃，渗湿和中。方药：党参25g，茯苓30g，白术10g，山药30g，桔梗10g，白扁豆30g，薏苡仁20g，砂仁10g，木香6g，藿香10g，芡实10g、甘草5g。3剂，水煎服。选穴：脾俞、中脘、天枢、足三里。针刺10天，也可艾灸以上穴位。3剂后，述无特殊变化，嘱其继服原方15剂。后来电告知，腹痛少减，小便有时不带大便。又服3个月，症状基本消失。

3. **肠道缺津型**

症状：腹痛，便秘，大便数日1行，燥如羊屎，便前可在腹部触及包块，伴口渴体瘦。舌红苔黄少津，脉细数或涩（本型多见于病程日久的老年患者及产后血虚者）。

治法：滋阴解毒，润肠通便。

方药：一贯煎合润肠丸加减。沙参30g，麦冬12g，当归10g，生地黄20g，玄参20g，火麻仁15g，瓜蒌仁30g，枳壳15g，草决明20g，白芍10g。

选穴：大肠俞、天枢、支沟、上巨虚。热结加合谷、曲池；气血虚弱加脾俞、胃俞。

选案：野某某，男，62岁，退休工人，2006年1月12日就诊。主诉便秘、腹痛10余年。大便干结日久，自认为无特殊原因。大便从一日1行干燥，到数日1行干燥如羊屎。曾服"三黄片""四磨汤""复方芦荟胶囊""轻舒颗粒"等，甚者用"开塞露"或者清洁灌肠，大便才得以下。既往有高血压病史，常因大便干结不下，影响高血压的治疗效果。现在症：腹痛、大便干结6天，口渴、纳差、烦躁、乏力、失眠、多梦。查舌质红，有裂纹，苔黄缺津，脉细数。治法：先以增液承气汤加减（大黄10g，玄明粉10g，生地黄15g，玄参30g，麦冬15g，炒卜子10g），1剂，水煎服。再以滋阴解毒，润肠通便之法治之。方药：辽沙参30g，麦冬12g，当归10g，生地黄20g，玄参20g，火麻仁15g，瓜蒌仁30g，枳壳15g，草决明20g，白芍10g，葛根20g，怀山药20g，甘草10g。6剂，水煎服。再诊述，大便两日1行，稍干但能解下。共服50剂，大便已基本正常。嘱其多吃水果、蔬菜，特别是萝卜等。由于该患者恐针，故只用中药治疗。

4. **脾肾阳虚型**

症状：腹部冷痛，久泻不愈，多在黎明前发作，腹痛即泻，泻后则安，形寒肢冷，治法：温补脾肾，止泻。

方药：附子理中丸合四神丸加减。制附子10g，干姜8g，白术15g，

党参 20g，吴茱萸 6g，补骨脂 12g，肉桂 4g，肉豆蔻 10g，川牛膝 15g，炙甘草 6g。

选穴：命门、关元、中脘、天枢、足三里、气海、章门。本型特别适合耳针，常用穴位：大肠、小肠、胃、脾、交感、神门。也可用王不留行籽压迫，这样可以起到长期的治疗作用。

选案：李某，男，52 岁，机关干部，以“腹痛，晨起泄泻 7 年余”为主诉就诊。患者于 7 年前遭遇车祸，加之淋雨惊吓后，逐渐出现腹痛即泻，多在黎明前发作，泻后痛减。曾服“黄连素片”“泻痢停”“氟哌酸”等药，腹泻均有不同程度的减轻，但久用效差。现在症：腹痛喜暖喜按，晨起即泻，泻后痛减，畏寒肢冷。舌质淡胖，苔白厚腻，脉沉细。辨证：脾肾阳气亏虚，虚寒由内而生。治法：温补脾肾，涩肠止泻，止痛。方药：制附子 8g，干姜 5g，白术 15g，党参 20g，吴茱萸 10g，补骨脂 12g，肉桂 10g，肉豆蔻 10g，川牛膝 15g，炙甘草 6g。3 剂，水煎服。配合艾灸足三里、神阙、天枢，每日灸 10min，每日一次。60 剂后，上症基本消失。

五、体会

肠易激综合征（IBS）是一种以长期或反复发作的腹痛、腹胀伴排便习惯改变，大便性状异常而又缺乏形态学、细菌学和生化指标异常的肠功能障碍性综合征。它是具有特殊病理、生理基础的心身疾病，多发于青年女性，常伴有抑郁和焦虑症状。IBS 是已被大多数学者认为是一个多因素决定的症候群，其病因和发病涉及生物学、社会心理学等因素。有关 IBS 的发病机制，目前有多种学说。对于心理因素，与消化道症状的因果关系，笔者认为，情感中枢与支配消化道运动、分泌的自主神经中枢处于同一解剖部位，因此，二者之间相互作用、相互因果，也就是说，IBS 症状是胃肠生理与心理社会应激互相作用的结果。在治疗方面，目前多采用三环类抗抑郁药，它对部分患者腹部症状有明显改善，甚至

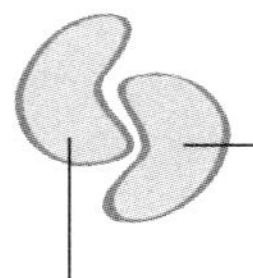

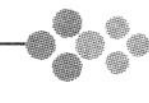

得到治愈。这一类患者，首次发病前曾遭遇过应激事件。国外针对 IBS 用心理学方法治疗。①松弛疗法；②催眠疗法；③认知行为疗法；④生物反馈疗法。我们在临床上运用针药并用的方法，取得了较好的疗效。腹部急性疼痛用针灸治疗，止痛快，疗效好。缓症用针灸和中药结合治疗。针药的结合，第一，加强了疗效；第二，解决了治疗急症中存在的一些问题。

第三节　中医药辨证治疗消化吸收不良综合征的方案

1. 概述

功能性消化不良（FD）和吸收不良综合征（MS）本应是两个病证，前者的主要病位在胃，涉及肝、脾；后者的主要病变在小肠，累及大肠，也称小肠吸收不良综合征。因二者均属于功能性疾病，关系又非常密切，相互依存和相互影响，且中医药辨证施治又有许多近似之处，故本节以吸收不良综合征为主，在此一并讨论，定名为消化吸收不良综合征。

吸收不良综合征是指由各种原因引起的小肠消化、吸收功能障碍，以致营养物质不能正常吸收而随粪便排泄所引起的营养缺乏的临床综合征，亦称为消化吸收不良综合征。由于患者多有腹泻，粪便稀薄而量多、油腻多等脂肪吸收障碍所致的症状，故又称为脂肪泻[1]，也被称为原发性腹泻。虽其病名不同，病因各异，但在临床表现和实验室检查方面却有相同之处，即对脂肪、蛋白质、糖类、维生素和矿物质等营养物质的吸收障碍，常以脂肪吸收不良最为突出。一般是涉及多种营养物质的吸收不良，亦有只是一种营养物质的吸收不良。消化不良是指由于消化酶缺乏所致肠腔内营养物质不能被很好地水解为较小的分子而适合肠黏膜

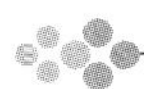

细胞吸收。消化不良使吸收受影响，吸收不良即使消化再好亦无益，二者关系十分密切，故小肠吸收不良综合征通常是指消化或吸收或二者的缺陷所造成的吸收不良病征[2]。

本病因症状广泛，研究对象和统计方法各异，其患病率各地报告不一，在20%~40%，甚至更高，年发病率在10%以上，是消化内科的常见病，虽不至于危及生命，但却严重影响人们的健康和生活质量。国外（欧洲）因消化不良而就诊的约占门诊人数的30%，在消化专科门诊已达70%。两性患病率相等，与社会阶层等级无关，近30年社会人群患病率变化不大。国内报道，有38%的患者是以消化不良为主诉而就诊的（包括器质性与功能性）：女性稍多于男性，年龄在20~49岁；病程（月数）男性为35.1~45.0，女性为29.0~43.6，这与国外资料稍有差别[3]。

吸收不良综合征大致可归属于中医学的泄泻、腹痛、下利、虚劳等病证范畴。中医学认为，脾胃运化失常是形成本病的基本病机，如感受湿邪，脾阳受伤；恣食油腻，饮食伤胃；情志失调，肝脾不和等因素均可影响脾胃运化而致泄泻。若素体脾虚，或脾肾不足，加之调摄失宜，劳倦内伤，或久病缠绵等，均可导致消化吸收不良，上腹部不适，腹泻日久不愈或反复发作。

消化和吸收的生理过程十分复杂，吸收不良的病因病机多种多样，可影响消化，吸收过程中某个或几个环节而导致小肠对营养物质消化、吸收不良而出现一系列全身症状。治疗时应根除病因，解除症状，针对某种影响小肠对营养物质吸收的环节采取措施，并根据营养物质缺乏的种类和程度给予补充，能缓解临床症状，但全身调理不甚理想。此时可发挥中医中药治疗本病的优势，辨证施治，采用补中益气、健脾固肾、标本兼治的方法，运用中药、针灸、气功、推拿等疗法全面调治较为理想。

2. 病因病机

（1）中医认识：

1）情志内伤：七情所伤是本病常见的发病原因。由于精神因素、工作压力而忧伤肝脾；或恼怒伤肝，气机阻滞，肝气横逆犯胃，胃失和降；或情志不畅，肝气郁滞，疏泄失常，横逆犯胃等，均能导致气机逆乱，升降失调，气血郁滞，脾胃不和而发病。

2）饮食不节：暴饮暴食，或过食生冷，损伤脾阳，不能腐熟运化水谷；或过食辛辣炙煿，燥热内盛，郁结阳明。二者均可导致脾不健运，胃不受纳而发病。

3）脾胃虚弱：①先天禀赋不足，脾胃功能不全。②后天调摄失当，如外感六淫，内伤饮食（冷热刺激，饥饱无度，过食肥甘厚味）及情志失调等损伤脾胃，或劳倦内伤脾胃受损。③在治疗疾病过程中过用寒凉克伐药物，耗伤胃气。④久病不愈，损及脾胃；或病后胃气未复，脾气未健，脾虚及肾。

由于以上几种因素可导致肝失疏泄，脾胃升降失常，运化功能衰减，中焦痞塞不通，大肠传导失司，肝、肾、脾、胃、肠等脏腑气机紊乱而发本病。其病位在胃肠，涉及肝、脾、肾，以肝郁气滞、疏泄失常、脾不健运、胃失和降、中焦气机逆乱、肝胃不和为本病的基本病机[4，5]。

（2）西医认识：吸收不良综合征的发病机制尚不完全明了，消化和吸收的生理过程十分复杂，其病因和发病机制多种多样。一般认为，涉及胃动力障碍、精神因素、迷走神经张力下降及幽门螺杆菌（HP）感染等多种因素。其分类和病因大致可分为原发性和继发性两类。原发性吸收不良是指热带性、非热带性斯泼卢及幼儿乳糜泻等；继发性吸收不良指因慢性小肠炎症、肿瘤及胃、肝、胆、胰腺等所引起的慢性腹泻。

消化不良的原因：①胰酶缺乏或活力减低。②胆盐缺乏。③肠黏膜酶缺乏。

吸收不良的病因病理有两个方面：①吸收面积缩小，绒毛和微毛变平、缩短、扭曲、萎缩、形态不规则。②黏膜表面病变组织化学的改变、细胞内结构的改变，使各种促进吸收能量的酶浓度减低。③运动障碍、单糖吸收不良。④肠壁浸润等。

黏膜粒状上皮细胞的机能改变，使由肠腔转运营养物质到细胞内的

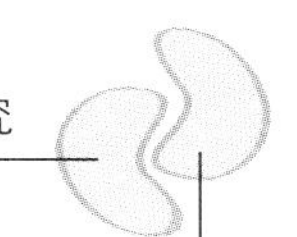

能力减低，包括主动、被动或促进性的吸收。这种现象可以发生在水、铁、脂肪和蛋白质的吸收上。在原发性吸收不良综合征的病理生理中，脂肪的吸收是很重要的。食物中的脂肪，经咀嚼入胃，其中主要成分三酰甘油酯到十二指肠后，经胆汁乳化，在上段空肠的碱性环境中，并在钙离子存在的情况下，经胰脂肪酶和肠脂酶的水解，使长链的脂肪酸变成短链的脂肪酸；使乳化甘油二酯不断水解为甘油二酯，进而变成甘油一酯，最后变成游离的脂肪酸和甘油而被吸收入乳糜管。当小肠绒毛在发育上有障碍时，使吸收的面积减少，对脂肪酸、甘油和脂溶性物质的吸收功能低下，因而引起吸收不良。

综上所述，其病因和发病机制可归纳为以下几点：①胃肠运动功能障碍。②与胃肠炎症有关，如慢性胃炎、十二指肠球炎。③与精神心理、环境因素和个性因素有关。④也有人认为与幽门螺杆菌（HP）感染有关[1，2]。

3. 诊断与鉴别

（1）诊断：

1）临床表现：

A. 症状：

a. 腹泻、腹痛：有 80%~97% 的患者大便溏薄或腹泻。典型者呈脂肪泻，粪便色淡量多，油脂状或泡沫样，因质轻而常漂浮于水面，多有恶臭味。大便次数增多，1 日多达 10 余次。多数患者经常或间断性腹泻，少数早期或轻型病例虽大便次数少，但量大，或无腹泻，甚或便秘，因此常被漏诊。少数病例伴有腹部胀痛，或便前小腹压痛。

b. 上腹部饱胀、隐痛：多数病例表现有不同程度的上腹部饱胀，隐痛或嘈杂不舒，甚或有嗳气、恶心、呕吐、烧心、泛酸等消化不良症状。

c. 消瘦，倦怠，乏力：几乎为全部病例的共有症状，其轻重程度不一。消瘦、乏力主要是因蛋白质、脂肪等吸收障碍，脱水、缺钾、纳差、食少也是重要因素。严重病例可呈恶病质。

d. 水肿、低热：因脾虚运化失常而出现水肿，以面部及下肢多见。

低热为气虚或阴虚发热，或由慢性感染所致。发病期可有夜尿增多，此为肾虚不能纳气，膀胱失约之故。

e. 维生素缺乏及电解质紊乱的表现：维生素 K 缺乏可有出血倾向。B 族维生素缺乏可致口舌炎，口角炎，脚气病，糙皮病样色素沉着。维生素 A 缺乏可致毛囊角化、角膜干燥、夜盲症等。若钙和维生素 D 缺乏可致手足搐搦，感觉异常，骨质疏松，骨软化并可引起骨痛[6，7]。

B. 体征：体格检查对本病诊断帮助不大。虽上腹饱胀不适或隐痛往往是患者主诉的自觉症状，但多数患者叩不出鼓音和无明显的压痛。虽可有体重减轻，贫血貌及部分病例的轻度下肢凹陷性水肿，但系脾虚所致，不属本病的主症，所以对其诊断没有特殊意义。

C. 并发症：本病属消化吸收不良而出现的综合症状，无特有并发症。只是受到某种病因影响的程度不同而使某种症状加重。

2）检验与检查：

A. 粪便检查：①一般检查：粪便量多，质地均匀，糊状，松软，滑腻，颜色灰白，其味恶臭。轻度脂肪泻时外观正常。②粪脂肪定性测定：粪便用苏丹Ⅲ染色，可见大量脂肪滴（阳性）。③粪脂肪定量测定：每日进食含 70~120g 的试餐，收集 3 天大便，测定粪便中脂肪含量，如超过 6g，则提示脂肪吸收不良。

B. 血液检查：血清白蛋白、血清胡萝卜素、钙、钾、镁、胆固醇含量均低于正常值，血涂片可见粒细胞核的分叶增多和大小不等的红细胞。

C. D- 木糖吸收试验：用 D- 木糖试验（5g 法），5 小时尿中排出量应≥ 1.2g，消化吸收不良时明显低于正常值（1.80g ± 0.3g）。

D. ^{131}I 三酰甘油和 ^{131}I 油酸吸收试验：在试验前 2 天先服复方碘溶液，试验早晨空腹服 ^{131}I 三酰甘油，留 72 小时大便，并计算 3 天内大便排出放射性量占摄入放射总量的百分比（其平均值为占总量的 12%~13%）。粪便 ^{131}I 三酰甘油排出率 >5%，或 ^{131}I 油酸 >3%，均提示脂质吸收不良。

E. 胃肠 X 线检查：小肠吸收不良综合征时常表现为钡剂在肠腔内呈

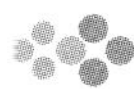

雪花片状分布或成团，黏膜皱襞增厚；其次表现为空肠的肠腔扩大，钡剂稀释和正常黏膜型消失。

F. 小肠黏膜活检：在小肠病变时，可显示为次全或部分的绒毛萎缩。

综上所述，本病的诊断依据可概括为：临床症状典型，吸收试验异常，小肠纤维镜检查或空肠黏膜活检有部分或次全绒毛萎缩者可以确诊。对虽无黏膜活检资料，但临床表现典型，吸收试验明显异常，且有确实病因者，也可确诊。对可疑病例应选择有关检查，如空肠寄生虫感染，小肠菌群定量测定，胰腺外分泌功能检查，血液免疫球蛋白测定，有关内分泌病检查等，以除外其他疾病[2]。

3）诊断标准：

A. 长期腹泻，大便稀溏，每日 2~3 次，或 3 次以上，量多和性状改变（每日大便量在 300g 以上，为不成形稀便），脂肪状或泡沫状，因质轻而常漂浮于水面。

B. 有上腹胀痛、早饱、餐后腹胀、嗳气、恶心、呕吐、泛酸等消化不良症状，至少持续 4 周以上。

C. 消瘦（体重减轻），倦怠，乏力，水肿。

E. 维生素缺乏和电解质紊乱。

F. 内镜检查未发现胃、十二指肠溃疡、糜烂、肿瘤、息肉等器质性病变，未发现食管炎，也无以上病史。

G. 实验室、B 超、X 线检查，排除肝、胆、胰脏病变。

H. 无糖尿病、腹源性疾病、精神病史及腹部手术史。

I. 小肠吸收功能试验异常[1，6，8]。

（2）鉴别：

1）消化性溃疡：消化性溃疡多发生在胃、幽门及十二指肠球部等消化道部位，长期反复发生周期性、节律性、慢性上腹部疼痛，或局限性压痛，进餐或用碱性药物可以缓解。经内窥镜及 X 线钡餐造影检查，可见到活动期溃疡及溃疡龛影。消化性溃疡属消化系器质性病变，严重者可导致器官穿孔、出血或发生恶性病变，而本病则属于消化吸收不良而出现的综合症状。

2）胃肠神经官能症：胃肠神经官能症是以胃肠道症状为主，有腹痛、腹胀、肠鸣、腹泻、便秘等表现，与本病早期症状非常相似。二者的区别是：前者除具有胃肠道症状外，可同时伴有神经官能症的其他症状，如注意力不集中、失眠、多梦、心悸、忧虑等，病情常随情绪变化而波动，症状可因精神治疗和暗示疗法而暂时消退，实验室及器械检查，无异常发现。

3）肠克罗恩病：二者的主要鉴别在X线钡餐检查。肠克罗恩病一般为单发或多发的局限性肠狭窄，而本病的特点是肠道异常改变的范畴较广，主要呈分节样及雪花片状改变。

4）肠易激综合征（IBS）：IBS以腹痛、腹胀、腹泻或便秘等排便障碍为特征，伴有全身性神经官能症状，常在便前腹痛，便后缓解，大便变细，大便次数增多，便带黏液或排便不畅，约30%的患者有消化吸收不良的表现，而本病中也有30%的患者具有IBS的表现。可见IBS和本病有相当多的相同之处，是否在IBS中有一类特殊的消化不良尚未明确。但IBS伴有消化吸收不良应与单纯的消化吸收不良区分开来[4]。

4. 证候学特征

（1）中心证候特征：

1）中心证候：腹泻，腹痛，消瘦，粪便呈油脂状为本病的中心证候。腹泻有持续性和反复发作之别。持续性腹泻粪质溏薄，每日2~3次。可持续数月或数年，常因饮食等因素而症状加重；反复发作性腹泻，发作期腹泻日行数次至十数次，缓解期无症状。腹痛呈胀痛或隐痛，亦可有阵发性绞痛；疼痛部位多在脐周及右下腹，并多伴有肠鸣。消瘦是由于慢性腹泻，水谷之精气随糟粕同下，营养物质缺乏所致。本病大部分为脂肪泻，即粪便中含有大量的脂肪滴，或呈暗绿色如鸭粪状。

2）辨证要点：

A. 本病的辨证主要在于辨别腹泻的性质、粪便的性状及腹痛的程度、性质。

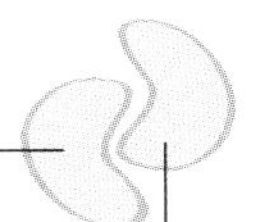

B. 腹泻起病急骤，泻下急迫，色黄秽臭，夹有黄色脂块者为热泻；泻下臭如败卵，泻后痛减，嗳腐吞酸者为食滞之泻；泻下清稀或夹有白色脂块，或泻下青绿色者为虚寒泻。腹痛拒按为实证，腹痛喜按为虚证。

C. 肢倦乏力，脘腹胀闷，隐痛，纳差，便溏，此属脾虚失运，湿盛困脾所致；如脘腹胀痛，嗳腐吞酸，腹泻便臭，恶心欲吐者，属食滞胃肠不化，脾运失司所致；或腹泻日久，面黄消瘦，神疲乏力，腰脊泛痛，属脾阳虚弱，肾阳亏损所致；或腹泻或便溏日久不愈，反复发作，面黄消瘦，神疲乏力，头晕心悸，脘闷纳呆，属脾胃虚弱，运化无权所致。

（2）分证特征：根据《中药新药临床研究指导原则》拟定。

1）脾虚湿盛证：

A. 主症：腹泻，腹胀，肢体乏力。

B. 次症：①纳呆食少；②大便溏薄，或时稀时溏；③脘腹隐痛，或腹痛绵绵；④舌质淡，苔白腻；⑤脉沉细。

具备主症和任意 2 项次症，即可诊断为吸收不良综合征脾虚湿盛证。

C. 病机：湿邪伤脾，或脾虚生湿，以致升降失职。

2）肝郁气滞证：

A. 主症：腹泻，腹痛，痛连两肋。

B. 次症：①恶心嗳气；②纳差饱胀；③胃脘痞满；④舌苔薄白，舌质红；⑤脉多弦细。

具备主症和任意 2 项次症，即可诊断为吸收不良综合征肝郁气滞证。

C. 病机：肝郁犯脾，或土虚木乘，升降失常。

3）饮食停滞证：

A. 主症：伤食腹泻。

B. 次症：①脘腹胀满；②矢气恶臭；③纳呆呕吐；④舌质淡红，苔腻垢浊；⑤脉多弦滑。

具备主症和任意 2 项次症，即可诊断为吸收不良综合征饮食停滞证。

C. 病机：饮食不节导致脾运失职。

4）脾胃虚弱证：

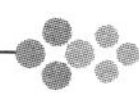

A. 主症：腹泻日久。

B. 次症：①纳少消瘦；②面色萎黄；③头晕心悸；④舌淡苔薄白；⑤脉沉细弱。

具备主症和任意 2 项次症，即可诊断为吸收不良综合征脾胃虚弱证。

C. 病机：脾胃虚弱，纳运受损。

5）脾肾阳虚证：

A. 主症：腹泻日久，畏寒腰酸。

B. 次症：①消瘦乏力；②精神萎靡；③头晕耳鸣；④舌淡体胖，舌苔薄白；⑤脉沉细迟。

具备主症和任意 2 项次症，即可诊断为吸收不良综合征脾肾阳虚证。

C. 病机：命门火衰，脾失温煦，运化失职。

（3）证候演变：饮食停滞证，饮食久积胃肠，停滞不化，脾阳受损，运化无权，水湿停留，则可转化为脾虚湿盛证。其病机特点是脾胃虚弱，湿浊困脾，又可导致脾胃虚弱证。脾虚久则及肾，损伤肾阳，可导致脾肾阳虚证，其证候演变的关键是脾的强弱盛衰。

5. 急症处理

（1）中医措施：

1）止泻：

A. 针灸：取穴中脘、天枢（双侧）、足三里（双侧）、阴陵泉（双侧），得气后留针 20min。暴泻津伤气脱者，先灸关元、气海、足三里数十壮（或艾炷每穴灸 5min）。

B. 耳针：选大肠、小肠、胃、脾、交感、神门等耳穴，每日 1~2 次，中等强度刺激，留针 20~30min。

C. 中成药：外感寒湿泻用藿香正气水，每次 10mL，1 日 3 次；食滞泻用保和丸，每次 10 粒，1 日 3 次；脾虚泻用参苓白术散，每次 1 包，1 日 3 次；肾虚泻用四神丸，每次 10 粒，1 日 3 次。

2）镇痛：

A. 针刺镇痛：①取穴：足三里（双侧）、内关（双侧）、中脘，用泻

法，强刺激，得气后留针 20min，或用电针。②耳针：选穴胃、脾、交感、神门、皮质下等耳穴。方法：取 3~5 个穴，留针 30min，或电针、埋针。③穴位注射：选用胃俞、脾俞、中脘、内关、足三里。方法：选用当归注射液、阿托品或普鲁卡因注射液，注射于上述穴位，每次 1~3 穴。

B. 拔罐：选穴上脘、中脘、下脘、梁门、脾俞、胃俞，针后加罐或单用拔罐，留 5min 为宜。腹部穴与背俞穴交替进行，适用于虚寒型胃痛。

C. 针剂镇痛：玄胡索乙素针 2mL，每日 1~2 次，皮下注射。

D. 按压止痛：按压第 2~4 胸椎棘突，或脾俞、胃俞，或内关、足三里、上中下脘、梁门。

E. 中成药镇痛：①乌芍散，1 次 3g，1 日 3~4 次，饭前服。②乌贝散，1 次 3g，1 日 3 次，饭前服。③附子理中丸（治虚寒型胃痛），1 次 3g，1 日 3 次，温开水送服。④元胡止痛片。1 次 4~6 片，1 日 2~4 次。⑤云南白药中的“保险子”口服。

F. 分型用药：①气滞证：佛手 6g，沉香 3g，共研细粉，分 3 次，温开水送服。②寒凝证：姜汤送服胡椒粉 3g，每日 2 次。③食积证：莱菔子 10g，煎水送服鸡内金 3g，每日 3 次。④瘀血证：白及 10g，共研细末，温开水分 3 次送服[9]。

3）止吐：

A. 针灸：取穴中脘、内关（双侧）、足三里（双侧）、公孙（双侧）。热吐加合谷、金津玉液；寒吐加灸上脘，胃俞；痰饮加膻中、丰隆；食积加下脘；肝气盛加阳陵泉、太冲；中气虚加脾俞、章门。

B. 耳针：选穴胃、肝、交感、皮质下、神门，每次取 2~3 穴，强刺激，留针 20~30 分钟，每日或间日 1 次。

C. 穴位注射：选穴足三里、至阳、灵台，每穴注射生理盐水 2mL，每日 1 次。

D. 丸散剂：①藿香正气丸（水）：1 次 1 丸（10mL），1 日 3 次，内服。②生姜汁，每次 15mL，1 日 3 次，或根据病情徐徐频服。

呕吐发作时，不论病因和虚证实证，均应避免风寒暑湿，秽浊之气以及精神刺激，进食脏秽之物，忌暴饮暴食，忌食生冷、辛辣、干燥之品，严重者应卧床休息。对病情较重、呕吐量多、吐后口舌干燥、津液亏损明显者，应予以补液疗法。

（2）西医措施：本病因消化吸收不良而出现诸多消化系统症状，如果是某因素导致某种症状加重时，可对症治疗。若上腹胀痛可口服甲氧氯普胺（胃复安），每次 10mg，1 日 3 次；多潘立酮（吗丁啉），每次 20mg，1 日 3 次，以促胃动力恢复；若胃肠痉挛，应用阿托品 0.3mg 或山莨菪碱 10mg，或溴丙胺太林 15mg 等，均为每日 3 次口服。抗平滑肌痉挛，但应避免与促进胃动力药物同时应用。也可试用制酸剂（抗酸或抑酸类）以缓解疼痛。呕吐者口服维生素 B_6，每次 20mg，1 日 3 次，或用甲氧氯普胺、多潘立酮。因呕吐或腹泻引起脱水者，应及时纠正脱水和电解质紊乱，用 5% 葡萄糖盐水 1 000~2 000mL 口服或静脉滴注，1 日量。对暴吐暴泻引起严重脱水者，1 日输液量不少于 3 000mL。对急性胃胀者应禁食及进行胃肠减压，并用适量盐水洗胃，放置胃肠减压管吸出全部积液与气体。

6. 治疗

（1）治疗原则：

1）中医治疗原则：早期以祛除致病因素，调理脏腑功能为主。如七情所伤，需调理情志，疏肝解郁，条达肝气；因饮食不节者，需消积化滞，调理脾胃；因脾胃虚弱者，需健脾和胃，增加脾运胃纳功能。后期则以扶助正气，大补中州脾土，固摄肾精元阳，补益脾肾为主要治疗原则。

2）西医治疗原则：①病因治疗，一旦病因祛除，则消化吸收不良的症状多可得到纠正。②补充热量、矿物质和维生素。③避免或减少精神刺激因素。④注意休息，勿过度疲劳。

（2）辨证论治：

1）脾虚湿盛型：脾虚为本证型的发病基础，脾虚不能运化水湿，水

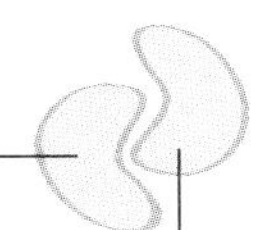

湿停留，反损脾伤胃。脾虚为本，湿盛为标，多在本病初期，因湿邪过盛伤脾，使脾虚运化无权而发本病。

A. 主症：具备中心证候特征，兼有肢体乏力，腹泻或便溏，纳呆食少。舌苔白腻，质淡，脉沉细。

B. 治法：益气健脾，渗湿止泻。

C. 常用方药：参苓白术散加减，莲子肉 9g（去皮），薏苡仁 9g，砂仁 9g，桔梗 6g（炒深黄色），白扁豆 12g（姜汁浸去皮微炒），白茯苓 15g，人参 6g，车前子 15g，炒白术 15g，炒山药 15g。

D. 加减法：若脘腹寒凉，得暖则舒者，加草豆蔻、炮姜；泻下不爽，烦热口渴，舌苔黄腻者，去砂仁，加黄连、黄芩、地锦草；湿邪偏重，症见胸脘痞闷，倦怠身重者加厚朴；嗳气腹胀者加香附、厚朴；大便稀溏或腹泻者，炙甘草易甘草，炒山药易为 20g；脾气虚者加白豆蔻、党参；纳差者加炒麦芽、炒神曲、焦山楂；腹痛者加炒白芍。

E. 备选方：平胃散、胃苓汤。若湿滞脾胃出现脘腹胀满，不思饮食，呕吐恶心，嗳气吞酸，肢体沉重，怠惰嗜卧时，加炒麦芽、炒神曲、姜竹茹，加大茯苓用量。

F. 临证事宜：本证与湿邪有密切关系，无论是外湿犯胃或内湿伤胃，均能影响本证病情。既应注意避免外感寒湿侵袭，保护脾胃，调理饮食，又要忌食肥甘油腻之品，以免生湿伤脾。治疗宜用健脾利湿药物。忌用收涩碍湿、峻泻伤脾的药物。

G. 病例举例：许某，男，39 岁，郑州市某公司职工，2003 年 5 月 8 日以大便稀溏 3 年为主诉就诊。经多项检查未发现器质性病变。服黄连素、氟哌酸等药有效而不持久。现症：脘腹胀闷，四肢倦怠乏力，纳呆，大便溏泄。1 日 2~3 次。舌苔厚腻，质淡，舌体胖大，有齿痕，脉沉细濡缓。四诊结合实验室检查，证属久病脾虚湿盛，运化失常，传导失司所致的消化吸收不良综合征（脾虚湿盛型）。治以益气健脾，渗湿止泻为法。参苓白术散合胃苓汤加减：党参 15g，炒白术 15g，茯苓 20g，厚朴 10g，薏苡仁 20g，车前草 20g，猪苓 20g，炒山药 20g，炒麦芽 15g，焦神曲10g，炒白芍20g，甘草5g。1日1剂，水煎，早晚温服。嘱患者忌酸、甜、辣饮食。服至第3剂，症状减轻，随证加减，共服12剂后，痊愈。

按语：多湿伤脾，多湿成泄。故有“无湿不成泄”之说。如清代沈金鳌《杂病源流犀烛·泄泻源流》曰：“湿盛成泄。”所以，泄泻一证的发病与湿邪和脾的关系密切。脾主升，升清气降浊气。脾主运化，运化水湿和水谷之精微，并运送到全身以濡养脏腑经络。若脾气虚弱，不能升清降浊和运化水谷精微，湿邪停滞，更能伤脾，脾气不升，脾运失调，大肠传导失司，清浊不分，并走大肠而发本病。即《素问·阴阳应象大论》说：“清气在下，则生飧泄，浊气在上则生胀。”

2）肝郁气滞型：此证型多见于本病初期，属实证。多因肝郁气滞，横逆犯脾，伤及脾胃肠所致。

A. 主症：具备中心证候特征，兼有腹泻，腹痛，痛连两胁，恶心饱胀。舌苔薄白，舌质红，脉弦细。

B. 治法：疏肝解郁，行气止痛。

C. 常用方药：柴胡疏肝散加减，陈皮9g，醋柴胡9g，川芎5g，香附5g，枳壳（麸炒）5g，白芍药5g，炙甘草3g，郁金6g，姜半夏6g，车前子15g。

D. 加减法：若脘腹痞满重者枳壳易枳实，加厚朴；痛甚加佛手；泛酸烧心加煅瓦楞子；恶心、嗳气加姜半夏、姜竹茹；纳差加炒麦芽、鸡内金。

E. 备选方：四逆散加减。若肝脾不和所致胁肋胀闷、脘腹疼痛等症时，可加川楝子、延胡索、木香、砂仁。

F. 临证事宜：服药治疗的同时还应注意调理情志，配合心理咨询，以助药力，增强疗效。

G. 病案举例：吴某，女，48岁，郑州市居民，2003年5月26日以胸腹两胁隐痛，纳差，便溏为主诉就诊。上症已有七八年病史，大便稀溏，黏滞不利，1日2~6次，每遇心情不好而发病，并伴有胃脘隐痛，

连及胸胁、口苦、纳差等症。曾多方求医问方，常服香砂养胃丸、黄连素、诺氟沙星等药，能缓解症状而效果不显著。经多项检查未发现器质性病变，自认为是不治之症，失去治疗信心，而病更是缠绵不愈。现症：胸胁脘腹胀闷隐痛，嗳气，纳差，便溏，甚则腹泻，1 日 2~4 次，粪便黏滞，常有腹痛，便后缓解。脉弦细，舌苔薄白，质红。粪便检查未见异常。综合四诊与实验室检查，证属肝气郁结，横逆犯胃，累及大肠所致消化吸收不良综合征（肝郁气滞型）。治以疏肝健脾，行气解郁法。方用柴胡疏肝散加减：柴胡 10g，枳实 10g，青皮 10g，陈皮 10g，香附 10g，白芍 20g，川芎 10g，当归 10g，炒白术 15g，茯苓 30g，川楝子 10g，延胡索 10g，佛手 10g，甘草 5g。水煎服，每日 1 剂，早晚温服。上方加减共服 12 剂，症状基本消失，改服逍遥丸、香砂六君子丸以善其后。

按语：疏肝理气，健脾和胃，是治疗消化吸收不良综合征（肝郁气滞型）的相互依附的两个基本治法。两法同时应用有协同作用，效果较好。单独使用药力单一，疗效较差。治疗本病除药物治疗外，调理情志相当重要，实属逍遥丸的增效剂，临证不可轻视。《素问・举痛论》："百病生于气也。"是说"气为百病之因"。按照病因疗法，治病应先除病因，气顺则病瘥。故此理也可用于其他疾病的治疗。即情志不遂能够导致疾病，调理情志可以治疗疾病。

3）饮食停滞型：此证型多见于本病初期，属实证，也是发病较多的证型。

A. 主症：伤食腹泻，粪便及矢气恶臭，脘腹胀满，纳呆呕吐。舌苔腻浊，质淡红，脉弦滑。

B. 治法：消食导滞，和胃止泻。

C. 常用方药：保和丸加减，山楂 15g，神曲 6g，姜半夏 9g，茯苓 9g，陈皮 6g，连翘 6g，炒莱菔子 6g，炒麦芽 10g，炒谷芽 10g，鸡内金 10g。

D. 加减法：若伤肉食者重用山楂；伤面食重用炒莱菔子；酒积者加葛花或葛根；大便不爽者加槟榔、枳实、大黄；腹痛甚者加白芍；腹泻者加

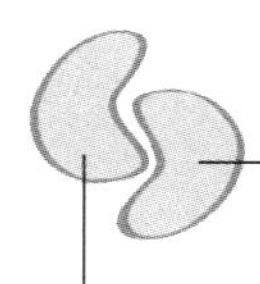

炒山药；寒盛者去黄连，加干姜；湿盛者加车前子、泽泻。

E. 备选方：健脾丸。若脾虚停食证，食少难消化，脘腹痞闷，大便溏薄者可加鸡内金、炒莱菔子。

F. 临证事宜：食积不化，伤及胃肠，脾运失调，胃纳欠佳，大肠传导失司，应保护胃肠功能，减少食量，进流质或半流质饮食。宜用消食健胃药物。忌辛苦寒凉伤胃之品。

G. 病案举例：王某，男，26 岁，企业职工，2001 年 10 月 8 日以胃胀痛，呕吐，腹泻 3 天为主诉就诊。患者有慢性消化不良病史 8 年，经常因饮食不当而发病。经多项检查未发现器质性病变，每遇发病，自服胃友、黄连素等药有效。此次因连续饮酒过多而发病，是本人病史中最重的一次。现症：胃脘胀满，恶心欲吐，纳呆不食，腹泻 1 日 3~4 次，粪便黏滞不利，伴有不消化食物残渣。粪便及矢气恶臭，面黄瘦，舌苔薄腻，质淡红。脉弦稍滑。粪便常规检查：未见异常。四诊结合实验室检查：证属脾虚胃弱已久，暴饮多食伤胃所致消化吸收不良综合征（饮食停滞型）。治以消食导滞和胃止泻，保和丸合健脾丸加减：太子参 15g，白术 15g，炒山楂 15g，炒麦芽 15g，炒神曲 10g，炒莱菔子 10g，陈皮 10g，姜半夏 10g，厚朴 10g，藿香 10g，连翘 10g，茯苓 20g，鸡内金 10g，甘草 5g。3 剂，水煎，每日 1 剂，早晚温服。嘱患者忌酸甜辣饮食，服药期间减少饮食量，以流质或半流质食物为宜。服 3 剂症状消失，改服健脾丸，巩固疗效。

按语：多食伤胃。若饮食不节，暴饮暴食，多食不化而停滞于胃，或脾胃气虚不能化食而停滞于胃，二者均可致使脾气不升，运化失职，胃失和降，大肠传导失司而发病。根据久病体虚的发病规律，在消导和胃之保和丸的基础上，加甘温平淡、益气健脾之太子参和消食化积的鸡内金，使脾气充盈有益于消食化积，积滞化则有助于脾气的恢复。脾健胃和则病瘥。太子参、鸡内金二味默契配合，功效无量，实乃治疗本病的又一绝妙之处。

4）脾胃虚弱型：本证多见于本病后期，属虚证。多因急病新病失治

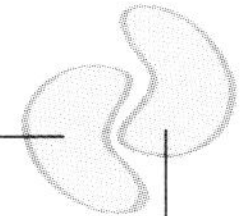

误治或后天失调所致。

A. 主症：腹泻日久，面色萎黄，纳少消瘦。舌淡苔薄白，脉沉细无力。

B. 治法：益气健脾，升清止泻。

C. 常用方药：香砂六君子汤加减，党参 10g，炒白术 6g，茯苓 6g，甘草 3g，陈皮 6g，姜半夏 3g，木香 3g，砂仁 2g，炒麦芽 15g，升麻 3g。

D. 加减法：若脾气虚衰，神疲乏力者，重用黄芪、党参；纳呆食差加炒神曲、鸡内金；大便溏或久泻加炒山药、煨肉豆蔻，炙甘草易甘草；心悸眠差加酸枣仁，茯苓易茯神；恶心加姜半夏；脘腹胀痛加木香、砂仁；中气不足，气虚下陷而致胃下垂、脱肛，加枳壳；嗳气加姜半夏、丁香。

E. 备选方：补中益气汤，若脾胃气虚，症见食少，体倦肢软，少气懒言，面色㿠白，大便稀溏加炒山药、鸡内金；若气虚下陷，症见气短乏力，久泻久痢者，加煨肉豆蔻、赤石脂。

F. 临证事宜：本证属脾胃虚弱，治疗时忌用猛峻破气之品。宜用顾护胃气的药物，如人参、黄芪、砂仁、白豆蔻之类。且忌寒凉辛燥药物及饮食。

G. 病案举例：张某，女，38 岁，新疆乌鲁木齐市铁路职工，2002 年 11 月 30 日就诊。脘腹胀闷，嗳气已有 8 年，多项检查未发现器质性病变。初服中西药物见效，但不持久。现症：脘腹胀闷不舒，纳差，嗳气，早饱，面黄消瘦，神疲乏力，大便黏滞不利，时轻时重，未能彻底治愈。舌苔薄质淡。脉象沉细无力。此为脾阳不振，运化失调，胃纳不佳，大肠传导失司，属脾胃虚弱型的消化吸收不良综合征。治以益气健脾，升阳止泻。方用香砂六君子汤加减，党参 15g，白术 10g，茯苓 15g，陈皮 10g，姜半夏 10g，广木香 10g，砂仁 10g，黄芪 20g，炒麦芽 10g，焦山楂 10g，炒山药 30g，炒神曲 10g，甘草 5g。水煎服，每日 1 剂，早晚温服。上方加减，共服 12 剂，症状基本消失，唯乏力、纳差减轻未消。嘱患者返家后将汤剂改为香砂六君子丸，1 次 8 粒，每日 3 次。另服保和丸 1 次 8 粒，每日 3 次，饭前服。1 周服 2~3 次。1 个月后，患者电话复

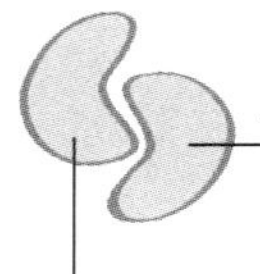

诊诉，症状基本消失，一切如常，欲继服 1 个月巩固疗效。约半年后其母返回郑州说，女儿已完全康复。

按语：临证应把握病机，由汤剂改服丸剂，恰到好处。更有奥妙之处是，服香砂六君子丸益气健脾，脾健胃和，肠道畅通，运化正常，此为治其本。间断性给以保和丸消食和胃，以治其标。香砂六君子汤是中药的促进胃肠动力药。保和丸是启动胃肠动力的开路先锋。二者巧妙配合，疗效益彰。

5）脾肾阳虚型：本证多见于本病后期，属虚证。多由肝郁气滞，横逆犯脾和饮食不节直中胃肠所致。

A. 主症：腹泻日久，畏寒腰酸，消瘦乏力，头晕耳鸣。舌苔薄白，质淡体胖。脉沉缓，细弱无力。

B. 治法：温肾运脾，涩肠止泻。

C. 常用方药：胃关煎加减，熟地黄 12g，炒白术 9g，干姜 9g，吴茱萸 6g，炮附子 9g，甘草 6g，炒白扁豆 9g，炒山药 15g，枸杞子 10g，党参 12g。

D. 加减法：若久泻不止，中气下陷者，加益气升提，涩肠止泻之品，如黄芪、党参、诃子肉、赤石脂之类；若脾肾虚损，久不恢复，可佐用鹿茸、蛤蚧、紫河车等血肉有情之品；若乏力气短兼有脱肛者加黄芪、升麻；腰酸肢冷者加附子、肉桂；若少腹痛甚者减五味子、吴茱萸，加炒小茴香、木香、香附。

E. 备选方：四神丸，若脾肾两虚，五更泄泻，不思饮食，食不消化者加炒山药、鸡内金；若腹痛肢冷，神疲乏力者，可加干姜、淫羊藿。

F. 临证事宜：本证治疗应脾肾双补。忌用猛峻克伐损脾伤肾之品。宜用山药、核桃仁之类，药食兼补。

G. 病案举例：江某，男，66 岁，住郑州市黄河路，2001 年 12 月 18 日就诊。主诉：慢性腹泻已近 10 年，经 B 超、胃肠镜检查未发现器质性病变，服中西药物均能奏效而不持久。现症：胃脘不舒，乏力，精神倦怠，腰膝酸软，眩晕耳鸣，纳差，大便溏，黏腻不利，1 日 3~4 次。舌苔薄质淡体胖大。脉象沉细缓，右关尺无力。此证属脾肾阳虚型之吸收不良综合征。治宜温补肾阳，兼用涩肠止泻法。用胃关煎加煨肉豆蔻10g，补骨脂10g，党参15g。上方加减共服21剂，基本痊愈。改服人参健脾丸和金匮肾气丸，调补脾肾，以善其后。

按语：胃关煎一方出自明·张介宾《景岳全书》，由熟地黄、炒白术、干姜、吴茱萸、炙甘草、炒白扁豆、炒山药七味药组成。有健脾补肾，止痛止泻的功能，是治疗脾肾虚寒泄泻，久泻腹痛不止和冷痢的有效方子，临床验之有效。笔者用本方加党参、煨肉豆蔻、补骨脂以增强健脾补肾之力，治疗脾肾阳虚型吸收不良综合征收效。本方组方严谨，功能专一，方小药精效好，是临床精选的有效验方。

（3）辨病治疗：

1）单验方[10]：

A. 验方：

a. 组成用量：苹果100g，鲜山药100g，高粱面60g，大枣10枚。

b. 适应证：老年慢性腹泻。

c. 服用法：将苹果、山药切碎，大枣劈开，加水适量煮至烂熟，再用高粱面调糊，入锅继煮成粥，1次30g，每日2~3次。

B. 胃蒸丸：

a. 组成用量：当归、川芎、三棱、莪术、川椒、川乌、草乌、干姜、高良姜、小茴香各10g，大茴香15g，木香15g，巴豆100粒。

b. 适应证：食积胃痛，吞酸嘈杂，腹胀纳差，消化吸收不良诸症。

c. 服用法：巴豆以米醋煮后阴干，同余药共为细面。用柿子醋和荞麦面做多个小薄饼，分别包裹药面（用醋浸润），再以麦秸火煨熟至黄色，研极细面，面糊为丸，梧桐子大，每服2~4丸，饭后服，每日3次。如因服之过量引起呕吐、腹泻者，急服冷水即解。

C. 猪肝散：

a. 组成用量：醋鳖甲、醋龟甲、炮山甲、煅牡蛎、刺猬皮、鸡内金各10g，炒龙衣、木鳖仁各2g，鲜猪肝、红糖各125g，白糖25g。

b. 适应证：食积、乳积之胃痛，疳积、虫积，食欲减退、消化不良等。

c. 服用法：先将鲜猪肝焙干，同诸药共为细面，红白糖熬化加水适量，和药面做颗粒状，烘干备用，每次 6g，每日 3 次，小儿酌减。

2）临证经验：

A. 余莉芳等认为：本病的病变在胃，涉及肝、脾，肝气犯胃是其病理基础，采用清润通降法为主要治则，以肝郁为核心辨证施治，将本病分为 5 型：①肝郁气滞型：以胃脘痞满、饱胀、疼痛为主症。治以疏肝和胃，四逆散合小柴胡汤加味：柴胡 5g，白芍 10g，枳壳 15g，木香 5g，延胡索 10g，厚朴 5g，制大黄 6g，生甘草 3g 。若嗳气，恶心，反胃者，去柴胡，加半夏 9g，生赭石 15g，沉香 5g 以降逆和胃。②肝郁胃热型：胃脘灼痛，嘈杂，口干苦，大便干结。舌红，苔薄黄。脉滑数。治以疏肝清胃，小陷胸汤合小承气汤加减：川黄连 3g（或黄芩 10g），半夏 6g，瓜蒌皮 10g，枳实 10g，厚朴 5g，制大黄 9g，蒲公英 15g，芙蓉叶 15g，延胡索 10g，天花粉 15g，生甘草 3g。③肝郁湿热型：口腻，纳呆，胃脘痞闷，苔白腻，脉濡。治以疏肝化湿，四逆散合平胃散加减：柴胡 5g，枳壳 15g，白术（或苍术）5g，厚朴 5g，半夏 5g，陈皮 5g，生薏苡仁 30g，白蔻仁 3g。苔黄腻加川黄连 3g，白残花 10g。④肝郁脾虚型：郁闷叹息，多食则脘胀，纳呆，神疲乏力，大便稀溏。舌淡苔白，脉濡缓。治以疏肝健脾。六君子汤合四逆散加减：党参 10g，白术 10g，茯苓 15g，半夏 5g，陈皮 5g，山药（或芡实）30g，炒薏苡仁 20g，柴胡 5g，枳壳 10g，木香 5g，生甘草 3g。⑤肝郁阴虚型：口干不欲饮，嘈杂不欲食，胃脘灼热隐隐，大便偏干。舌红少苔或剥苔。脉细弦。治以疏肝养胃。金铃子散合沙参麦冬汤加减：北沙参 10g，麦冬 10g，天花粉 10g，玉竹 10g，川楝子（金铃子）6g，延胡索 10g，木香 5g，枳壳 10g，蒲公英 15g，连翘 10g，生甘草 3g。兼食滞者加神曲、山楂、谷芽、麦芽；脘腹怕冷者加吴茱萸、高良姜；舌质紫黯者加黄芪、刘寄奴、莪术；胃酸过多者加煅乌贼骨、煅瓦楞子。煎服法：每日 1 剂，先泡半小时，煮沸后文火煮 10min，共煎 2 次，两汁混合，分 2~3 次内服，餐后 1 小时服，

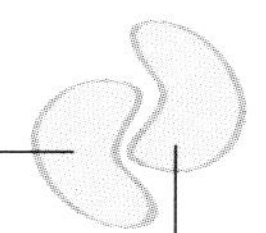

共治疗 62 例，总有效率为 95.20%[11]。

按语：小肠吸收不良综合征的发病机制比较复杂，涉及脏腑较多，肝气犯胃是其发病的重要病理基础。但在后期常出现多个脏气功能紊乱，以虚多见，以消化吸收不良为主，宜全面调理。

B. 尚云认为本病的病因病机当为正气不足，脾胃虚寒，六淫七情之致病因子乘虚侵犯中州脾土，或为寒热互结，或为湿热内蕴，或为肝木克脾土。本虚标实，寒热相兼，致使脾气当升不升，胃气应降不降，中焦运化之权失司。认为本病是以脾胃虚寒为本，寒热错杂为标的功能失调病证。自拟和胃健运汤治疗本病 30 例，总有效率为 93.30%。方药组成：生黄芪 15g，莱菔子 10g，砂仁 3g（后下），生山楂 20g，生大黄 4.5g（后下），生甘草 3g，水煎 2 次兑匀。每日早晚餐前 1 小时口服 200mL[12]。

按语：正气不足是本病的发病前提。这里所说的正气是指中州脾气。脾气虚弱，则胃气不和，脾胃气虚，易受六淫、情志、饮食等因素影响而发病。所以，补中益气，调理脾胃是治疗本病之大法。中气足，脾胃健，才能使消化和吸收功能恢复。

C. 王民集等用耳压法治疗小儿胃肠功能紊乱 136 例，总有效率为 93.38%。治疗方法：取胃、脾、大肠、小肠、交感等耳穴为主穴。加减法：厌食、吸收差者加肝、口、胰；恶心、呕吐加食道、神门、内分泌、枕；腹泻、腹胀加腹、肾、肺、内分泌、三焦；腹痛加腹、神门。用王不留行籽 1~3 粒粘在胶布块（0.5cm × 0.5cm）上，贴在耳穴上，每天按压 2~3 次，3 天换一次，7 天为一疗程[13]。

按语：耳压法属内病外治无创伤非痛苦疗法，疗效显著，可以选用。

（4）西医治疗：

1）药物治疗：

A. 抗酸剂和抑酸剂：

a. 西咪替丁：每次 200mg，每日 4 次；或每次 200mg，每日 2 次；或每晚睡前服 800mg，均口服。

b. 法莫替丁：每次 20mg，每日 2 次，或每晚睡前服。

c. 雷尼替丁：每次 150mg，每日 2 次，或每晚睡前 300mL 内服。

d. 尼扎替丁：每次 150mg，每日 2 次，或每次 300mg，每晚睡前服。

e. 兰索拉唑对消化道早饱、上腹胀痛、烧心有明显改善。奥美拉唑对溃疡型 FD（功能性消化不良）亦有一定作用。

B. 抗幽门螺杆菌（HP）感染剂：可选用三钾二枸橼酸铋（铋诺，德诺），每次 1 包（1.2g），每日 3~4 次，饭前冲服；或阿莫西林，每次 125~250mg，口服；或诺氟沙星，每次 200~400mg，每日 3~4 次，口服；或甲硝唑，每次 0.2~0.4g，每日 3 次，口服；或庆大霉素，每次 4 万 U，每日 3 次，口服；或呋喃唑酮，每次 0.1g，每日 3 次，口服；或黄连素，每次 0.3g，每日 3 次，口服。以上药物对 HP 均有杀灭作用。

C. 胃黏膜保护剂：如硫糖铝，每次 1g，每日 4 次，饭前 1 小时或睡前口服，4~6 周为一疗程。有轻微口干，便秘，恶心，眩晕，嗜睡等现象。三钾二枸橼酸铋，每次 110mg，每日 4 次，饭前 1 小时或睡前口服，4 周为一疗程。有黑舌、黑粪等轻微副作用；严重肾功能不全者忌用；本品与牛奶或抗酸药物同用影响疗效。此类药物对溃疡型 FD 有一定效果，缓解症状作用远不及抑酸剂，故可作为辅助治疗药物使用。

D. 止泻药：

a. 鞣酸蛋白：口服，每次 1g，每日 3 次，空腹服。

b. 复方苯乙哌啶片：口服，每次 1~2 片，每日 3 次。

2）辅助治疗：

A. 补充热量：由于消化吸收不良，人体长期处于营养匮乏状态。因此，补充热量对于改善营养不良状况是十分必要的，常用的有以下几种方法。

a. 中链三酰甘油（MCT）：为具有 8~12 碳原子的脂肪酸，在缺乏胰脂酶和胆碱的情况下，也可以被吸收，并直接进入门静脉系统。MCT 75mL、乳酪 60g、葡萄糖 160g 溶于 100mL 水中，在 20℃中可保持 1 年，用量 100~200mL，每日 2~3 次。

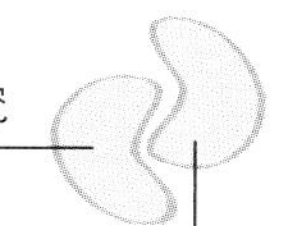

b. 静脉内高营养疗法：其基本成分为 25%~35% 葡萄糖液和 5% 水解蛋白，成人每天各补 500~2000mL，两者先混合再输入，在营养液中，每 5~10 g 葡萄糖用 1U 正规胰岛素。

c. 要素饮食是一种含有必需氨基酸、糖、矿物质和维生素的饮食，含脂肪量少，容易消化吸收，可替代静脉内高营养疗法。

B. 补充维生素：

a. B 族维生素：每日需要维生素 B_1 60mg，核黄素 30mg，烟酸 20mg，复合维生素 B 片 3~6 片。

b. 叶酸：初期 10~20mg/d，维生素为 5~10mg/d。

c. 维生素 B_{12} 30~60μg/d，使用 2~3 周，维持量每月 30~100μg。

d. 维生素 A：10 万 ~20 万 U/d，维持量 2.5~5 万 U/d。

e. 维生素 D：3 万 U/d。

f. 维生素 K：4~12mg/d。

C. 补充矿物质：

a. 钙：葡萄糖酸钙，每次 1~5g，每日 3 次，或每日静注 10% 葡萄糖注射液 10~30mL。

b. 镁：硫酸镁 1~6g/d，口服，或肌内注射 20% 硫酸镁 10mL，每日 1~2 次。

c. 铁：葡萄糖酸铁，每次 0.6g，每日 3 次，司时服用维生素 C 0.2~0.3g，每日 3 次，口服无效时，可考虑静脉注射。

（5）其他疗法：

1）精神疗法：因情绪不稳、精神紧张应激和环境因素对本病患者的影响较大，对内脏感觉过敏者，其临床症状加重。因此，在治疗中应注意向患者解释病情，安慰患者。必要时给予适量的镇静剂治疗。有人用三环类抗抑郁剂阿米替林进行治疗，以改变内脏过敏状态。同时，还应注意避免一切能够加重症状的有关因素。避免过度劳累和精神紧张。保持身轻、心情舒畅的良好心态。

2）针灸疗法：

A. 体针：

a. 脾虚湿盛，取中脘、内关（双）、足三里（双）、内庭（双）、丰隆（双）、阴陵泉（双）。若腹痛者加气海、关元；脾虚甚足三里针加灸，或针加火罐；大便稀溏或腹泻，腹痛者，加天枢（双）。

b. 气滞者，取中脘、期门（双）、内关（双）、足三里（双）；两肋胀满加章门（双）。

c. 食滞者，取上脘、下脘、内关（双）、足三里（双）。若胃痛甚者加梁门（双）、公孙（双）；腹泻呈水样便者加水分；小儿厌食、疳积、消化不良者，加四缝（点刺）。

d. 脾胃虚者，取脾俞（双）、胃俞（双）（二穴可针加灸并行，或针后加灸），或中脘（针加灸或火罐）、足三里（双）、内庭（双），两组穴可交替进行。

f. 脾肾虚者：取中脘（针加灸）、内关（双）、足三里（双）、太溪（双），或脾俞（双）、胃俞（双）、肾俞（双）（针加灸并行，或针后加灸），两组穴位可轮流交替进行施治。

B. 耳针：

取穴：脾、胃、交感、神门、皮质下、肝、大肠、小肠等耳穴。可根据不同症状随症选用 3~4 个穴位，每日 1 次，捻转 1~2min 留针 20min，或用耳穴压迫法。

3）穴位注射疗法：穴位注射疗法是根据病情需要，选择一定的药液注射在相应的穴位上，达到治疗疾病的目的，也称穴位封闭或水针疗法。

A. 取穴：中脘、内关、足三里、至阳、灵台、脾俞、胃俞、相应夹脊穴。药物：当归注射液、红花注射液、阿托品针 0.5mg、1% 普鲁卡因注射液或生理盐水。

B. 方法：随症选用上述药物分别注射于上述穴位，每次 1~2 穴，每穴 1~2mL，每日或隔日 1 次。

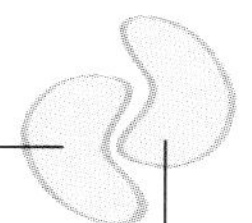

4）埋线疗法：

A. 取穴：①足三里（左）、胃俞透脾俞；②中脘透上脘、足三里（右）；③下脘、灵台、梁门。

B. 方法：3 组穴位轮流实施，用羊肠线埋植，每次间隔 20~30 天。

5）拔罐疗法：本法适用于脾肾虚寒证，便溏次多或灰白色稀便溏便。

取穴：①腹部穴：上脘、中脘、梁门、神阙、天枢、气海、关元；②背部穴：脾俞、胃俞；③下肢穴：足三里、上巨虚。方法：将火罐拔在针刺穴位上，同时进行或在针后进行。本法适用于虚寒证。

6）捏脊疗法：

A. 方法：令患者俯卧，裸露脊背。术者站立患考左侧，双手拇指与食指捏起长强穴（尾骨尖处）两旁皮肤，顺脊椎向上交替移动，直至大椎穴（第 7 颈椎下）两旁，为 1 次。按同样方法操作 3 次，第 2~3 次施至大肠俞、肾俞、胃俞、脾俞时，捏紧皮肤向上猛提 1 次，可听到响声。双手拇指对应放平，从大椎两旁沿脊椎向下平稳滑动至长强穴两旁，按同样方法实施 3 遍。再用左右手掌按同样方法各实施 3 遍。

B. 适应证：本疗法适用于消化吸收不良、小儿疳积、小儿厌食症等。另外，也可选用推拿、气功等疗法。

（6）疗效评定标准：

1）中医证候疗效评定标准：根据《中药新药临床研究指导原则》拟定。

A. 痊愈：泄泻、腹痛等症状消失，大便成形，每日 1~2 次，中医证候的主症、次症消失，舌苔基本恢复正常。

B. 显效：大便次数，每日 2~3 次，近似成形，或便溏日仅 1 次，腹痛、腹胀等症状基本消失，体重基本恢复正常，倦怠乏力明显改善，中医证候的主症、次症改善程度在 2 级以上（++−~+），舌苔接近正常。

C. 有效：大便次数和质，中医证候的主症、次症均有好转，舌苔好转。

D. 无效：症状无改善或有加重。

2）西医疗效评定标准：根据《临床疾病诊断依据治愈好转标准》拟定。

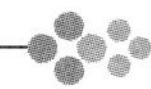

A. 治愈：①腹泻、腹痛等症状明显减轻，主症、次症均有好转。粪常规及苏丹Ⅲ染色接近阴性，小肠吸收功能试验接近正常；②全身营养状况显著改善，体重恢复正常。

B. 好转：①腹泻、腹痛等症状明显减轻，主症、次症均有好转。粪常规及苏丹Ⅲ染色接近阴性，小肠吸收功能试验接近正常。②倦怠乏力等全身症状及营养状况有所改善，体重趋向恢复。

C. 无效：症状无改善或有加重。粪常规及苏丹Ⅲ染色阳性，小肠吸收功能试验同治疗前。

7. 护理与康复

（1）护理：

1）应鼓励患者适当活动，坚持锻炼，如练气功，打太极拳，散步等，以改善体质。不宜长期卧床，对卧床不起的患者应注意经常翻身、擦浴等，以预防褥疮发生。

2）食疗：

A. 姜糖汤：生姜 15g，红糖 15g，煎水代茶。适用于胃寒证。

B. 姜枣饮：生姜 10g，红枣 15g，煎水饮之，并食姜枣。适用于虚寒证。

C. 三皮粥：青皮、陈皮、香橼皮各 10g，大米（或江米、糯米）60g，如常煮粥。适用于气滞证。

D. 莱金散：莱菔子 20g，鸡内金 10g，共研细末，每次 3g，每日 3 次，温开水调服或煎服。适用于食积证。

E. 五汁饮：藕汁、梨汁、荸荠汁、鲜芦根汁、麦冬汁等量混合，每次 20~30mL，每日 2~3 次，适用于阴虚证。

3）宜忌：

A. 饮食宜忌：除药物治疗外，还应调理饮食，以高蛋白、高热量、低脂肪饮食为主。宜食容易消化吸收、清淡而富有营养的食物。尽量食用低麦胶或无麦胶饮食。应注意进食规律，按时定量进餐，饥饱适度，应保持消化功能旺盛，才能有良好的吸收过程。忌食过于肥甘厚腻，过

热过凉，酸甜辛辣、腐败变质的饭菜和食品，避免摄入能诱发症状或产气过多的食品（如肥肉、红薯、土豆等），因大量脂肪、蛋白质均不利于胃排空。避免进食对胃、十二指肠黏膜有刺激性的食物（如酒精和类固醇药物）。若服用损伤胃的药物时，应加服黏膜保护剂。

B. 戒烟节酒：吸烟能影响消化吸收功能。酒能损伤胃黏膜，影响消化和吸收。所以，有消化吸收不良而又有吸烟饮酒嗜好者，应戒烟并节制饮酒。

（2）康复：本病属诸多脏器功能减退或失调所引起的一组症候群，经辨证与辨病治疗皆可治愈。但应该指出的是诱发本病的因素太多，如饮食不节、精神紧张、情志不遂等使脾胃受损时即可复发。因此，要使患者尽快治愈，除要求继续服用增强消化吸收功能的药物治疗外，还要注意节制饮食、调畅情志、坚持体育锻炼等，综合调养，才能使身体尽快康复。

8. 预防

本病的预防，除应注意饮食卫生，节制饮食和饮食中的营养搭配外，还应调理情志，改善精神面貌，积极锻炼身体，提高身体素质和健康水平，重视对原发病的预防和治疗，可根据各原发病的要求进行。

9. 现代研究

本病的流行病学资料表明，我国的发病率明显低于国外，且临床表现较轻。所以，对其研究起步较晚，从 1987 年我国系统提出本病的概念以来，才开始在临床和实验方面进行全面研究。

从本病的临床表现来看，与中医脾胃虚弱证有十分类似的关系，其病的各种不同临床类型与中医脾胃虚弱的某些证型也有一定的内在联系。其关系不仅表现在两者有相同的病理变化及临床证候，而且在客观检查指标上也可以得到验证，对继发性消化吸收不良应用健脾益气的药物治疗，效果较好，对本病的中医临床研究开创了新的思路。

近年来研究表明，胃酸分泌多少与本病关系不太密切，而胃动力异常、障碍、应激及精神状态（焦虑或抑郁）和心理障碍等与本病的发病

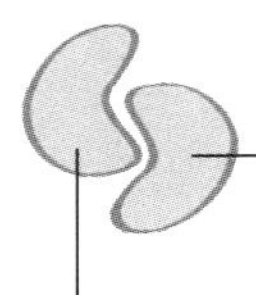

有一定关系[14]。中医对本病的病因病机诸家认识不一，各有侧重。如李乾构等认为其病机是本虚标实，虚实夹杂，以脾虚为本，气滞、血瘀、食滞、痰湿等邪实为标，而脾虚气滞为其基本病机，且贯穿疾病的始终[4]。

关于本病的诊断，多数学者主张用排除法，即出现上腹部或胸骨后胀痛不适等症状时，应用内窥镜检查、实验室检查、X 线或 B 超检查，排除胃、胰、肝、胆等器质性病变；还应排除糖尿病、结缔组织病，排除与腹部手术有关的原因；排除长期应用影响胃动力功能的药物等。有条件时，可进行胃排空检查，胃电活动记录，如有胃排空延缓或胃电节律紊乱，则可以诊断。

目前，我国对本病尚未制订出一套公认的中医辨证分型方案，大多数学者按各自的认识辨证分型，组方用药。还有较多学者用专方治疗本病并做临床观察研究报道。

（1）回顾与前瞻研究：李增烈等对来自我国 18 所大型医院符合国际诊断标准的 805 例功能消化不良患者 的材料进行分析，结果：临床症状出现率依次为腹胀（90.90%），嗳气（75.70%），早饱（71.20%），上腹痛（59.90%），泛酸（41.00%），烧心（40.90%），恶心（37.40%），厌食（34.40%），胸骨后痛（23.00%）及呕吐（14.20%）。临床类型：运动障碍样型（61.70%），溃疡样型（17.50%），复合型及未定型（13.00%），反流样型（7.80%）。患者既往治疗时间 1~14 个月，半数以上无明显疗效。1/3 还有症状加重乃至出现不良反应。结论：和西方国家报道不同，我国的功能性消化不良运动障碍样型最为常见，说明此病和生活方式与生活习惯密切相关。其治疗应根据我国居民的实际情况进一步深入研究。

目前，我国对小肠吸收不良综合征的研究正在深入开展，虽然在很多研究方面已取得了可喜成果，但对本病的研究仍未全面启动，尚有许多课题有待进一步深入研究。今后，应从发病原因、病理机制和病理生理改变等基础研究，到诊断标准、疗效评定标准及中西药物防治，特别是要发挥中医中药的优势，研究经方，挖掘古方，整理验方等方面入手，进行全面认真的研讨，以望早日征服本病。

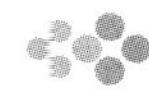

（2）实验研究：余跃等对本病患者胃窦壁内NO能神经、VIP能神经与胃排空关系进行研究，结论是：胃液体排空延迟的NUD患者胃窦壁内NO神经、VIP阳性神经纤维和末梢明显增多，活性增强，提示胃窦壁内NOS能、VIP能抑制性神经异常改变在NUD患者的胃运动障碍中具有一定的作用[15]。实验研究也揭示出一些临床验方的作用机制，如陈震等的复方半夏胶囊主要以改善胃排空及胃肠运动功能为基础[16]。

孙维峰等的升降汤能明显增强小鼠胃肠蠕动，具有胃肠动力作用，其作用强于吗丁啉。升降汤又能抑制新斯的明引起的胃肠强烈运动，而吗丁啉无此作用，提示升降汤对胃肠运动具有双向调节作用，这为本病的治疗开阔了新的思路[17]。

王家安做了脾虚泄泻证与必需脂肪酸代谢关系的研究，对10例脾虚泄泻证患者做治疗前后血清必需脂肪酸检测，发现随着脾虚泄泻证的痊愈或好转，血清花生四烯酸减少，与亚油酸的比值亦下降。说明脾虚泄泻证患者血清必需脂肪酸代谢失常，用药物治疗可以使其得到调整，此为研究脾虚本质和本病的发病机制提供了一种新的方法[18]。

参考文献

[1] 陈灏珠 . 实用内科学 . 10 版 . 北京：人民卫生出版社 , 1997.

[2] 方圻 . 现代内科 . 北京：人民军医出版社 , 1995.

[3] 李增烈 . 我国功能性消化不良临床类型概况及治疗回顾的研究 . 中华消化杂志 , 1997（1）：13–15.

[4] 李乾构 . 中医胃肠病学 . 北京：中国医药科技出版社 ,1993.

[5] 王永炎 . 中医内科学 . 上海：上海科学技术出版社 , 1997.

[6] 贝政平 . 3200 个内科疾病诊断标准 . 北京：科学出版社 ,1998.

[7] 柯美云 . 常见胃肠动力疾病的诊断和治疗 . 中华内科杂志 , 1995,（4）：280–282.

[8] 黄可成 . 非溃疡消化不良的中西医诊治研究进展 . 中国中西医结合脾

胃杂志，1996（2）：124–127.
[9] 陈佑邦．中医急诊医学．福州：福建科学技术出版社，1995.
[10] 河南省中医研究院．神州秘方．郑州：河南科学技术出版社，1991.
[11] 余莉芳．中医辨证论治非溃疡性消化不良的探讨．中医杂志，1998（2）：89–90.
[12] 尚云．和胃健运汤治疗非溃疡性消化不良的临床观察．中医杂志，1998（3）：168.
[13] 王民集．耳压法治疗小儿胃肠功能紊乱36例临床观察．针灸临床杂志，1997（6）：38.

[14] 阮荣林．焦虑与功能性消化不良48例分析．临床荟萃，1997（16）：740–741.
[15] 余跃．非溃疡性消化不良患者胃肠壁内NO能、VIP能神经与胃排空关系的研究．中华消化杂志，1998（5）：291–293.
[16] 陈震．复方半夏胶囊治疗非溃疡性消化不良的疗效观察．中医杂志，1994（5）：292–293.
[17] 孙维峰．升降汤治疗功能性消化不良的临床与实验研究．中国中西医结合脾胃杂志，1998（3）：145–147.
[18] 王家安．脾虚泄泻证与必需脂肪酸代谢的关系初探．上海中医药杂志，1992（8）：26.

第四节　五运六气的推算法与运用

五运六气学说是人们认识自然界气候变化及其对人体影响的一种理论，是祖国医学理论体系的重要组成部分，是指导临床实践的理论工具。经云："不知年之所加，气之盛衰，不可以为工也。"戴人曰："不读五运六气，检遍方书何济。"雷少逸说："治时令之病，宜乎先究运气。"这些经文和先贤论述都说明了治时病者不可不知运气。但近百年来，由于种

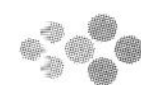

种原因，祖国医学的发展受到了限制，运气学说更是不被人们重视，很少人对此专门研究。

1. 概述

五运六气，简称运气，其记载最早见于天文专书《天元玉册》，本书原著已遗失，但其内容却保留于《素问·天元纪大论》《素问·五运行大论》《素问·六微旨大论》《素问·气交变大论》《素问·五常政大论》《素问·六元正纪大论》和《素问·至真要大论》等篇中。另外，在《素问·六节脏象论》《素问·遗篇刺法论》《素问·本病论》和《素问·脏气法时论》也提出了关于运气的基本内容。

五运是木火土金水五种不同物质不断运行的情况。包括大运、主运和客运。六气是太阳寒水、厥阴风木、少阴君火、少阳相火、太阴湿土和阳明燥金六种地气的变化。它包括主气和客气。

《素问·六元正纪大论》:“太阳司天之政，气化运行先天……阳明司天之政，气化运行后天。”这说明古人对运气实质早有认识，宇宙万物动而不已的变化，主要是靠气化的不断运转而进行的。运气也是用来说明气化运行的规律和说理工具。所以，运气理论能用自然界气候变化的规律，来指导临床实践。同时，运气弄清楚了，也有助于“气化”问题的研究。

2. 运气的几种简便推算方法

为了将运气理论运用于临床，首先应当掌握几种常用的推算方法。因运气内容多、范围广，这里只着重谈谈大运、主运、客运和主气、客气的推算方法。

（1）五运:

1）大运:大运又称中运，它通主一年之气。其推算方法可概括为甲己化土，乙庚化金，丙辛化水，丁壬化木，戊癸化火。可以用十天干的阴阳和“宫商角徵羽”五音的太少来代表其太过和不及。推算时，首先找出本年的大运，再定初运，按五音相生的规律，推出二、三、四运和终运。其总的规律是起于太终于太，起于少终于少。例如:甲辰年，甲为阳土，土者宫之运，阳土属太宫，则为土的太过。生太宫的是少徵，生少徵的是太角。所以，本年的主运便起于太角。太少相生，则为太角生少徵，少徵生太宫，太宫生少商，少商生太羽，最后终于太羽。

歌曰：

甲己化土乙庚金，丙辛化水木丁壬。

戊癸化火为客运，五音太少阴阳分。

2）主运：主运是按五季的顺序，再结合五行相生的规律，来说明在一年内气候变化情况。主运行四时之常令，也称主时之五运。因它每年总是固定不变，故推算也较简单。即按五行相生的顺序，依次排列为初运、二运、三运、四运和终运。例如：木为初运，则火为二运，土为三运，金为四运，水为终运。就这样，年年固定不变。

3）客运：客运的推算是根据大运的年干进行的。以大运的年干作为客运的初运，再按五行相生的顺序推下去。如甲己年大运为土，则初运就从土算起，那么二为金运，三为水运，四为木运，终为火运。则初运就是从金开始，依次类推。所以，客运的推算是根据大运而来的，只要知道每年的大运，客运也就顺口而出了。因为它随着大运而年年有变化，故称为客运。

总之，大运、主运和客运都是用十天干配合五行来推算的。三者都说明自然界气候变化情况。但它们之间各有不同，如大运从土算起，主运从木算起，客运则是随大运有改变。

（2）六气：六气即风寒暑湿燥火六种气化的简称，是由阴阳五行、四时节气的变化而发生的，可分为主气和客气。下面具体谈谈几种推算方法。

1）主气：主气即是地气，包括风木、君火、相火、湿土、燥金、寒水等六气。它分主于春夏秋冬二十四节气，表示着一年的气候变化情况。主气和主运一样，都是按五行相生的顺序来推算的，不过是将火分为君火、相火两种，故运有五而气有六也。

推算法是从大寒开始的，逢四个节气转一步，将二十四节气分为三

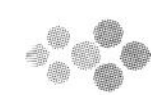

阴三阳六步，以五行相生规律排列。因为风木为东方之始，故初之气为厥阴风木；木生火，则二之气为少阴君火；君相互依，则三之气为少阳相火；火生土，则四之气为太阴湿土；土生金，则五之气为阳明燥金；金生水，则终之气为太阳寒水。口诀是“厥少少，太阳太”。二十四节气的分布是：初之气大寒至惊蛰，二之气春分至立夏，三之气小满至小暑，四之气大暑至白露，五之气秋分至立冬，终之气小雪至小寒。详见表1。

表1

六气	初气	二气	三气	四气	五气	终气
节气	大立雨惊 寒春水蛰	春清谷立 分明雨夏	小芒夏小 满种至暑	大立处白 暑秋暑露	秋寒霜立 分露降冬	小大冬小 雪雪至寒
主气	厥阴风木	少阴君火	少阳相火	太阴湿土	阳明燥金	太阳寒水
气候常规	多风	转热	炎热如火	雨湿浸淫	凉燥	水冰地坼

从表1可知，在一年中，每一气主管四节气，每个时期各有不同的气候常规，年年固定不变。

2）客气：前面说过，主气属于地气，为阴主静。客气属于天气，为阳主动。客气运行于天，指时令气候的异常变化。和客运一样，年年有变，动而不息，如客之往来，故称为客气。客气有司天、在泉、四间气之分，司天主上半年，在泉主下半年，司天在泉和左右间气组成六步运动形式。每年客气的初之气：子午年是太阳寒水，丑未年是厥阴风木，寅申年是少阴君火，卯酉年是太阴湿土，辰戌年是少阳相火，已亥年是阳明燥金。这种初气的推算法有：

A. 数字推算法，将三阴用“一二三”代之，则一是厥阴，二是少阴，三是太阴。三阳用“三二一”代之，则三是太阳，二是阳明，一是少阳。其推算法是根据阴阳相对和一二三相生的道理进行的。如子午年是少阴君火，少阴为二阴，二阴对二阳，二阳是阳明，则在泉就是阳明燥金。二阳生三阳，故阳明之左间气就是太阳（阳明生太阳），右间气就是少阳（少阳生阳明）。根据以上规律，每年客气的初之气总是起于司天后的第二位，也就是在泉的左间气。

B. 客气六步图的推算法：客气六步图是指司天在泉和左右四间气所组成的客气六步变化图，为客气的运动形式。凡主岁之气为司天，位当三之气。和司天相对者就是在泉，位当终之气。司天的左方和右方就是司天的左右间气，在泉的左方和右方就是在泉的左右间气。如子午小图：子午年少阴君火司天，在泉之气则为阳明，太阳为在泉的左间气，少阳为在泉的右间气。

C. 掌上推算法：掌上推算方法简便。伸出左或右手掌，取十二地支的代表符号分布在手掌的不同部位上进行推算，谓之运气上掌。

a. 定位：取食指、中指、无名指、小指四个指根、指端和食指、小指中间两个关节，共十二个部位。令十二地支中的子置于无名指根，丑置于中指指根……就按这个顺序，将十二地支的代表符号，分别分布在这 12 个部位上，准备进行推算。

b. 推算法：先将司天的位置定好，从司天后退三步就是在泉。在泉前进一步就是客气的初之气。司天在泉的前后位置是其左右间气。如甲辰年、辰戌太阳寒水司天，则丑未太阴湿土在泉。司天的左间气是厥阴，右间气是阳明。在泉的左间气是少阳，右间气是少阴。客气的初之气是少阳相火。

另外，十二地支分布的 12 个部位，在推算时，有对称配位的特点。例如，每逢子和午年皆为少阴君火，丑和未年皆为太阴湿土……

歌曰：

子午少阴为君火，丑未太阴临湿土。
寅申少阳相火旺，卯酉阳明燥金所。
辰戌太阳寒水边，已亥厥阴风木主。
初气起地之左间，司天在泉对面数。

D. 客主加临：每年的客气加在固定不变的主气上，来推测一年的气候变化，称为客主加临。客克主为顺，主克客为逆。君胜臣为顺，臣胜君为逆。客主相同者为同气。鉴别顺逆的原则是：①按五行生克理论。②根据君臣位置。如君相二火，君火加在相火之上为顺，相火加在君火

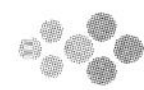

之上为逆。

3）运气理论在临床上的运用。五运六气的变化是太过和不及，疾病的发生是阴阳偏盛偏衰的结果。所以，掌握运气的太过和不及，可以测知发病情况和疾病生克制化的规律，继则运用于诊断、治疗和预防疾病。

运气理论可以预测天气的变化，从而找出发病规律。《素问·至真要大论》："厥阴司天，风淫所胜……民病胃脘当心而痛，上支两胁，鬲咽不通，饮食不下，舌本强，食则呕，冷泄腹胀，溏泄瘕水闭，蛰虫不去，病本于脾。"说明风淫所胜而致肝本脏发病，肝木横逆，克伐脾胃而致他脏发病。这对诊断疾病具有重要意义。

在治疗方面：根据运气的运用原则，结合药性气味、六淫盛衰，治疗各有不同。如《素问·至真要大论》："风淫于内，治以辛凉，热淫于内，治以咸寒，湿淫于内，治以苦热，火淫于内，治以咸冷，燥淫于内，治以苦温，寒淫于内，治以甘热。"这是六淫所胜而发病的治疗原则。又说："治诸胜复，寒者热之，热者寒之。温者清之，清者温之……"这是对六淫胜复发病治疗规律的总结。但千万不可拘泥于此，一定要根据客主关系，灵活运用。

预防方面：可做气象预报，对时令病和流行病的预防，农业和其他方面都有积极意义。用此法推算，甲辰（1964年）年天气情况，雨季降水量和河南气象资料相对照是吻合的。甲辰年是太阳寒水司天，多寒多湿，雨水连绵，又是太阴湿土在泉，岁土太过。故寒湿久积于脾，则人最容易患脾病、黄病。如水肿、胀满等病。《素问·至真要大论》："诸湿肿满皆属于脾。"脾主肌肉又恶水湿，土气太过，招致湿邪盛行于内，则肌肤肿满。应用疏通分利法治疗，如茯苓、茅根、白术、苍术、藿香健脾利湿，芳香化湿之品。

A. 五运发病：五运的太过和不及都能发病。《素问·五常政大论》："木曰发生，火曰赫曦，土曰敦阜，金曰坚成，水曰流衍。"就是主岁之气旺盛而有余，五阳年为太过。又说："木曰委和，火曰伏明，土曰卑监，金曰从革，水曰涸流。"就是主岁运气衰弱不足，五阴年为之不及。

从甲己化土来看，甲和己主运都是土，但甲为阳土，己为阴土。阳土主太过，阴土主不及。每逢甲年便是土运太过，己年便是土运不及。

庚子（1960年）年，庚属阳金，是岁金之太过，则燥气流行（金克木），以致肝木受损，抑郁不舒，易发肝病（当年患肝病多）。《素问·气交变大论》："岁金太过，燥气流行，肝木受邪，民病两胁下少腹疼……两胁满且疼引少腹……"（表2）。

表2　开封某医院半年门诊统计表

门诊总数	肝病	脾病	肺病	其他疾病
人次（2403）	1328	531	307	237
百分率（%）	55.26	20.10	12.8	9.87

表2示：肝脾肺三脏发病较多，其中以肝病最多。子午少阴君火司天，火行其政，则克肺金，使肺本脏发病。金克木，则肝木受损，抑郁不舒而发肝病，此为他脏发病。

B. 六气发病：

a. 司天在泉胜气发病：司天胜气发病和在泉胜气发病都是一家当令，气盛妄行而克他脏发病，也符合生克制化学说的理论。庚子年少阴君火司天，火盛则克肺金。所以在上半年的发病表现在肺者较多（表2）。《素问·至真要大论》："少阴司天，热淫所胜，怫热至，火行其政，民病胸中烦热、嗌干，右胠满，皮肤痛，寒热咳满，大雨且至唾血血泄，鼽衄嚏呕……肩背臂臑及缺盆中痛，心疼肺䐜，腹大满，膨膨而喘咳，病本在肺。"同年是阳明燥金在泉，金胜克木。所以，人多病肝（表2）。又说："岁阳明在泉，燥淫所胜……善太息，心胁病。"这些都说明了司天和在泉之气旺盛，是人体发病的外界因素。

b. 客主加临方面的发病：①属顺：气候变化不大，人体发病也较缓慢。②属逆：气候变化较大，人体发病也较严重，并且紧急。③属同气：气候变化剧烈，人体发病也最严重。例如，癸卯年，阳明燥金司天，少阴君火在泉，客气的三之气阳明燥金，加临于主气的三之气少阳相火之上，则火克金，即主克客，当时发病也较重。又遇客气的终之气少阴君

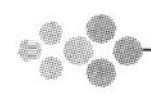
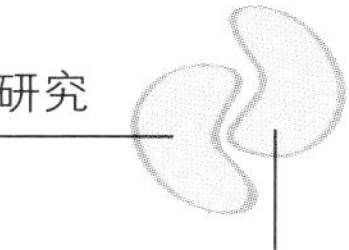

火被主气的终之气太阳寒水所克，还是主克客。所以在冬末季节，麻疹和温热病更为多见。根据洛阳某医院的统计，在癸卯年（1964 年 1 月）的 1 个月内，麻疹和湿热病占全门诊的 25%，这足以说明气候变化对人体发病的影响。如甲辰年（1964 年）发病情况：在正常情况下，立春以后，天气逐渐暖和，雨水偏少，俗说春雨贵似油。但本年从立春到立夏气候比较寒冷，雨量也比较大。立夏以后有几天的气温还持续在 10℃左右，即《素问·六微旨大论》："至而不去也。"因为太阳寒水司天，太阳寒水之气加临于少阳相火之上，客气持续不断，客胜则克主。所以从大寒到惊蛰，寒流不时而来，气候寒冷。气候有异常变化，则发病也有其特点。癸卯年少阴君火在泉，主气的终之气是太阳寒水，客气的终之气是少阴君火。君火当令，又遇到客气也是君火，恰被主气寒水所克，主克客者为逆。虽然如此，但一水不能胜三火，则是火有余。所以当时气候变化较大的是在严寒的隆冬季节，当寒而反温，又遇到本年春季当温而反凉，非其时而有其气。雷少逸说："非其时而有其气，人感之，阳不潜藏，民病温也。"若冬日应寒而反温，人在气交之中，太阴感受温热之邪气，温邪伤肺而发热，咳嗽、鼻流清涕、头痛、口渴、苔黄等，此为温邪自上焦而入。叶天士说："温邪上受，首先犯肺。"（表 3、表 4）

表 3　河南甲辰年 2~5 月上旬气温、雨量表

月份	平均气温（℃）	最高气温（℃）	最低气温（℃）	降水量（mm）	历年平均降水量（mm）
2	-3.4	0.1	-6.7	29.6	7.8
3	7.6	12.8	3.4	21.3	29.3
4	13.3	17.0	9.9	193.6	57.4
5 月上旬	19.36	25.67	13.22	17.1	

表 4　河南（甲辰年 2~4 月）阴晴天统计表

月份	晴天	阴天	半阴半晴天
2	0	18	10
3	4	11	16
4	0	22	8

表 3 示，该年前几个月气温较低，持续时间也较长。降水量也是历年同期最多的一个时期。表 4 示阴天占大多数，空气湿度也大。

治疗方面：当以桑菊饮、银翘散等辛凉平剂为主，适当佐以清热养阴之品，如玄参、天花粉、麦冬、黄芩之类。根据开封地区 1963 年底和 1964 年初的防疫经验，采用此法疗效较好。

病案：刘某，男，31 岁，河南省中牟县人，1963 年 8 月 17 日就诊。主诉：发烧怕冷，头痛身重 10 余日，伴有纳差恶心、口渴不饮、溲黄便溏等。

检查：形体消瘦，面垢无泽，两目无神，嗜卧倦怠。表情呆滞，言语低微，舌苔黄燥，质绛红，脉沉数，体温 39.9℃。

诊断：湿温。

治则：养阴清热。

方药：银翘散加减：金银花 20g，连翘 10g，银柴胡 10g，黄连 10g，知母 10g，天花粉 12g，玄参 10g，地骨皮 12g，枳壳 10g，陈皮 10g，3 剂，每日 1 剂，水煎服，早晚温服。上方共服 9 剂，体温降至 37℃，头晕、身痛等症状逐渐消失。

方解：金银花、连翘清热解表；黄连、知母泻君相之火；银柴胡、地骨皮滋阴退热；玄参、天花粉生津止渴，养阴清热力量更强；枳壳、陈皮宽胸理气，利湿化痰，增进食欲。

针灸取穴：十宣放血，曲池、合谷、大椎、上星、百会、太阳、风池、风府俱泻。天枢、气海、阳辅、足三里、内关、上脘、中脘、下脘平补平泻。

穴性分析：十宣放血，为清热解表有效穴位，无汗者，汗立出，有汗者，汗立止，能清热止汗，解表发汗，治疗一切热病。曲池、合谷、大椎为解表治外感的主穴。大椎是手足三阴经和督脉之会，凡外感六淫之邪皆能疏散。佐以曲池、合谷助大椎以斡旋营卫，泻之能清里解表。上星、百会、太阳能止在经之头痛。风池、风府治头项强痛，善治伤寒百病。足三里有祛风散寒，降浊去痰、通调气机之功。气机通调，则外

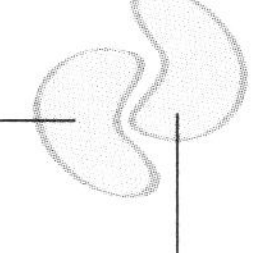

感身痛自止。阳辅为少阳经穴，所过者为经，其气更盛，泻之能通表里之气，故泻阳辅以止周身痛最好。中脘为六腑所会，泻之能清热止渴，除脏腑之结热，故为治内热之主穴。再配上脘、下脘能助其清热，亦能宣通三焦之气。气海能固元气，疏通气机，再配天枢能调肠胃之气。内关能清心包，利六腑及胸中之热。

c. 至而不去，未至而至：《素问·六微旨大论》“至而不至，未至而至如何？岐伯曰：应时顺、否则逆、逆则变生、变则病”。这说明有其常也有其变，六气正常，应时而至，人处天地气交中，能以安康生存，不易感受疾病。所以在本论中又说：“至而至者和。”若是六气失常达变，至而不去，未至而至，或是气候的太过和不及，均可导致机体发病。临证时要知常达变，因时治宜，灵活运用。不论症状怎样复杂，总以气和为准则。正如《素问·至真要大论》说：“无问其数，以平为期。”

前面说过，去冬应寒而反温，雨雪稀少。这种至而不至的非时之气侵入机体，郁热蕴积于内，腠理不密，最易感受外邪。所以当时的外感较多，并且发热恶寒的表证阶段极短，甚至几乎看不出来。发病后，很快呈现出一派温热症状，多有发热（体温均在38℃以上）、头痛、全身骨节疼痛，口黏而渴，咽喉干痛，口鼻干燥，频出热气，咳嗽，吐痰不利，溲短而热，舌苔薄白或薄黄，舌尖赤有红点，脉象浮数有力。病虽在严冬，证非麻桂所能解，以辛凉为主，佐以养阴固本，经云：“秋冬先治其本，后治其标。”选以桑菊、银翘为主，佐以养阴清热之品，如金银花、连翘、霜桑叶、杭菊花、蒸玄参、细生地黄、天花粉、麦冬、桔梗、甘草等。

结语

用五运六气理论解释自然界气候的正常规律和异常变化，并用来指导临床实践。但必须有整体观念，灵活运用，才会使五运六气学说正确发挥其作用。

第五节　失眠安贴治疗失眠症148例临床报告

（本课题是河南省科技攻关项目　编号：9712006005）

失眠症是临床上最常见的症状之一，可由多种疾病引起。据不完全统计，我国1/4以上中老年人、1/6青年人均有不同程度的失眠。目前失眠症的治疗方法多种多样，但以口服药物（中西药物）、针灸和非药物（光疗、时相疗法、刺激训练法、放松训练等）治疗为多。

在临床上我们运用透皮给药技术，将失眠安贴（以生龙骨、生牡蛎为主做成的贴剂）贴于双侧“安眠穴”处，治疗失眠症。其用于各种原因引起的失眠，如入睡困难，多梦易醒，晨醒过早、次日精神不振等。为验证“失眠安贴”的临床疗效，我们对148例失眠者进行了临床观察。现总结如下。

1. 一般资料

148例志愿者均来自门诊，采用随机数字表法分为试验组和对照组。其中试验组108例，男61例，女47例；对照组40例，男23例，女17例。年龄最小者18岁，最大者60岁。失眠时间最长者3个月，最短者5天。

2. 观察对象

（1）纳入标准：凡具有入睡困难，多梦易醒，晨醒过早、次日精神不振等症状，并持续在5天以上者，可纳入试验病例。

（2）排除标准：①凡是全身性疾病，如疼痛、发热、咳嗽、手术等引起者。②年龄在18岁以下或65岁以上者，妊娠或哺乳期妇女。③合并有心血管、肺、肝、肾和造血系统等严重原发性疾病者，精神病患者。

3. 观察方法

（1）药物：将以生龙骨、生牡蛎为主的药物加工成贴剂，2.5cm×2.5cm大小，备用。

（2）分组、盲法、疗程：采用随机数字表法，将148例患者分为试验组108例，对照组40例。用单盲法观察。疗程7天。

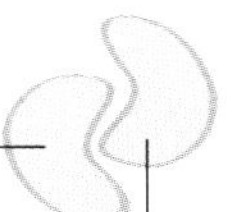

（3）用法：

1）试验组：清洁局部皮肤，睡前2小时取“失眠安贴”（河南中医药大学第一附属医院制剂室提供，批号：971015）各贴于左、右安眠穴处，每天更换1次，第二天晨起去掉。7天为一疗程。

2）对照组：舒眠乐组，睡前2小时取舒眠乐（中外合资贵州康运药业有限公司生产，批号：961122），睡前将其打开鼻闻5min。

4. 疗效判定标准

（1）临床痊愈：睡眠时间恢复正常或夜间睡眠时间在6h以上，睡眠深沉，睡后精力充沛。

（2）有效：症状减轻，睡眠时间较前增加，但不足2h。

（3）无效：用后失眠无明显改善或反加重者。

5. 观察结果

各组试验结果见表1~表3。

表1　试验组与对照组作用对比

组别	例数	临床痊愈	有效（*n*%）	无效（*n*%）	总有效率（*n*%）
试验组	108	59（54.6）	40（37）	9（8.3）	99（91.7）
对照组	40	14（35）	11（27.5）	15（37.5）	25（62.5）

经统计学处理显示：试验组总有效率明显优于对照组，有显著性差异（$P<0.01$）。

表2　试验组与对照组睡眠时间对比

组别	例数	睡眠平均增加时间（h）
试验组	108	2.30 ± 0.35
对照组	40	1.10 ± 0.12

经统计学处理：试验组与对照组有显著性差异（$P<0.01$），说明试验组改善睡眠时间优于对照组。

表3　试验组与对照组改善症状比较

组别	例数	入睡困难（*n*%）		多梦易醒（*n*%）		晨醒过早（*n*%）	
		用前	用后	用前	用后	用前	用后
试验组	108	100（92.6）	50（46.3）	92（85.2）	12（11.1）	86（79.6）	9（8.3）
对照组	40	39（97.5）	16（40）	34（85）	12（30）	22（55）	2（25）

从表3可以看出：试验组入睡困难减少，基本等于对照组，而多梦易醒、晨醒过早之减少率均高于对照组。说明“失眠安贴”对多梦易醒、晨醒过早等症状的改善作用较好，而对于入睡困难的改善同于对照组。

6. 讨论

中医利用皮肤敷贴药物疗疾已有几千年的历史，这种传统的经皮给药不仅广泛用于外敷局部疾患，且还用于许多内科病症的治疗，其中经穴给药法是诸多经验中最具特色的部分。考虑到这一点，我们制成了“失眠安贴”，外贴穴位治疗失眠症，经临床观察有改善失眠程度，提高睡眠质量，延长睡眠时间的作用。祖国医学认为思虑劳倦，内伤心脾，情志不舒，气郁化火，扰动心神，阴虚火旺，心肾不交，以及心胆气虚、神摇善惊等，均可影响心神而致不寐（失眠）。失眠的原因虽多，但总与阳浮神散有关。运用“失眠安贴”之潜阳纳气，镇惊安神之功，则阳潜而神守，不寐可愈。目前国际上公认的理想催眠品的标准是：①无不良的臭味。②对肠道无刺激性。③睡眠深度要适当，应与生理性睡眠相似。④副作用小，毒性弱，剂量安全范围大。⑤醒后不应有困倦乏力、头痛和眩晕等副作用。⑥长期反复应用不应有习惯性的蓄积成瘾性。而“失眠安贴”基本符合上述要求。中医经穴有能接受机械、光、电、热等物理性刺激发生的经气感传的现象，且已被实验证实。我们观察到穴位外贴能显著提高穴位对药物性刺激的功能，推测中药穴位贴敷法疗效机制不单涉及现代药物透皮吸收技术以及药理作用，可能还与中药对经络穴位某种选择性独特作用有关。

目前，国内改善睡眠的外用贴剂尚少，加之“失眠安贴”治疗作用明显，作用持久，贴用方便，易于推广，无毒副作用，故为失眠患者所乐于接受，产生了良好的经济和社会效益。

第四章　医案选粹

第一节　脾胃疾病

一、口疮

【案一】陈某某，男，13 岁。2014 年 10 月 20 日初诊。

主诉：口疮伴心慌 1 月余。

现病史：1 个月前无明显原因出现口疮，并伴有心慌，活动后加重。遂到医院检查，心电图、心脏彩超等检查均提示：正常。同时还有饥饿感，饭后不减。医生建议寻求中医治疗，今慕名而来就诊。

现在症：口疮伴心慌，活动后加重，乏力，喉间痰鸣，舌质暗淡，苔白多津，脉细数。

诊断：中医：口疮（心脾两虚，湿热内蕴）。西医：口腔溃疡。

治法：清热祛湿，补益心脾。

主方：自拟新加四妙散加味。

方药：炒苍术 10g，黄柏 10g，薏苡仁 20g，炒扁豆 10g，土茯苓 10g，猪苓 10g，生山药 20g，甘草 6g，滑石 10g。14 剂，水煎服，每日

1剂，早晚分服。

二诊（11月3日）：服药后，口疮痊愈，心慌稍减轻。下一步治疗以养心安神为主。方药：党参15g，麦冬10g，五味子15g，白术10g，山药30g，茯神20g，炒枣仁30g，远志10g，合欢花10g，炙甘草15g。14剂，水煎服，每日1剂，早晚分服。

三诊（11月17日）：自述心慌继续减轻，已经能上体育课（过去一直请假）。调整处方，巩固疗效，按上方加升麻10g，猪苓10g。14剂，水煎服，每日1剂，早晚分服。

主方方义：新加四妙散具有清热燥湿健脾的功能，主治湿热内蕴引起的口疮等湿热症；生脉散为补益剂，具有益气养心的功能。二者配合，具有清热祛湿、补益心脾的作用。故二诊服14剂后，口疮痊愈。

按语：口疮是临床常见病，本案患者是一少年，自述有口疮，心慌，这是其主症。时有饥饿感，饭后仍不减，但经反复询问，得知其实还是心慌的感觉，所以赵老常说，对于少年儿童患者，问病史，问症状，一定要仔细认真。综合分析其舌脉症，辨证为心脾两虚，湿热内蕴。本着急则治其本的原则，赵老先以新加四妙散燥湿健脾，选用清热祛湿之品，治其口疮。再用养心安神，治其心悸。因其病程短，加之辨证准确，故疗效佳。赵老常讲口疮多为实证，而本案病例则是虚实夹杂之证，故临床辨证不可拘泥。

【案二】王某某，女，47岁。2014年10月9日初诊。

主诉：口舌灼热2年，疼痛7天。

现病史：舌有灼热感2年余，早晨严重。食咸味重的食物后咽部感觉不适，曾到多家医院求治，各种检查均正常。根据医生建议服用过清热解毒、消炎、助消化等药物，症状始终不减。今慕名前来就诊。

现在症：口舌灼热，疼痛，纳差，晨起甚，咽部不适，食咸味后加重，神疲乏力。舌质红，苔黄厚腻，脉弦滑。

诊断：中医：口疮（湿热）。西医：口腔溃疡。

治法：清热利湿，止痛。

主方：自拟四妙散（炒苍术、炒黄柏、薏苡仁、白扁豆）。

方药：炒苍术 10g，黄柏 10g，薏苡仁 30g，白扁豆 30g，生地黄 10g，玄参 15g，防风 10g，生石膏 10g，知母 10g，黄芩 10g，黄连 10g，生白芍 30g，甘草 10g。7 剂，水煎服，每日 1 剂，早中晚温服。

二诊（10 月 16 日）：服药后口舌灼热、疼痛大减，自觉精神好。上方去生石膏，加桔梗 10g。14 剂，水煎服，每日 1 剂，早中晚温服。

三诊（10 月 30 日）：服药后口舌灼热、疼痛继续减轻，仍纳差，按上方加焦三仙各 10g。7 剂，水煎服，每日 1 剂，早中晚温服。

四诊（11 月 6 日）：自述服药后症状基本消失，偶有咽部不适，饮食清淡则不出现。调整处方，巩固疗效。方药：炒苍术 10g，薏苡仁 30g，炒扁豆 20g，生地黄 10g，玄参 15g，防风 10g，知母 10g，黄芩 10g，莲子心 10g，生山药 30g，桔梗 10g，生白芍 30g，甘草 10g。7 剂，水煎服，每日 1 剂，早中晚温服。

主方方义：本方是在金元四大家朱震亨《丹溪心法》二妙散的基础上加白扁豆、薏苡仁组成。二妙散清热燥湿，又加白扁豆健脾燥化湿，清暑热。薏苡仁独取阳明，祛湿热益胃而利筋络。全方健脾燥湿、利湿，化湿又清暑热，故对脾虚湿盛，湿盛伤脾而出现的多种症状疗效甚好。

按语：口疮一症临床多见，但该案患者症状突出，口舌灼热、疼痛 2 年，临床少见。古代医籍对该病多有论述。清代《罗氏会约医镜》曰："舌为心之苗，心脉系舌本，脾脉络舌旁，系舌下。故发为病者，皆二经之所致也。"《证治准绳》也有记载："二经有热，无所于泻而发于舌。"故口舌之病，皆与心脾有关。赵老常说，口腔之病，实证多于虚证，热证多于寒证，里证多于表证。本案属湿热实证，清热祛湿即可取效。值得注意的是赵老的煎药方法和服药方法，三煎、早中晚三服（多个医案均有论述）。此为一剂药煎三遍，在于中药的根、茎、叶、花、果都能按不同的时间把药效合理提取。早中晚三服，在于药力持久而药效增强。临床实践证明此法对许多疾病的治疗，确有好的疗效。

【案三】卫某，男，43岁。2014年8月4日初诊。

主诉：口腔溃疡反复发作5年。

现病史：平素消化功能差，间断性出现口腔溃疡，曾到省医院求治，予内服、外用药物（具体不详）治疗，溃疡好转。此后口腔溃疡时作时止，发作时间多，正常时间少。中西药物均有治疗但都不能根治，中药多用寒凉之品，时轻时重。今欲彻底治疗，慕名而来就诊。

既往史：曾测空腹血糖，7.2mol/L（2年前），未服降血糖药物。

现在症：口腔溃疡，口舌疼痛，舌左边有赘生物及片状溃烂面，如黄豆大小，纳差，神疲乏力，尿频，夜尿多，舌质暗淡，苔白厚，脉细滑。

诊断：中医：口疮（脾虚湿盛）。西医：口腔溃疡。

治法：健脾祛湿，益肾固涩。

主方：自拟四妙散，炒苍术、炒黄柏、薏苡仁、白扁豆。

方药：太子参10g，炒白术15g，猪苓30g，炒苍术10g，薏苡仁30g，白扁豆30g，黄柏10g，生山药30g，白及10g，川芎10g，丹参30g，芡实20g，金樱子15g，五味子10g，菟丝子20g，甘草10g，生白芍30g。7剂，水煎服，每日1剂，早中晚分服。

二诊（8月11日）：服上药后口腔溃疡减轻，赘生物减小，尿频稍减。按上方加枸杞10g。7剂，水煎服，每日1剂，早中晚分服。

三诊（8月18日）：服上药后口腔溃疡痊愈，现时有乏力。按上方：去白及加柴胡10g，葛根10g。7剂，水煎服，每日1剂，早中晚分服。

四诊（8月25日）：服药后舌边赘生物减小至小米样，精神较前大有好转，尿频减轻，仍有夜尿，但次数减少。调整处方，以健脾益肾为主。方药：黄芪30g，白术10g，猪苓30g，生白芍30g，白及10g，川芎10g，丹参30g，芡实20g，金樱子15g，补骨脂10g，菟丝子20g，枸杞子10g，柴胡10g，葛根10g。7剂，水煎服，每日1剂，早中晚分服。

主方方义：本方是在《丹溪心法》二妙散的基础上加白扁豆、薏苡仁组成。全方共奏健脾燥湿、利湿，化湿又清暑热，故对脾虚湿盛，湿盛伤脾而出现的多种症状疗效甚好。

按语：口疮是消化系统的上端疾病，临床常见、多发。但该患者这样迁延难愈者，临床上少见。口疮初期的病因病机多由湿热上炎所致。明代《医贯》详细分析了口疮的病机及传变："口疮，上焦实热，中焦虚寒，下焦阴火，各经传变所致，当分别而治之。"该患者口疮5年时发时止不愈，且前医多用寒凉之品，致中焦虚寒，脾虚不运，湿邪阻滞故口疮难愈。元代朱震亨《丹溪心法》有论述："口疮服凉药不愈者，因中焦土虚。"赵老用健脾祛湿之法，口疮得愈。舌边赘生物乃瘀血所致，加用川芎、丹参治疗，其明显减小。总之，本案病程日久，又有脾肾皆虚症状，加之失治误治，致中焦虚寒，脾虚不运是主要病因病机。故将主方加参苓、白术以加强健脾利湿，加水陆二仙丹（芡实、金樱子）、五味子、菟丝子补肾固涩，又加芍药、甘草收涩缓中止痛。全方益气健脾燥湿，收涩固肾全方位调治，辨证清楚，治愈不难。

二、口臭

王某某，男，32岁。2015年3月24日初诊。

主诉：口臭4年。

现病史：消化不良病史多年，至4年前开始出现口臭，曾到牙科检查，未发现有牙齿病，医生建议洗牙治疗，但洗牙后仍有口臭。后即到消化科求治，予助消化药物，效果不好，也未坚持治疗。因口臭影响正常交往，故下决心寻中医治疗，今慕名而来就诊。

现在症：口臭，腹胀，嗳气，舌质暗红，苔微黄腻，脉沉细。

诊断：中医：口臭（脾虚胃滞）。西医：消化不良。

治法：健脾益胃，清热化滞。

主方：赵老自拟化滞益胃汤加减。

方药：炒白术15g，厚朴10g，枳实6g，木香10g，砂仁（后下）6g，炒大黄6g，炒槟榔10g，炒莱菔子10g，焦三仙各15g，炒鸡内金10g，

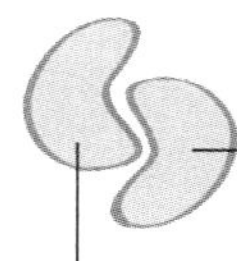

黄芩 10g，炒山药 30g，陈皮 10g。7 剂，水煎服，每日 1 剂，早晚分服。

二诊（3 月 31 日）：服用上药后，感觉口臭无明显变化，腹胀减轻。按上方去炒山药、甘草，加黄连 5g，姜竹茹 30g。7 剂，水煎服，每日 1 剂，早晚分服。

三诊（4 月 7 日）：服药后，口臭明显减轻，腹胀、嗳气亦减轻，按上方加白豆蔻 10g，14 剂，水煎服，每日 1 剂，早晚分服。

四诊（4 月 21 日）：自述服药后，腹胀、嗳气基本消失，仍有轻微口臭。巩固疗效，调整处方。方药：炒白术 15g，白豆蔻 10g，枳实 6g，木香 10g，砂仁（后下）6g，炒大黄 6g，炒槟榔 10g，炒莱菔子 10g，焦三仙各 15g，炒鸡内金 10g，黄连 5g，黄芩 10g，陈皮 10g。7 剂，水煎服，每日 1 剂，早晚分服。

主方方义：赵老自拟的化滞益胃汤具有益气健脾、化滞益胃的功能，主治因食滞、气滞、虫积、六淫侵袭或药物伤胃而致胃肠滞塞不通所引发的胃满胀痛、消化不良、口腔异味等一切滞塞之症状。

按语：属口腔异味，是临床常见的症状，85% 的口臭源自口腔本身，如龋齿、牙龈炎、牙周炎等。它也可以出现在许多病症中，如胃肠疾病（消化性溃疡、慢性胃炎）、咽喉炎、鼻窦炎等都可能伴有口臭。本案的口臭主要由脾虚运化失司，滞塞于胃，积食积热而发口臭。治疗以化滞清热为主，坚持服用，即可见效。预防：饮食方面可常吃小米，喝柠檬水，咀嚼香菜，咀嚼绿茶叶，喝酸奶等。平时经常盐水漱口，也可半年洗牙一次。

三、呃逆

孟某某，女，42 岁。2015 年 5 月 12 日初诊。

主诉：呃逆，胃脘胀满 8 个月余。

现病史：8 个月前因生气后而出现胃脘胀满，呃逆（多在饭后发作），自服“木香顺气丸”后，症状稍减，但还是经常发作。遂到洛阳市人民医院就诊，给予“吗丁啉”口服，症状减轻。可不久又发作，特别是情绪波动时更重，故今慕名而来。

既往史：大便干，5~10 日 1 次，6 年。

现在症：呃逆，饭后易发，胃脘胀满，烧心，泛酸，生气时伴左手臂麻木，胸闷，大便干，5~10 日 1 次，舌质暗，苔黄厚，脉沉弦细。

诊断：中医：呃逆（胃火上逆）。西医：消化不良。

治法：清热通便，降逆制酸。

主方：小承气汤、瓦甘散、乌贝散加减。

方药：炒大黄 10g，枳实 10g，厚朴 10g，党参 10g，黄芩 10g，吴茱萸 10g，煅瓦楞子 30g，乌贼骨 30g，浙贝 10g，焦三仙各 15g，炒鸡内金 10g，柿蒂 15g，牵牛子 6g，木香 10g，甘草 6g。14 剂，水煎服，每日 1 剂，早晚分服。

二诊（5 月 26 日）：服药后，呃逆、烧心、泛酸明显减轻，大便干好转，2 日 1 次。方药：柴胡 10g，郁金 10g，白芍 20g，当归 10g，炒白术 10g，茯神 30g，牡丹皮 10g，焦栀子 10g，木香 10g，砂仁 6g，枳实 10g，厚朴 10g，佛手 10g，甘松 10g，青陈皮各 10g，甘草 10g。7 剂，水煎服，每日 1 剂，早晚分服。

三诊（6 月 2 日）：服上药后感觉全身轻松，诸症均减。按上方 7 剂，水煎服，每日 1 剂，早晚分服。

四诊（6 月 9 日）：自述近几天呃逆基本停止，胃脘胀满减轻，现偶有胸闷。调整处方，巩固疗效。方药：党参 10g，炒白术 15g，猪苓 10g，厚朴 10g，枳实 10g，木香 10g，砂仁 6g，黄连 6g，黄芩 20g，姜半夏 10g，焦三仙各 15g，炒鸡内金 10g，炙甘草 10g。7 剂，水煎服，每日 1 剂，早晚分服。

主方方义：小承气汤的功效是轻下热结，主治阳明腑证。症见脘腹胀满，大便干结，舌苔黄厚。合瓦甘散、乌贝散有制酸抑酸的功能，主治烧心、泛酸等症。三方合用共奏清热通便、降逆制酸之功效。

按语：呃逆多由饮食不节、情志不和、正气虚弱引起，其辨证首先

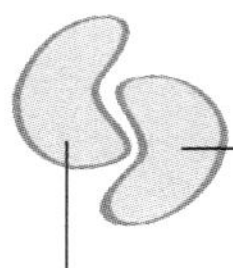

要分清虚实寒热。本案即是生气所致，恼怒抑郁，肝气犯胃，胃中气机不利，郁阻生热化火，胃火上逆动膈而发呃逆。清代徐灵胎《洄溪医案》记载："盖呃逆本有二因，由于虚寒，逆从脐下而起，其根在肾，为难治。由于热者，逆止在胸臆间，其根在胃，为易治。"赵老用小承气汤加味治之，二诊呃逆减轻后，调整处方主要是以疏肝理气为主，理胃气至关重要，胃得和，气得降，呃逆自止。

四、胃脘痛

【案一】王某，女，67岁。2014年9月15日初诊。

主诉：胃脘部胀痛、嗳气半年。

现病史：半年前因饮食不节后，出现胃脘胀痛、嗳气，经自服"香砂养胃丸、健胃消食片"等药后症状减轻。但此后症状时轻时重，痛时服药，不痛不服药。没有系统治疗过，曾有医生建议做胃镜检查，因恐惧未查。今有病友建议请中医治疗，故慕名而来就诊。

现在症：胃脘胀痛，嗳气，便溏，每日2次，口干，口苦，流涎。舌质暗淡，苔白厚腻，多津。脉弦滑。

诊断：中医：胃脘痛（肝胃不和，湿阻中焦）。西医：消化不良。

治法：疏肝和胃，清热祛湿，理气止痛。

主方：柴胡疏肝散、藿朴夏苓汤合二陈汤加减。

方药：柴胡10g，黄芩10g，苍白术各15g，厚朴10g，枳实10g，木香10g，砂仁（后下）10g，白豆蔻10g，藿梗10g，苏梗10g，猪苓10g，甘松10g，佛手10g，陈皮10g，姜半夏10g，甘草6g。7剂，水煎服，每日1剂，早晚分服。

二诊（9月22日）：服上药后胃痛、嗳气、口干苦减轻，仍流涎。按上方加薏苡仁30g，7剂，水煎服，每日1剂，早晚分服。

三诊（9月29日）：服药后，胃痛基本停止，流涎减轻，仍有便溏。按上方加肉豆蔻10g。14剂，水煎服，每日1剂，早晚分服。

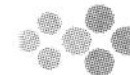

四诊（10月13日）：患者自述胃痛停止，余症均减，调整处方，巩固疗效。方药：柴胡10g，白术10g，枳实10g，厚朴10g，砂仁10g（后下），佛手10g，陈皮10g，姜半夏10g，茯苓15g，甘草5g。14剂，水煎服，每日1剂，早晚分服。

主方方义：柴胡疏肝散为理气剂，具有疏肝理气、活血止痛之功效，在此取其治疗脘腹胀满疼痛的作用。藿朴夏苓汤来源于《医原》，功能：芳香化湿，行气渗湿。取其行胃气、祛胃湿的作用。二陈汤燥湿化痰，理气和中。三方合用共奏疏肝和胃、清热祛湿、理气止痛之功效。

按语：胃脘痛是临床上的常见病、多发病。有易治、易愈，易复发的特点。该患者的病因病机比较典型，饮食伤胃为因，肝胃不和，湿阻中焦而发胃脘痛为果。其症状更为典型，表现为流涎、便溏、苔白厚腻等脉症，说明主要是湿邪为患。嗳气则是肝胃不和，胃失和降的表现。赵老诊断为胃脘痛，肝胃不和，湿阻中焦型。治法：疏肝理气，和胃祛湿，止痛。方用柴胡疏肝散、藿朴夏苓汤合二陈汤加减治疗，湿去、胃和、痛止，诸症得除。

【案二】陈某某，女，46岁。2015年6月30日初诊。

主诉：胃脘胀痛伴后背疼痛半年。

现病史：半年前因胃脘胀痛到医院就诊，胃镜检查示：慢性浅表性胃炎伴急性糜烂，心电图检查结果：正常心电图。给予胃康灵、“奥美拉唑”等药治疗，疼痛减轻。此后经中西药物治疗，症状时轻时重，今经人介绍，来我院门诊求治。

既往史：双侧乳腺增生；左卵巢囊性肿块；双侧腋窝淋巴结肿大；慢性咽炎。

现在症：胃脘胀痛后背痛，腋下痛，月经延期，量少，恶心欲呕，舌苔厚，缺津，舌边尖红，脉沉弦。

诊断：中医：胃脘痛（肝胃郁热）。西医：慢性浅表性胃炎。

治法：疏肝清热，和胃止痛。

主方：柴胡疏肝散合芍药甘草汤、半夏泻心汤、金铃子散等加减。

方药：柴胡10g，黄芩10g，黄连6g，姜半夏10g，木香10g，砂仁10g（后下），香橼10g，川楝子10g，延胡索10g，猪苓10g，甘松10g，佛手10g，青陈皮各10g，甘草10g，炒白芍30g。7剂，水煎服，每日1剂，早晚分服。

二诊（7月7日）：服药后，胃脘胀痛减轻，余症同上。按上方加白及10g，姜竹茹30g。7剂，水煎服，每日1剂，早晚分服。

三诊（7月14日）：胃脘胀痛继续减轻，仍后背窜痛。按上方去猪苓、青陈皮，加葛根30g，羌活10g。7剂，水煎服，每日1剂，早晚分服。

四诊（7月31日）：后背窜痛明显减轻，胃脘胀痛基本消失，效不更方，继服上方巩固疗效。嘱其下次月经到来前7日，服药调整月经。方药：柴胡10g，黄芩10g，黄连6g，姜半夏10g，木香10g，砂仁10g（后下），香橼10g，川楝子10g，延胡索10g，甘松10g，佛手10g，葛根30g，羌活10g，甘草10g，炒白芍30g。30剂，水煎服，每日1剂，早晚分服。

主方方义：柴胡疏肝散、金铃子散、芍药甘草汤三方具有疏肝理气，止痛的功能。主治脘腹胸胁疼痛、嗳气等症；半夏泻心汤有和胃降逆，开结除痞之功，主治心下痞满、呕吐等症。四方合用，共奏疏肝清热，和胃止痛之功效，主治肝胃郁热型胃脘痛。

按语：该案患者胃脘疼痛日久，伴后背痛，先经心电图检查，排除心脏病变，之后虽经中西药治疗症状时轻时重。赵老据其临床症状及舌脉，辨证为肝胃郁热，方用柴胡疏肝散、芍药甘草汤等多方合用，再加理气清热和胃之品，胃脘胀痛明显减轻。后背窜痛不减，继加葛根、羌活，即取柴葛解肌汤之意，后背窜痛明显减轻。赵老常讲，中医治病不难，熟读经典，辨证准确，方药精准，病愈何难。

【**案三**】郭某某，男，43岁。2014年10月17日初诊。

主诉：间断性胃脘痛10余年。

现病史：10余年前因过量饮酒后出现胃脘痛，遂到当地医院就诊，

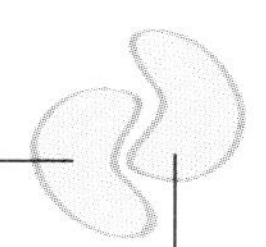

予静脉输液及口服药物（具体不详）治疗后，疼痛减轻。此后饮食稍有不慎即发胃脘痛，常服药物有“胃康灵、气滞胃痛冲剂、木香顺气丸”等，疼痛发作时，服上药可减轻。今欲彻底治疗，故慕名而来就诊。

既往史：平素易感冒，难愈，汗多。

现在症：间断性胃脘痛，腹胀，动则汗出，易感冒，畏寒，吸热饮，舌质暗淡，苔白厚，脉沉细小。

诊断：中医：①胃脘痛（脾胃虚弱）；②汗证（心脾两虚）。西医：慢性胃炎。

治法：健脾益气，温胃止痛，止汗。

主方：玉屏风散合良附丸加减。

方药：黄芪 30g，党参 10g，炒白术 15g，防风 10g，苏叶 10g，高良姜 6g，制香附 10g，木香 10g，砂仁（后下）10g，延胡索 10g，甘松 10g，浮小麦 30g，五味子 10g。7 剂，水煎服，每日 1 剂，早晚分服。

二诊（10 月 24 日）：服上药后胃痛减轻，但仍汗出，患者要求以治疗汗证为主，调整处方如下：生白芍 30g，麻黄根 10g，石榴皮 10g，五倍子 10g，生龙牡各 30g，五味子 10g，浮小麦 30g，黄芪 30g，炒白术 15g，防风 10g，炙甘草 10g。14 剂，水煎服，每日 1 剂，早晚分服。

三诊（11 月 7 日）：服上药后汗出明显减少，胃脘痛亦未发作。嘱其好好调养。方药：黄芪 30g，炒白术 15g，防风 10g，生龙牡各 30g，浮小麦 30g，苏叶 10g，砂仁（后下）10g，厚朴 10g，佛手 15g，香橼 10g。14 剂，水煎服，每日 1 剂，早晚分服。

四诊（11 月 21 日）：自述此次服药后，感觉精神好，身体有力，胃痛未发作，汗出减少，活动后出汗亦较前减经。嘱其按上方继续服用，巩固疗效。20 剂，水煎服，每日 1 剂，早晚分服。

主方方义：玉屏风散为补益剂，具有益气固表止汗之功效。主治表虚自汗证；良附丸具有温胃理气散寒的功能，主治寒凝之脘腹疼痛。加上参芪共奏健脾益气、温胃止痛、止汗之功效。

按语：该患者胃脘痛的发生，过量饮酒是其诱因。饮食伤胃，使脾胃功能受损，运化失司，邪气滞塞于胃而发胃痛。以良附丸加延胡索、甘松治之，疗效显著。在临床辨证时，还应注意其“动则汗出，易感冒”这两个症状，说明脾胃之气和卫外之气不足，故分析其病机为：内为脾气虚，外则卫气虚。治疗此类患者，赵老善用黄芪、党参。黄芪味甘性微温，归肺、脾、肝、肾经，有补气固表的功能；党参味甘性平，归脾、肺经，有补中益气、健脾益肺的功能。二药配伍，既温中又卫外，内外之虚皆补。再者方中也含参苏饮的主要成分，具有益气扶正的功效，是针对其动则汗出，易感冒的症状而设。

【案四】胡某，女，42岁。2014年8月14日初诊。

主诉：胃脘胀痛3年，加重2天。

现病史：3年前出现饥饿时胃脘疼痛，进食后可稍微缓解。因经常发生，遂到当地医院求治，胃镜示：慢性浅表性胃炎，伴肠化。肠镜示：慢性结肠炎。医生予“胃康灵、补脾益肠丸”等治疗，症状稍减，但未坚持服药，胃痛时轻时重，因近2日加重，故慕名而来就诊。

既往史：慢性浅表性胃炎，伴肠化；慢性结肠炎；子宫切除6年；失眠多年。

现在症：胃脘胀痛，口干苦，纳差，失眠，大便溏，每日2~3次。舌苔黄厚腻，中间有裂纹，脉弦滑。

诊断：中医：胃脘痛（湿热中阻）。西医：慢性浅表性胃炎；慢性结肠炎。

治法：清热祛湿，理气止痛。

主方：半夏泻心汤加味。

方药：党参10g，黄芩10g，黄连10g，姜半夏10g，木香10g，砂仁10g（后下），香橼10g，枳实10g，白术10g，延胡索10g，制乳没各10g，柴胡10g，炒山药30g，甘草10g，龙胆草3g，焦栀子10g。14剂，水煎服，每日1剂，早晚分服。

二诊（8月28日）：服上药后，胃脘痛减轻，1周后感觉基本不痛，口苦止，但感夜里口干，大便恢复正常，苔黄厚，中裂。按上方去制乳

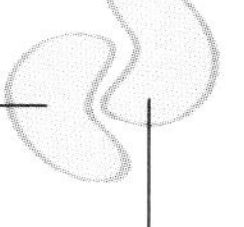

没、龙胆草。加焦三仙各10g，炒鸡内金10g。14剂，水煎服，每日1剂，早晚分服。

三诊（9月11日）：服药后自述饱食后稍感胃脘不舒，近日感双下肢困痛乏力。嘱其服药期间饮食不宜过饱，以免影响疗效。调整处方，兼治其下肢困痛。方药：党参10g，黄芩10g，黄连10g，姜半夏10g，薏苡仁30g，炒扁豆20g，茯苓30g，木香10g，砂仁6g（后下），甘草10g，忍冬藤30g，豨莶草30g。14剂，水煎服，每日1剂，早晚分服。

四诊（9月29日）：患者自述胃痛止，双下肢困痛乏力消失，睡眠仍差，余无特殊不适。按上方去忍冬藤、豨莶草，加苍术10g，黄柏10g，巩固疗效。14剂，水煎服，每日1剂，早晚分服。

主方方义：半夏泻心汤寒热平调，散结除痞。治寒热互结之痞证。对虚实夹杂之胃痞也尤为适合。

按语：胃脘痛是临床上的常见病、多发病，发病率高，赵老常说："十人九胃。"即是说明胃病的发病率高。本案例患者有胃脘痛病史3年，久治不愈且有加重之势。赵老诊断为胃脘痛湿热中阻型，用清热祛湿，理气止痛法。方中半夏辛温散结除痞，降逆止呕为君；干姜温中散寒，芩连苦寒邪热散痞为臣；又有人参、大枣甘温益气补脾，与半夏一升一降，平和适中为佐；甘草调和诸药为使。本方又加香砂、山药以顾护胃气，平稳有效。柴胡、龙胆草、栀子清泻肝胆以防伤胃。香橼、延胡索、乳没以理胃气，活瘀止痛。全方调和阴阳，苦辛并进，有调其升降、补泻兼施、照顾虚实的三大特点。

【案五】姜某某，男，26岁。2014年11月24日初诊。

主诉：胃脘胀痛4月余。

现病史：4个月前因食海鲜（虾）之后出现胃脘胀痛，次日仍不减，遂到医院就诊。经上消化道钡餐检查示：慢性反流性胃炎。胃镜示：贲门炎，贲门息肉，慢性浅表性胃炎。病理示：（贲门）慢性炎症。后经中西药物治疗，时轻时重，今求彻底治疗，慕名而来我院门诊求治。

既往史：彩超示：左侧精索静脉轻度曲张，双侧附睾头小囊肿。

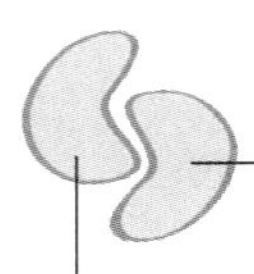

现在症：胃脘胀痛，小腹坠胀疼痛，舌苔黄乏津，舌质暗，脉细数，两寸关尺弱。

诊断：中医：胃脘痛（脾气虚弱）。西医：反流性胃炎；慢性浅表性胃炎。

治法：益气健脾，和胃止痛，降逆。

主方：四君子汤、柴胡疏肝散合金铃子散加减。

方药：黄芪 30g，炒白术 15g，猪苓 10g，厚朴 10g ，枳实 10g，木香 10g，砂仁 10g（后下），香橼 10g，姜半夏 10g，川楝子 10g ，佛手 10g，甘松 10g，甘草 10g。7 剂，每日 1 剂，水煎 400mL，早晚分服。

二诊（12 月 1 日）：自述服药后，无明显感觉。调整处方以疏肝理气为主。方药：柴胡 10g，枳实 10g，青皮 10g，陈皮 10g，炒白术 15g，木香 10g，砂仁 10g（后下），川楝子 10g，延胡索 10g，厚朴 10g，甘松 10g，佛手 10g，淡竹茹 15g，香附 10g，香橼 10g，甘草 10g。7 剂，水煎服，每日 1 剂，早晚分服。

三诊（12 月 8 日）：服药后，胃脘胀满明显减轻，仍小腹坠胀。按上方加荔枝核 10g，橘核 10g，7 剂，水煎服，每日 1 剂，早晚分服。

四诊（12 月 15 日）：患者自述胃脘胀痛，小腹疼痛基本消失，时有坠胀。调整处方，巩固疗效。方药：黄芪 30g，炒白术 15g，猪苓 10g，厚朴 10g，枳实 10g，木香 10g，砂仁 10g（后下），川楝子 10g ，荔枝核 10g，橘核 10g，佛手 10g，甘松 10g，甘草 10g。30 剂，水煎服，每日 1 剂，早晚分服。

主方方义：四君子汤益气健脾，和胃。治疗脾胃气虚证之乏力、消瘦等。柴胡疏肝散合金铃子散调和肝脾，行气止痛。金铃子散主治其小腹坠胀疼痛。三方合用共奏益气健脾、调和肝脾、行气止痛之功效。

按语：胃脘痛是临床常见病 ，一般诊断并不难，辨证的关键是病因病机的分析。本案例初诊的诊断为胃脘痛，分型是脾气虚弱，诊断依据为饮食不慎，伤及脾胃，脾虚不运，致胃滞塞不通，不通则痛。所以初诊以健脾为主遣方用药，但二诊时患者述症状并未减轻。赵老分析胃痛

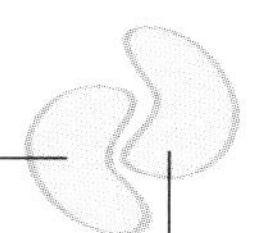

是标，脾虚是本，应“急则治其标”以止痛为先，即以滞塞不通立意，投以行气止痛药物为主治之。至患者三诊时，即感胃痛症状明显减轻。后用健脾益气为主巩固疗效。按此服用，直至痊愈。

【案六】刘某某，女，44岁。2015年6月19日初诊。

主诉：胃痛1月余。

现病史：1个月前因饮食不慎出现胃痛，自服“健胃消食片”后，疼痛减轻。次日饮食后又发胃痛，遂到医院就诊，经胃镜检查示：糜烂性胃炎。医生予“胃康灵”等药口服，疼痛减轻，但症状始终没有根除。故今慕名而来就诊，请中医治疗。

既往史：糜烂性胃炎；甲状腺结节。

现在症：胃痛，纳差，畏寒怕冷，时有忙热，自汗，舌质红，苔微黄厚腻，脉弦细小。

诊断：中医：胃脘痛（湿热阻胃）。西医：糜烂性胃炎。

治法：健脾祛湿，清热和胃止痛。

主方：参苓白术散、四君子汤、桂枝汤、芍药甘草汤加减。

方药：黄芪30g，党参10g，苍白术各10g，茯苓30g，砂仁10g（后下），白蔻仁10g，黄芩10g，黄连6g，生白芍30g，桂枝3g，白扁豆10g，甘草10g，浮小麦10g，生姜10g。7剂，每日1剂，水煎400mL，早晚分服。

二诊（6月26日）：服上药后胃脘痛稍减，余症同上，按上方加防风10g，延胡索10g，甘松10g，7剂，水煎服，每日1剂，早晚分服。

三诊（7月3日）：服药后诸症均减，尤以胃痛减轻明显，按上方加白及10g。7剂，水煎服，每日1剂，早晚分服。

四诊（7月10日）：患者自述服药后时有轻微胃痛，疼痛发作频率明显减少，余无特殊不适。调整中药处方，巩固疗效。方药：黄芪30g，党参10g，苍白术各10g，猪苓10g，砂仁10g（后下），白蔻仁10g，姜半夏10g，生白芍30g，甘松10g，白及10g，甘草10g。14剂，每日1剂，水煎400mL，早晚分服。

主方方义：参苓白术散、四君子汤健脾益气，和胃渗湿；桂枝汤调和营卫；芍药甘草汤调和肝脾，止痛。四方共奏健脾祛湿，清热，和胃止痛之功效。

按语：胃脘痛是临床常见病、多发病，有易治易复发的特点，且与饮食、情志有密切的关系。该患者出现胃痛时间虽短，但从胃镜检查结果来看，病程应该很久。观其症状，有畏寒怕冷，还时有怕热，自汗，赵老将该案患者辨证为虚实寒热错杂而引起的胃痛。治疗上以健脾祛湿和胃，止痛为主，同时用桂枝、白芍调和营卫。方中包含有参苓白术散、四君子汤、桂枝汤、芍药甘草汤诸方之意，多方合用使疼痛程度明显减轻，发作频率明显减少，症状得减。赵老讲临床治病，首先要辨证准确，再者熟悉药性也至关重要。特别是相近药物功能的区别运用，不得不知。如本方中的白豆蔻，与其相近的还有草豆蔻、肉豆蔻、红豆蔻。红豆蔻味辛辣，具有燥湿散寒，醒脾消食之功；草豆蔻味辛，微苦，有燥湿健脾，温胃止呕的功效；肉豆蔻味辛，有温中行气、涩肠止泻的功效；而本方中的白豆蔻味辛凉，具有化湿消痞、开胃消食、行气之功。

【案七】龙某某，男，38岁。2014年1月10日初诊。

主诉：胃脘不适、隐痛两月余。

现病史：两个月前，因感冒到当地一诊所就诊，医生予其消炎药、治感冒药物（具体不详）后，感冒治愈但感觉胃脘隐痛、不适，多日不消，遂到省医院治疗。胃镜提示：慢性浅表性胃炎，予“胃康灵”等药口服，症状减轻，未坚持治疗。因胃脘痛已影响生活，今欲彻底治疗，故慕名而来就诊。

既往史：平素烟酒无度。

现在症：胃脘隐痛，不适，心慌，胸闷，大便干，每日2次，舌质淡，体胖，苔白厚，脉沉细。

诊断：中医：胃脘痛（心脾气虚、胃气不畅）。西医：慢性浅表性胃炎。

治法：健脾益气，和胃止痛。

主方：四君子汤合生脉散加味。

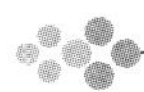

方药：党参 10g，炒苍白术各 10g，茯苓 30g，砂仁（后下）10g，炒山药 30g，五味子 10g，天麦冬各 10g，柏枣仁各 10g，炒鸡内金 10g，焦三仙各 15g，炙甘草 10g，龙眼肉 30g。7 剂，水煎服，每日 1 剂，早晚分服。

二诊（1 月 17 日）：服上药后，胃脘隐痛，不适稍微减轻，感觉右侧胸胁舒适，大便每日 1 次，易解。按上方去苍白术、炒鸡内金、焦三仙、龙眼肉加川楝子 10g，延胡索 10g，木香 10g。7 剂，水煎服，每日 1 剂，早晚分服。

三诊（1 月 24 日）：服药后现在感觉胃脘隐痛和不舒的症状基本消失，心慌大减。调整方药，巩固疗效。方药：健脾养心，巩固疗效。黄芪 30g，党参 10g，炒白术 10g，猪苓 10g，当归 10g，龙眼肉 10g，煨肉豆蔻 10g，柏枣仁各 10g，天麦冬各 10g，五味子 10g，炙甘草 10g，姜枣引。14 剂，水煎服，每日 1 剂，早晚分服。

主方方义：四君子汤益气健脾，主治脾胃气虚之证。生脉散益气养阴，治疗气阴两虚的心慌、胸闷等症。两方合用共奏健脾益气、和胃止痛之功效。

按语：本案是服抗炎、抗感冒之剂后引起的脾胃受损，患者服药是不内外因，但其脾胃虚弱是其内因，正所谓："正气存内，邪不可干；邪之所凑，其气必虚。"胃脘痛的发病机制大致有外邪犯胃、饮食不节、情志所伤、素体脾虚或其他，基本病机为脾胃失和，气机不利，"不通则痛"，以及胃失濡养、温煦，"不荣则痛"。其早期多为实证，后期多为虚实夹杂。但其病机常有转化，如寒热转化、气血转化、虚实转化等。本案在治疗方面，前 7 剂赵老用药以治虚为主，但胃脘隐痛，不适减轻不明显。详辨之，气虚则有滞，根据赵老的"脾虚胃滞"的理论，用化滞益胃汤治之。随加用理胃气之品，7 剂后即有明显疗效。此案的治疗过程说明辨证不但要准确，还应了解病机的变化、疾病的走势，把握全局，临战才能胜利。

【**案八**】秦某某，女，80 岁。2014 年 6 月 2 日初诊。

主诉：胃脘胀痛、纳差2年余，加重半个月。

现病史：平素性情急躁，易怒，2年前因生气后出现胃脘胀痛，继之出现纳差、食少，遂到当地诊所治疗，予“木香顺气丸，保和丸”口服后，上症减轻。但此后，每遇情绪波动，或多食即发上症，服药后则能缓解。半个月前因与子女生气，出现胃脘胀痛，纳差，服药后症状不减，故慕名而来就诊。

既往史：有腰椎间盘病史。

现在症：胃脘胀痛，纳差，口干，大便干，时有腰痛，上肢疼痛，脐周疼痛，舌质暗，苔微黄厚腻，脉弦细。

诊断：中医：胃脘痛（肝胃不和）。西医：胃神经官能症。

治法：疏肝健脾，理气和胃止痛。

主方：柴胡疏肝散加减。

方药：柴胡10g，炒白芍20g，川芎10g，川楝子10g，延胡索10g，黄芩10g，黄连6g，砂仁10g（后下），枳实10g，焦三仙各10g，炒卜子10g，炒大白10g，陈皮10g，甘草6g。7剂，水煎服，每日1剂，早晚分服。

二诊（6月9日）：服药后食欲大增，余症均减轻，现腰痛、上肢疼痛，按上方加桑枝30g，炒杜仲10g 。7剂，水煎服，每日1剂，早晚分服。

三诊（6月16日）：胃脘胀痛减轻，上肢部胀痛减轻，仍脐部疼痛。按上方去黄芩、黄连，加制香附10g，炒蒲黄10g，香橼10g。7剂，水煎服，每日1剂，早晚分服。

四诊（6月23日）：服上药后，胃脘胀痛基本消失，脐周疼痛减轻，上肢疼痛未发作。按上方去炒卜子。7剂，水煎服，每日1剂，早晚分服。

五诊（6月30日）：脐周痛减轻，饮食基本正常，余症基本消失。下一步治疗以健脾益气为主，佐以消食导滞，以香砂六君子等巩固疗效。党参10g，炒苍白术各10g，茯苓20g，木香10g，砂仁（后下）6g，香橼10g，姜半夏10g，陈皮10g，焦三仙各10g，厚朴10g，枳实6g，炙甘草10g。14剂，水煎服，每日1剂，早晚分服。

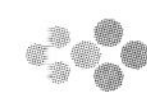

主方方义：柴胡疏肝散疏肝解郁，行气止痛。方中枳壳改用枳实，二者同为宽中理气，枳壳缓而枳实速也，且调理中气能提高免疫力。

按语：该案例是一老年胃脘痛患者，病因十分明显，为生气后而发病，并且有多次类似发病过程。其病机为肝气犯胃，脾胃功能受损，运化失司，升降失和而引起一系列病变。在临床治疗胃脘痛时，应首先从三个方面辨证即辨寒热，辨虚实，辨气血。纵观本案的发病及治疗过程，虽病程较长，屡发屡治，但均有效。此次加重半个月，服药无效，说明病情有了进一步发展，治疗上应予重视。赵老用柴胡疏肝散加消食导滞之品有效。再者还应注意到气滞日久，入络生瘀，出现腰背疼痛等症的问题，故用桑枝、蒲黄等活瘀通络之品，解决疼痛问题，最后以健脾益气理气消食健胃巩固疗效。

【案九】申某某，女，60岁。2014年8月4日初诊。

主诉：间断性胃脘隐痛10余年。

现病史：10年前因胃脘部疼痛而到医院治疗，胃镜提示：胃下垂。经中西药治疗，疼痛减轻，但此后每遇饮食不慎，即发胃痛。平时常服“吗丁啉”，以缓解疼痛。至2周前出现恶心、烧心，到社区医院治疗，予“奥美拉唑”口服，症状减轻，今欲服中药治疗，故慕名而来。

既往史：胃下垂。

现在症：胃脘隐痛，恶心，烧心，纳差，乏力，便溏，舌质暗红，苔黄厚腻，脉细小。

诊断：中医：胃脘痛（脾虚湿阻）。西医：胃下垂。

治法：燥湿健脾，和胃止痛。

主方：二妙散、二陈汤、瓦甘散、乌贝散加减。

方药：炒苍术10g，炒黄柏10g，吴茱萸10g，厚朴10g，陈皮10g，香橼10g，姜半夏10g，炒山药30g，茯苓20g，木香10g，砂仁（后下）10g，煅瓦楞子30g，乌贼骨30g，甘草10g。7剂，水煎服，每日1剂。

二诊（8月11日）：服药后，烧心症状减轻，胃脘部舒适无痛，仍有恶心，按上方加姜竹茹30g，芦根30g。7剂，水煎服，每日1剂，早晚分服。

三诊（8 月 18 日）：服药后，胃痛、烧心停止，食欲增加，恶心明显减轻。按上方去煅瓦楞子，加黄芪 10g，升麻 10g。7 剂，水煎服，每日 1 剂，早晚分服。

四诊（8 月 25 日）：自述目前已无特殊不适，继续服药巩固疗效。调整处方以健脾、升举阳气为主。方药：黄芪 20g，炒苍白术各 10g，猪苓 10g，升麻 10g，葛根 10g，柴胡 10g，陈皮 10g，香橼 10g，炒山药 30g，佛手 10g，砂仁（后下）10g，甘草 10g。 20 剂，水煎服，每日 1 剂，早晚分服。

主方方义：二妙散、二陈汤具有燥湿健脾，理气和胃之功效，主治脘腹胀满、纳差、困乏懒动等症；瓦甘散、乌贝散抑酸制酸，主治烧心、泛酸等症。四方合用共奏燥湿健脾、和胃止痛之功效。

按语：胃脘痛是临床常见病、多发病，该案的胃痛是胃下垂引起的。患者病史久，病程长，发作比较频繁，但每次发作多与饮食有关系。综合舌脉症，赵老辨证为脾虚湿阻。治以燥湿健脾，和胃止痛。方用二陈汤合二妙散加味，第四诊时症状已基本消失，故改用升举阳气、健脾之品，巩固疗效，以治其本。对于胃下垂的治疗，中药有其独特的疗效。治疗前后可以用检查来对比，看其下垂的厘米数值，以判断药物的疗效。临床治疗该病，赵老多采用先祛邪，后扶正的原则，也有邪去正自复之意。但总以健脾益气、升举阳气为主。

【案十】申某某，男，27 岁。2015 年 1 月 16 日初诊。

主诉：胃痛，纳差 3 年。

现病史：3 年前因饮食不慎出现胃脘部胀痛，此后经常发生，多在饥饿时出现，时轻时重，伴有烧心，泛酸。遂到省医院求治，经检查确诊为“胃及十二指肠溃疡”；因时常有心慌、胸闷，心电图示：T 波改变。予抑酸剂及“胃康灵”口服，疼痛稍减轻。之后疼痛反复发作，今经人介绍慕名而来就诊。

现在症：胃脘部胀痛，纳差，心慌，胸闷，眠差，大便每日 2 次，

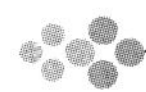

舌质暗红，苔白厚，脉沉细。

诊断：中医：胃脘痛（食滞气滞）。西医：胃及十二指肠溃疡。

治法：理气止痛，消食导滞。

主方：芍药甘草汤、瓦甘散合失笑散加理气止痛之品。

方药：炒白芍30g，当归15g，木香10g，炒槟榔10g，柏枣仁各20g，茯神30g，远志10g，炒蒲黄10g，白及10g，延胡索10g，川楝子10g，煅瓦楞子30g，醋五灵脂10g，甘草10g，三七粉3g（冲服）。7剂，水煎服，每日1剂，早晚分服。

二诊（1月23日）：服药后，胃脘痛减轻，余症同上，按上方去柏枣仁，加太子参30g，黄芪10g，五味子10g。7剂，水煎服，每日1剂，早晚分服。

三诊（1月30日）：服药后，胸闷、心悸减轻，胃脘痛继减，按上方去川楝子。7剂，水煎服，每日1剂，早晚分服。

四诊（2月6日）：服上药后唯大便稍溏，余症基本消失。调整处方，巩固疗效：炒白术10g，太子参15g，佛手10g，甘松10g，木香10g，炒槟榔10g，柏枣仁各20g，茯神30g，远志10g，炒蒲黄10g，延胡索10g，白及10g，甘草10g。7剂，水煎服，每日1剂，早晚分服。

主方方义：芍药甘草汤合失笑散有理气止痛的功能，治疗脘腹疼痛等症。加延胡索、木香、槟榔加强理气止痛之功。瓦甘散抑酸制酸，主治烧心、泛酸等症。三方共奏理气止痛、消食导滞之功效。

按语：胃及十二指肠溃疡是一种常见病、多发病，它的发生和胃酸分泌过多有关。中医认为其饮食不慎损伤脾胃，胃中气机不利，气滞日久，则血脉凝涩，瘀血内结，故疼痛多发且难愈。再者肝气郁结，久郁化火，火邪又可伤阴，也可使胃痛加重或缠绵难愈。赵老先以理气止痛，消食导滞，继以健脾和胃，标本兼治，疼痛得愈。赵老治疗溃疡性疾病，在辨证的基础上，临床常用的药物有白及、三七粉、炒蒲黄、醋五灵脂等，这些药物有生肌止痛的功能，屡治屡效。该病的治疗尚需患者自身饮食的配合，忌煎炸、烟熏食物，不吃刺激性大的食物，如生葱、生蒜、

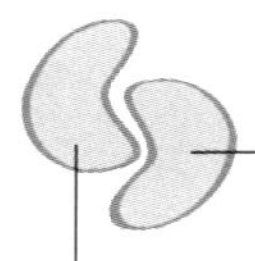

咖啡、酒、浓茶等。应进食有营养、易消化之品如豆浆、奶、鸡蛋、豆制品、新鲜蔬菜等。

【案十一】孙某某，男，68岁。2014年12月5日初诊。

主诉：间断性胃痛、小腹痛6年。

现病史：2008年晨起时感小腹痛，以后逐步发展到胃痛、满腹痛，呈走窜感，遂到某医院就诊，诊断为“肠胀气”，予“吗丁啉”等药物服用，疼痛减轻。此后经常出现胃痛、小腹痛，也曾服中药汤剂治疗，效果不明显。后又到省医院求治，经胃镜检查提示：慢性浅表性胃炎。给予胃康灵等口服，亦有效，但疼痛始终未消除。今欲彻底治疗，故慕名而来就诊。

既往史：糖尿病（注射胰岛素）；浅表性胃炎；干眼症；高血压病。

现在症：胃痛，小腹痛，呈走窜感，大便溏，食凉后易发作，双眼干涩，神疲乏力。舌质暗，苔白厚，脉沉弦。

诊断：中医：胃脘痛（脾胃气虚）。西医：慢性浅表性胃炎。

治法：健脾益气，和胃止痛。

主方：香砂六君子汤合金铃子散、芍药甘草汤加减。

方药：党参10g，炒白术15g，茯苓30g，生山药30g，木香10g，砂仁（后下）10g，当归10g，川芎10g，赤芍15g，炒蒲黄10g，延胡索10g，香橼10g，姜半夏10g，甘松10g。甘草6g。7剂，水煎服，每日1剂，早晚分服。

二诊（12月12日）：服药后疼痛不减，腹痛白天轻，夜晚重，饭前痛重。黄芪30g，党参10g，炒白术15g，炒山药30g，白及10g，木香10g，砂仁（后下）10g，枳实10g，香橼10g，炒蒲黄10g，川楝子10g，延胡索10g，三七粉3g（冲），炒白芍30g，甘草10g，甘松10g，佛手10g。7剂，水煎服，每日1剂，早晚分服。

三诊（12月19日）：服药后胃脘痛、腹痛稍减，但减轻不明显。调整处方，以理气为主：柴胡10g，炒白术10g，厚朴10g，枳实10g，木香10g，砂仁10g（后下），炒醋五灵脂6g，甘松10g，佛手10g，川楝子

10g，延胡索 10g，茯苓 30g，香橼 10g，甘草 10g。7 剂，水煎服，每日 1 剂。早晚分服。

四诊（12 月 26 日）：自述此次服药后胃脘痛及小腹痛明显减轻，但仍有不舒感，按上方去醋灵脂。14 剂，水煎服，每日 1 剂。早晚分服。

五诊（2015 年 1 月 9 日）：服上药后，胃痛、腹痛未再发生，眼睛干涩明显好转。柴胡 10g，炒白术 10g，小茴香 6g，枳实 10g，木香 10g，川芎 10g，甘松 10g，佛手 10g，川楝子 10g，延胡索 10g，补骨脂 10g，五味子 10g，白芍 10g，甘草 10g。7 剂，水煎服，每日 1 剂。早晚分服。

主方方义：香砂六君子汤具有益气健脾，和胃之功，金铃子散具有疏肝止痛的功效。芍药甘草汤有健脾益气、缓急止痛的功能。三方合用共奏健脾益气、和胃止痛之功效。

按语：患者年事已高，病程较长，多种疾病，病情复杂。针对此类患者要抓住主症，即胃痛、腹痛。初诊以健脾益气为主，效差，继之赵老以窜痛为依据，急则治标，改用疏肝理气为主，胃痛、腹痛明显减轻。久痛入络，故方中加用川芎、延胡索活瘀止痛；据便溏、恐凉食之症状加补骨脂、小茴香以止泻、散寒止痛。

【案十二】闻某某，女，40 岁。2014 年 10 月 10 日初诊。

主诉：脘腹胀满、隐痛 4 年余。

现病史：平素生活不规律，先出现胃脘不适，继之感脘腹胀满，隐痛，遂到省医院求治，胃镜提示：HP（+），未发现其他病变。经服西药治疗，复查仍为阳性，症状稍减轻，感觉未彻底治疗，故欲寻中医治疗，今来我门诊就诊。

现在症：脘腹胀满，隐痛，时有咳嗽，有痰，咽痒，大便干，每日 1 次，舌质紫暗，苔白腻，脉弦细。

诊断：中医：胃脘痛（湿阻脾胃）。西医：幽门螺杆菌感染性胃炎。

治法：祛湿健脾，和胃止痛。

主方：参苓白术散加减。

方药：党参 10g，柴胡 10g，黄芩 10g，当归 10g，炒白芍 30g，炒白术 30g，茯苓 30g，薏苡仁 30g，香橼 10g，佛手 10g，甘松 10g，木香 10g，砂仁（后下）10g，白豆蔻 10g，甘草 10g。7 剂，水煎服，每日 1 剂，早晚分服。

二诊（10 月 17 日）：服药后，胃脘痛明显减轻，余症同上，按上方加桔梗 10g，延胡索 10g。7 剂，水煎服，每日 1 剂，早晚分服。

三诊（10 月 24 日）：服药后，诸症续减，仍感胸胁胀满，按上方加姜半夏 10g，厚朴 10g。7 剂，水煎服，每日 1 剂，早晚分服。

四诊（10 月 31 日）：自述诸症基本消失，仍时有咳嗽，按上方去白豆蔻、白芍、薏苡仁，加炙紫菀 10g。7 剂，水煎服，每日 1 剂，早晚分服。

主方方义：参苓白术散具有健脾益气，和胃渗湿之功效，主治脾胃气虚挟湿证。加甘松、延胡索共奏祛湿健脾、和胃止痛之功。

按语：胃脘痛是临床常见病，该患者是单纯的幽门螺杆菌阳性，经杀菌治疗后，效果不理想，故寻中医治疗。平素生活不规律，饮食不节，致脾胃虚弱，升降失司，水谷不能消化，停积中脘，凝结壅闭而痛。赵医师用参苓白术散为主加减治疗，诸症得消。

【案十三】张某，男，19 岁。2014 年 12 月 31 日初诊。

主诉：胃脘胀痛 1 年余。

现病史：由于工作性质的关系，平时饮食不规律。1 年前无明显原因出现胃脘胀痛，早晨为甚。一段时间早晨 6~7 时发作，大便后稍有缓解，排出有不消化之物。曾到省医院就诊，胃镜检查显示：慢性浅表性胃炎，肠镜检查未发现异常。给予胃康灵、温胃舒等药物治疗，症状稍有减轻，但不能根除。今慕名而来寻中医治疗。

既往史：过度手淫 5 年；有饮食不节习惯。

现在症：胃脘胀痛，大便后减轻，乏力，畏寒，早泄，记忆力减退，失眠多梦，舌质暗红，苔白，脉细数。

诊断：中医：胃脘痛（脾肾气虚）。西医：慢性浅表性胃炎。

治法：健脾固肾，理气止痛。

主方：以香砂六君子、良附丸、水陆二仙丹组合。

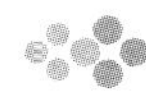

方药：党参10g，炒白术10g，茯苓20g，木香10g，砂仁（后下）10g，紫苏叶10g，高良姜10g，制香附10g，香橼10g，姜半夏10g，炒枣仁20g，五味子10g，炒白芍30g，金樱子15g，芡实15g，甘草10g。7剂，水煎服，每日1剂，早晚温服。

二诊（1月7日）：服上药后，晨起胃脘胀痛减轻，睡眠好转，余症同上。按上方加柴胡10g，郁金10g，佛手10g。7剂，水煎服，每日1剂，早晚温服。

三诊（1月14日）：服药后胃脘痛续减，仍有早泄、畏寒，按上方加金樱子30g，锁阳10g。7剂，水煎服，每日1剂，早晚温服。

四诊（1月21日）：服药后胃脘胀痛基本消失，偶有发作，畏寒、早泄减轻。调整方子，在理气止痛的基础上，加强补肾功能，巩固疗效。方药：炒白术10g，党参10g，枳实10g，木香10g，砂仁（后下）10g，香附10g，柴胡10g，郁金10g，青陈皮各10g，甘草10g，炒山药30g，补骨脂10g，金樱子30g，锁阳10g。7剂，水煎服，每日1剂，早晚温服。

主方方义：方内香砂六君子汤益气化痰，行气温中，治脾胃气虚，痰阻气滞。良附丸行气疏肝，祛寒止痛。水陆二仙丹补肾涩精。三方组合一方寓多方，健脾和胃，理气止痛，又固肾气。故对脾肾气虚之疾病均能奏效。

按语：该患者系青年人，本应朝气蓬勃，健康快乐，但由于饮食不规律，加之手淫多年，心理紊乱，致使脏腑功能失调，临床出现一系列脾肾气虚症状。胃脘痛临床常见证型：肝胃不和，脾胃湿热，脾胃虚寒，瘀血停滞。该患者有脾胃气虚，还有肾气虚，临床表现有畏寒等虚寒症状，辨为脾肾气虚。故先期用参苓白术散、良附丸加减治疗，胃脘胀痛基本消失。后期增加补肾之品，脾肾同治，既巩固治胃成果，又兼顾早泄等肾虚表现。方中苏叶发散风寒，配人参温中固表。

【案十四】赵某，男，39岁。2014年9月5日初诊。

主诉：间断性胃脘痛8年，加重1月余。

现病史：8年前因饮食不慎出现慢性胃痛，症状时轻时重，遂到医院就诊，经胃镜检查示：①贲门炎；②慢性萎缩性胃炎；③十二指肠球部息肉。曾服胃康灵胶囊、猴菇菌片、养胃冲剂等药，也曾服中药汤剂治疗，但胃痛始终未除。近1个月来，因工作劳累，加之饮食不规律，胃痛加重，故慕名而来就诊。

既往史：胃镜示：①贲门炎；②慢性萎缩性胃炎；③十二指肠球部息肉。病理：①（胃窦）慢性萎缩性胃炎（非肠化型）；②（十二指肠球部）黏膜慢性炎症。肝肾功：尿酸为400μmol/L，三酰甘油为5.66mol/L。B超示：①肝内脂肪沉积；②胆囊多发息肉。

现在症：胃痛，纳差，神疲乏力，口黏，懒动，舌质暗红，苔白厚，脉弦细。

诊断：中医：胃脘痛（脾虚湿阻）。西医：①慢性萎缩性胃炎；②贲门炎。

治法：健脾祛湿，和胃止痛。

主方：参苓白术散加减。

方药：党参10g，苍术10g，炒白术15g，猪苓20g，薏苡仁30g，木香10g，砂仁10g（后下），香橼10g，姜半夏10g，炒内金10g，焦三仙各10g，炒槟榔10g，炒白芍30g，甘草6g。7剂，日1剂，水煎400mL，早中晚分服。

二诊（9月12日）：服药后胃脘痛明显减轻，余症同前。按上方去焦三仙，加甘松10g。7剂，水煎服，每日1剂，早中晚分服。

三诊（9月19日）：服药后胃痛继续减轻，口黏亦减，食欲增加，按上方加仙鹤草10g。7剂，水煎服，每日1剂，早中晚分服。

四诊（9月26日）：此次服药后胃痛止，食欲基本正常，精神好，力增。调整处方，巩固疗效：党参10g，炒白术15g，猪苓20g，薏苡仁30g，木香10g，砂仁10g（后下），香橼10g，姜半夏10g，炒大白10g，炒白芍30g，补骨脂10g，甘草6g。30剂，每日1剂，水煎服400mL，早中晚分服。

主方方义：详见按语。

按语：胃脘痛是一种常见病、多发病。从检查结果来看，该患者有多种器质性病变，病史较长，病情复杂，病变主要以胃为主。诊断为胃脘痛，辨证为脾虚湿阻，主方为参苓白术散加减。方中党参、白术为主药，用木香、甘松、香橼理胃气、止痛，苍术、薏苡仁、猪苓化湿祛湿，炒槟榔也是赵老临床常用的药物，它有杀虫、破积、下气、行水的功能，在此炒用能消食，主要取其治疗食滞的作用。现代药理学研究表明，槟榔有促进胆汁排出、泻下、利尿、降血压、抗癌及使胃肠平滑肌张力增高，增强胃蠕动的作用。在三诊中加仙鹤草不仅止血又能补虚。

【案十五】赵某某，男，36岁。2015年6月2日初诊。

主诉：胃脘及左腹疼痛伴便溏3年。

现病史：3年前因胃脘痛到省医就诊，胃镜检查示：陈旧出血性胃窦炎，胆汁反流性胃炎。彩超示：左肾囊肿，肝实质回声增粗，胆囊壁毛糙；副脾。肝功能提示：转氨酶升高（具体不详）。曾服胃康灵、补脾益肠丸等，症状时轻时重，今慕名而来就诊。

现在症：胃脘部胀痛，左下腹胀痛，晨起腹泻，每日3次。舌质暗淡苔白，脉沉细小。

诊断：中医：胃脘痛（脾虚胃滞）。西医：胆汁反流性胃炎。

治法：健脾益胃，化滞止痛。

主方：参苓白术散、芍药甘草汤、枳术丸加减。

方药：党参10g，苍白术各10g，枳实10g，木香10g，砂仁6g（后下），炒大白10g，炒大黄3g，焦三仙各10g，炒内金10g，炒山药30g，香橼10g，甘松10g，炒白芍30g，甘草10g。7剂，每日1剂，水煎400mL，早晚分服。

二诊（6月9日）：患者自述服前两剂药后腹痛减轻，后因饮食不当，又感胃脘胀满。按上方去炒大黄、甘松，加补骨脂10g，五味子10g。7剂，水煎服，每日1剂，早晚分服。

三诊（6月16日）：服药后胃脘疼痛胀满减轻，腹泻亦减。调整处方，加重健脾温胃之品。方药：黄芪30g，党参10g，炒白术15g，猪苓

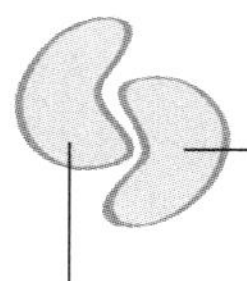

10g，木香 10g，砂仁 6g（后下），白蔻仁 10g，香橼 10g，姜半夏 10g，焦三仙各 10g，炒内金 10g，防风 10g，荆芥 10g，甘草 10g，大枣 10g，生姜 3 片。7 剂，水煎服，每日 1 剂，早晚分服。

四诊（6 月 23 日）：服药后诸症继续减轻，时有左腹疼痛，按上方加延胡索 10g。7 剂，水煎服，每日 1 剂，早晚分服。

五诊：服上药后，胃脘疼痛基本消失，饮食不慎后，仍有发作，调整处方，巩固疗效：黄芪 30g，党参 10g，炒白术 15g，猪苓 10g，木香 10g，砂仁 6g（后下），白蔻仁 10g，香橼 10g，焦三仙各 10g，炒鸡内金 10g，延胡索 10g，补骨脂 10g，甘草 10g。20 剂，水煎服，每日 1 剂，早晚分服。

主方方义：参苓白术散益气健脾，渗湿和胃，主治脾胃气虚之脘腹胀满等；芍药甘草汤缓急止痛，主治脘腹疼痛等症；枳术丸具有理气止痛之功。三方合用共奏健脾益胃，化滞止痛之功效。

按语：该案例为胃肠同病的患者，病程较长，从患者的述说中得知，从发病到现在，未进行过系统的治疗。从临床表现来看，赵老辨证为脾虚胃滞，治以健脾益胃，化滞止痛，以参苓白术散、芍药甘草汤、枳术丸加减。胃肠疾病的治疗，赵老经常强调患者饮食配合的问题，在治疗期间一定要嘱咐患者饮食对于治疗的重要性。而该患者即是治疗期间没有控制饮食，使病情多次反复，给治疗带来困难，临床上不可不知。

【案十六】朱某某，男，70 岁。2014 年 10 月 10 日初诊。

主诉：纳差，腹胀，便秘 1 年余。

现病史：2012 年 9 月饭后感觉胃脘部疼痛，自服“吗丁啉”后稍有缓解。此后多次发生，且有时疼痛难忍，服药也不能缓解，遂到医院求治，胃镜及病理确诊为胃癌。随即行胃癌切除术，1 个月后出院。出院后胃脘痛未再出现，但感纳差，腹胀，便秘，曾服中药汤剂及吗丁啉等治疗，时轻时重。今经人推荐慕名而来就诊。

既往史：B 超示肝肾囊肿，胆囊结石。

现在症：纳差，腹胀，时有胃脘及腹部胀痛，便秘，无矢气，乏力，

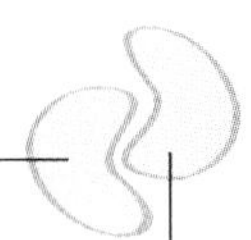

精神差。舌质暗淡，苔白厚，脉沉细无力。

诊断：中医：胃脘痛（脾虚胃滞）。西医：胃癌术后综合征。

治法：健脾和胃，止痛抗癌。

主方：参苓白术散、玉屏风散、四君子汤合枳术丸加减。

方药：黄芪 20g，西洋参 10g，炒白术 10g，茯苓 20g，防风 10g，白花蛇舌草 30g，蚤休 10g ，半枝莲 10g，佛手 10g，砂仁（后下）10g，苏梗 10g，藿梗 10g，枳实 10g，柴胡 10g ，炒莱菔子 15g，甘草 10g 。14 剂，水煎服，每日 1 剂，早晚分服。

二诊（10 月 24 日）：服上药后，精神好转，食欲稍增，时有矢气，仍腹胀。按上方去蚤休、半枝莲，加厚朴 10g。7 剂，水煎服，每日 1 剂，早晚分服。

三诊（10 月 31 日）：服药后诸症继续减轻，按上方去柴胡、茯苓，加香橼 10g，猪苓 10g。7 剂，水煎服，每日 1 剂，早晚分服。

三诊（11 月 7 日）：自述腹胀、胃脘痛明显减轻，食欲增加。调整处方，巩固疗效。黄芪 20g，西洋参 10g，炒白术 10g，茯苓 20g，防风 10g，白花蛇舌草 30g，砂仁（后下）10g，苏梗 10g，藿梗 10g，佛手 10g，厚朴 10g，柴胡 10g，升麻 10g，炒莱菔子 15g，甘草 10g 。14 剂，水煎服，每日 1 剂，早晚分服。

主方方义：参苓白术散、四君子汤均有益气健脾和胃之功；玉屏风散益气固表卫外；枳术丸健脾消痞，主治脾胃虚弱、饮食停滞引起的脘腹胀满、不思饮食等症。加白花蛇舌草、蚤休、半枝莲等抗癌之剂，四方合用共奏健脾和胃，止痛抗癌之功。

按语：该案是胃术后并发症，术后经常出现神疲乏力，纳差，胃脘不适或疼痛，大便不正常，或干，或溏，畏寒怕冷等。属中医“虚劳”范畴，该患者表现不同的是，虚中有实，而大多患者胃术后并发症是以一派虚证为主。赵老辨证为脾虚胃滞，在健脾的基础上，加用枳实、厚朴、佛手等理胃气之品。理气药物尽量不用破气之品，以免损伤胃气，但治疗总以人参、黄芪为主，卫外温内，则诸症得消。

【案十七】郭某，男，30岁。2015年1月12日初诊。

主诉：胃脘胀痛3月余。

现病史：胃脘胀痛，口臭，大便稀，每日2~3次，2014年9月底胃镜示：慢性浅表性胃炎，HP（+），服用三联抗HP后无效，半个月前服用中药10余剂，无缓解，自觉胃痛加重，纳可，多梦。

现在症：胃脘胀痛，口臭，咽痛，形体偏瘦，怕冷，乏力，大便稀，每日2~3次。舌质红，苔白，脉弦滑。

诊断：中医：胃脘痛（肝胃不和）。西医：慢性浅表性胃炎。

治法：疏肝和胃，健脾益气，固卫。

主方：柴胡疏肝散、四君子汤、玉屏风散合枳术丸加减。

方药：柴胡10g，炒白术15g，厚朴10g，枳实10g，木香10g，砂仁10g（后下），姜半夏10g，香橼10g，甘松10g，甘草10g，黄芩10g，焦三仙各10g。7剂，水煎服，每日1剂，早晚分服。

二诊（1月19日）：服上方后胃痛、胀缓解，怕冷减轻，大便不成形，每日2次，腹中常鸣，如有水状，大便前有坠胀感，大便后腹中鸣响可减轻，多梦，口干、口黏，舌尖红起刺，苔薄白，脉弦滑，口咽微痛。上方加冬凌草30g，桔梗10g。7剂，水煎服，每日1剂，早晚分服。

三诊（1月26日）：胃胀痛、口臭基本消失，咽痛减轻，进食不慎易腹泻。药已效，继服7剂巩固，日后注意忌辛辣寒凉煎炸热烫，多食粥糜。胃病易愈易犯，日常调护很重要。黄芪30g，党参10g，炒白术15g，防风10g，柴胡10g，猪苓20g，葛根20g，升麻10g，木香10g，炒山药30g，砂仁10g，甘草10g，姜半夏10g，甘草10g。14剂，水煎服，每日1剂，早晚分服。

主方方义：柴胡疏肝散具有疏肝理气的功能，先期用之，治疗胃脘胀痛；枳术丸消食导滞，治疗口臭；后用四君子汤合玉屏风散健脾益气固卫，治疗形体偏瘦，怕冷，大便稀。四方合用共奏疏肝和胃，健脾益气，固卫之功。

按语：胃脘痛是一种常见病、多发病。治疗时，先治胃脘胀痛、口

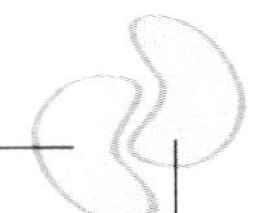

臭，好转之后，说明脾胃运化功能已经重建。患者平素是脾胃虚弱之体质，有消瘦、乏力、大便稀溏等佐证。赵老说临证时急则治其标，脾胃功能失常时，先予调和肝脾，疏肝健脾理气和胃，助消化；脾胃功能基本恢复正常后，缓则治其本，因此三诊予调整处方，以健脾养胃补气为主，此方可作为巩固方服用14剂，愈后注意日常调护，不必长期服药。

五、痞满

【案一】黄某某，男，35岁。2014年9月12日初诊。

主诉：胃脘胀满、嗳气3年。

现病史：因为工作性质，吃饭不规律，饥饱无常。3年前感觉胃脘胀满，嗳气，饭后加重，遂到当地医院求治，经胃镜检查示：浅表性胃炎、充血。给予胃康灵、保和丸等药治疗，胃脘胀满减轻。此后症状时轻时重，也未进行系统治疗。今欲彻底治疗，经人推荐，故慕名而来就诊。

现在症：胃部胀满，嗳气，大便溏，每日2次。舌质暗，苔白，脉沉细，左关大。

诊断：中医：痞满（脾虚胃滞）。西医：浅表性胃炎。

治法：健脾益气，化滞。

主方：参芪合化滞益胃汤加减。

方药：黄芪30g，党参15g，炒白术15g，猪苓20g，防风10g，木香10g，砂仁（后下）10g，陈皮10g，姜半夏10g，枳实10g，厚朴10g，香橼10g，甘草10g，苏梗10g，生姜3片为引。7剂，水煎服，每日1剂，早晚分服。

二诊（9月19日）：服药后，胃脘胀满、嗳气明显减轻，余症同前。按上方去甘草加白及15g，炒槟榔10g。14剂，水煎服，每日1剂，早晚分服。

三诊（9月26日）：服上药后胃脘胀满、嗳气继续减轻，仍便溏，按上方去姜半夏、陈皮、党参，加补骨脂10g，姜竹茹15g。14剂，水煎服，

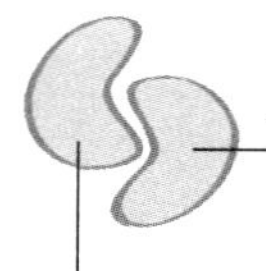

每日 1 剂，早晚分服。

四诊（10 月 10 日）：服药后胃脘胀满基本消失，大便基本成形，偶有嗳气。调整处方，巩固疗效。方药：黄芪 10g，炒白术 15g，木香 10g，砂仁（后下）10g，陈皮 10g，枳实 10g，厚朴 10g，炒麦芽 15g，香橼 10g，苏梗 10g，槟榔 10g，补骨脂 10g。14 剂，水煎服，每日 1 剂，早晚分服。

主方方义：赵老的化滞益胃汤有健脾益胃、化滞的功能，主治因脾胃虚弱引起的胃脘胀满、嗳气等滞塞症状。合用参芪加强健脾之力，使脾气健运，滞塞得化，诸症尽除。

按语：近年来，痞满证发病率呈上升趋势，在临床上常见此类患者。过去中医院校的《内科学》教材中没有单列，但是近几年各种消化专业书籍，均把痞满证单列，说明了该病已很常见。赵老治疗痞满证经验丰富，其经验方“化滞益胃汤”即是代表方。他认为痞满一证，滞塞是标，脾虚是本。滞有多种，气血、饮食、痰湿、寒热。临床治疗抓住病之本，认清病之表，则痞满的治疗不难。本案患者脾虚是本，饮食停滞于胃是标，“化滞益胃汤”加减治疗 1 个月，胃脘胀满得消，嗳气得除。

【案二】盛某某，女，35 岁，2014 年 11 月 4 日初诊。

主诉：胃脘胀满，纳差 10 年，加重 1 月余。

现病史：10 年前生产后出现畏寒怕冷，消瘦，继之出现一系列症状，如神疲乏力，纳差等，遂到省医院治疗，诊断为：虚劳，曾服归脾丸、玉屏风散等，症状有所改善，但未坚持服药。至 1 个月前，因饮食不慎感胃脘胀满，纳差明显加重，今慕名而来就诊。

现在症：胃脘胀满，纳差，形寒肢冷，消瘦，畏寒，神疲乏力，舌质淡，苔薄白腻，脉沉细小。

诊断：中医：痞满（脾虚胃滞）。西医：慢性胃炎、产后综合征。

治法：健脾理气，化滞益胃。

主方：赵老自拟化滞益胃汤合香砂六君子汤加减。

方药：党参 10g，苍白术各 10g，茯苓 30g，猪苓 10g，炒山药 30g，

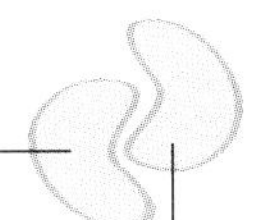

木香 10g，砂仁 10g（后下），白蔻仁 10g，姜半夏 10g，陈皮 10g，焦三仙各 15g，鸡内金 10g，炒槟榔 10g，炒白芍 30g，甘草 10g。7 剂，水煎服，每日 1 剂，早晚分服。

二诊（11 月 21 日）：服药后胃脘胀满减轻，食欲增加。按上方去鸡内金，焦三仙各 15g 改为各 10g，加黄芪 30g，当归 10g 7 剂，水煎服，每日 1 剂，早晚分服。

三诊（11 月 28 日）：自述胃脘胀满基本消失，偶有饭后腹胀发生，畏寒未减。按上方加苏叶 10g。7 剂，水煎服，每日 1 剂。

四诊（12 月 5 日）：服药后，胃脘胀满、饭后腹胀基本消失，自觉精神好转。按原方去陈皮、焦三仙。加姜半夏 10g，柴胡 10g，葛根 20g，升麻 10g。14 剂，水煎服，每日 1 剂，早晚分服。

五诊（12 月 19 日）：胃脘胀满，纳差痊愈，现偶有畏寒肢冷。下一步拟健脾补肾，以善其后。方药：黄芪 30g，党参 10g，炒白术 15g，防风 10g，白芍 30g，川芎 10g，熟地黄 20g，佛手 10g，柴胡 10g，葛根 20g，升麻 20g，甘草 10g，枸杞子 10g，仙茅 10g，仙灵脾 30g。30 剂，水煎服，每日 1 剂，早晚分服。

主方方义：化滞益胃汤组成，炒大黄、白术、牵牛子、枳实、厚朴、木香、砂仁、炒槟榔、甘草。化滞益胃汤具有健脾化滞的功能，主治因滞塞不通而引起的脘腹胀满、嗳气等一系列症状。香砂六君子益气健脾，行气化痰，主治脾胃气虚，痰阻气滞证。两方合用共奏健脾理气、化滞益胃之功。

按语：痞满是临床常见的疾病，是由表邪内陷、饮食不节、痰湿阻滞、情志失调、脾胃虚弱等导致脾胃功能失调，升降失司，胃气壅塞而出现的一系列症状。明代吴有性的《瘟疫论》对痞满的病因做了细致的分析："下之痞应去，今反痞者，虚也。以其人或因他病先亏，或因新产后气血两虚，或禀赋娇怯，因下亦虚，失其健运，邪气留止，故令痞满。"患者生产后出现虚劳症状，神疲乏力，形寒肢冷，与肺脾肾虚有关，久而久之，虚者更虚，临床症状逐渐加重。赵老治疗痞满证有其独特的经验，一般是用其化滞益胃汤加减。该患者的治疗应遵循“急则治其标”的原则，先治疗痞满证，后治疗虚劳。前三诊后痞满的症状基本消失，四诊以后以治虚劳为主。治虚劳证，赵老常用黄芪、党参配伍参苏饮、柴葛解肌汤，肾阳虚者用三仙汤（赵老经验方：仙茅、仙灵脾、仙鹤草）。

【案三】王某某，女，35岁。2014年12月11日初诊。

主诉：间断性胃脘胀满10余年。

现病史：10余年前，饮食稍多或食刺激性食物，即感胃脘胀满，不适，吐后即适。曾到多家医院就诊，经胃镜检查提示：慢性浅表性胃炎。曾服“硫糖铝、思密达、莫沙比利”等药物治疗，症状始终没有根除，时轻时重。为求彻底治疗，今慕名而来就诊。

既往史：慢性浅表性胃炎；喜食辛辣之品。

现在症：间断性胃脘胀满不适，吐后则减，眠差，大便可，月经量少，有血块，周期正常。舌质暗，苔白厚，脉沉细小。

诊断：中医：痞满（脾虚胃滞）。西医：慢性浅表性胃炎。

治法：健脾理气，化滞益胃。

主方：赵老经验方化滞益胃汤加减。

方药：党参10g，炒白术15g，茯苓20g，木香10g，砂仁（后下）6g，陈皮10g，香橼10g，姜半夏10g，焦三仙各10g，炒内金10g，甘草6g，炒槟榔10g，炒大黄3g，炒枣仁30g。7剂，每日1剂，水煎服400mL，早晚分服。

二诊（12月18日）：服药后，胃脘稍舒，吃多欲吐，不能进食，舌质暗，苔白，脉弦细。按上方去党参、炒大黄，加枳实10g，厚朴10g，高良姜10g，吴茱萸3g，7剂，水煎服，每日1剂，早晚分服。

三诊（12月25日）：服药后，诸症均减，特别是呕吐明显减轻，按上方去姜半夏，加佛手10g。14剂，水煎服，每日1剂，早晚分服。

四诊（1月8日）：患者自述本次服药后胃脘胀满基本消失，未再呕吐，现感睡眠稍差。调整处方，巩固疗效。方药：白术10g，茯苓20g，

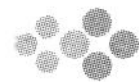

枳实10g，厚朴10g，香橼10g，炒槟榔10g，佛手10g，高良姜10g，炒鸡内金10g，陈皮10g，姜竹茹15g。14剂，水煎服，每日1剂，早晚分服。

主方方义：赵老经验方化滞益胃汤有化滞益胃之功，主治一切脾胃滞塞之证。

按语：慢性浅表性胃炎属中医“痞满”“胃脘痛”范畴。临床主要表现为脘腹胀满，甚者上腹疼痛，恶心呕吐，可伴有烧心、泛酸等症。该患者的临床表现比较突出，脘腹胀满，恶心、呕吐，吐后胀满减轻，虽经多种西药治疗，症状时轻时重。赵老根据其临床特点分析其病因病机为饮食不节，伤胃损脾，脾胃功能受损，运化失常，胃气不降，饮食不化，停滞于中焦，滞塞不通而发痞满。辨证为脾虚胃滞型。治以健脾理气，化滞益胃。方用化滞益胃汤。故脾得健，胃畅通，诸症尽消。方中高良姜的运用，赵老解释为取其温胃止呕之功，温运脾阳，助其消化功能。另外，究其症状反复的原因与其不良的饮食习惯也有关系，其喜食辛辣，饮食控制能力差。所以，在治疗上赵老常教导我们，胃病治疗效果的好坏与患者的紧密配合有很大关系。

【案四】王某某，男，28岁。2015年5月29日初诊。

主诉：间断性胃脘胀满2年。

现病史：2年前开始出现胃脘胀满不舒，时轻时重，遂到省医院就诊，经胃镜等各种检查，未发现器质性病变。予“健胃消食片、吗丁啉”等多种助消化的中西药物口服，有效，但未根除。因从事销售工作，平时压力较大，饮食不规律，烟酒无度，加之胃病长久不愈，最近又出现头痛，睡眠不好，多梦。现在已经影响到了工作，故欲综合治疗，今慕名而来就诊。

现在症：胃脘胀满，咳嗽，吐痰，色稍黄，头痛如裹，神疲乏力，多梦，阳痿，舌质暗。苔白，脉沉细弱小。

诊断：中医：痞满（脾肾两虚）。西医：消化不良。

治法：健脾补肾，理气和胃，安神定志。

主方：四君子汤合三仙汤加味。

方药：黄芪 30g，党参 10g，炒白术 10g，猪苓 10g，当归 10g，苏叶 10 g，制香附 10 g，高良姜 6g，木香 10g，砂仁 10g（后下），香橼 10g，姜半夏 10g，茯神 30g。7 剂，水煎服，每日 1 剂，早晚分服。

二诊（6 月 9 日）：服药后，胃脘胀满明显减轻，睡眠好转，头痛减轻，吐痰减少，精神较前好转。自述因饮酒多出现阳痿。按上方加仙茅 10g，仙灵脾 30g，仙鹤草 20g，五味子 10g。7 剂，水煎服，每日 1 剂，早晚分服。

三诊（6 月 16 日）：此次服药后诸症继续减轻。按上方去茯神，加柴胡 10g，葛根 20g，升麻 10g。 7 剂，水煎服，每日 1 剂，早晚分服。

四诊（6 月 23 日）：胃脘胀满继续减轻，咳止。现稍有乏力，筋惕肉瞤，调整处方。方药：黄芪 30g，党参 10g，炒白术 15g，茯神 30g，远志 10g，当归 10g，柴胡 10g，葛根 30g，升麻 10g，仙灵脾 30g，仙茅 10g，仙鹤草 20g，熟地黄 20g，甘草 10g。7 剂，水煎服，每日 1 剂，早晚分服。

五诊（6 月 30 日）：患者自述诸症基本消失，精神好，体力强壮，阳痿有好转。按上方去茯神、远志，加百合 30g，杏仁 10g。30 剂，水煎服，每日 1 剂，早晚分服。

主方方义：四君子汤益气健脾，治疗脾虚气虚之证。三仙汤温补肾阳。二方共奏健脾补肾，理气和胃之功效。

按语：当今社会，工作、生活压力大，使年轻人过早地出现了老年人的疾病症状，就像赵老常说的那样："年轻人老年脉，年壮脉不壮。"疾病的发生与当时社会状况有密切关系，如战争年代多创伤、精神性疾病；三年自然灾害多营养不良性疾病；当今社会竞争激烈，生活水平大幅度提高，故多代谢紊乱、消化、心理性等疾病。这就是中医提倡的因人、因时、因地制宜，这就是中医学的整体观念和辨证论治在治疗上的体现。该患者正值青年，但病程已经 2 年，且影响到工作、生活。其病因病机是平素不良的饮食习惯，损伤脾胃，运化失司，水谷不化，滞塞于胃而发痞满。治疗上，赵老先以健脾理气，化滞为主，此乃急则治其标之意。

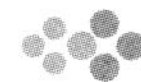

胃和痞满消，胃和则眠好（胃不和则卧不安），之后随症加减，以验方三仙汤［仙茅、仙鹤草、仙灵脾（淫羊藿）］补肾气，治阳痿，诸症得以减轻。

【案五】徐某，女，42岁。2014年12月26日初诊。

主诉：间断性胃脘胀满、嗳气2年余。

现病史：2年前因生气后，出现胸闷、气短，遂到医院就诊，心电图示：正常心电图，经休息后上症缓解。此后每遇生气、饮食不慎，即出现嗳气、胸闷、气短等，经休息或服助消化药物即可缓解。后又到省医院就诊，医生建议行24小时心电图监测，结果提示：未发现异常。今欲彻底治疗，慕名而来就诊。

现在症：嗳气，纳差，胃脘胀满，胸闷、气短，心烦急躁，舌苔黄厚腻，脉弦紧。测血压：138/90mmHg。

诊断：中医：痞满（肝气犯胃）。西医：胃神经官能症。

治法：疏肝理气，和胃降逆。

主方：柴胡疏肝散合枳术丸加减。

方药：柴胡12g，黄芩10g，炒白术15g，厚朴10g，枳实10g，木香10g，砂仁10g（后下），藿梗10g，苏梗10g，香橼10g，姜半夏10g，茯苓10g，姜竹茹10g，炙甘草6g，炒莱菔子10g。7剂，每日1剂，水煎服400mL，早晚分服。

二诊（1月9日）：服药后嗳气、纳差等诸症均明显减轻，服药至月经到来，按上方加苏子10g。7剂，水煎服，每日1剂，早晚分服。

三诊（1月16日）：服药后现感胃脘胀满明显减轻，查舌苔白稍厚，按上方去茯苓，加青陈皮各10g。7剂，水煎服，每日1剂，早晚分服。

四诊（1月30日）：患者自述上周月经至，停药1周，故未来就诊，但整体症状没有加重。继服上方，7剂，水煎服，每日1剂，早晚分服。

五诊（2月6日）：服药后胃脘胀满、嗳气基本消失。调整处方，巩固疗效。方药：柴胡10g，黄芩10g，炒白术10g，枳实10g，厚朴10g，木香10g，砂仁（后下）10g，香橼10g，苏子10g，炒莱菔子10g，青陈皮各10g，全瓜蒌10g，炙甘草5g。7剂，水煎服，每日1剂，早晚分服。

主方方义：柴胡疏肝散疏肝理气，和胃降逆。枳术丸理气除痞。主治胃脘胀满疼痛、纳差、嗳气等症。二方合用共奏疏肝理气，和胃降逆之功效。

按语：胃神经官能症是一组胃综合征的总称，精神因素为本病发生的主要诱因。临床表现为嗳气、泛酸、纳差、恶心、呕吐、胃脘胀满，食后更甚，每遇情绪变化则症状加重。该患者临床出现的一些症状须进行鉴别诊断，主要是与胃恶性病变、心脏疾患等相鉴别。心电图提示正常，基本可排除心脏疾病。但患者临床表现有胸闷、气短等症，中医辨证认为是肝气犯胃，胃失和降，子病及母，肝胃心同病而引起的一系列病变。治以疏肝理气，和胃降逆。柴胡疏肝散、枳术丸加减，服药1周症状即明显减轻。正所谓"辨证清，用药明，疗效好"。

【案六】郑某某，男，48岁。2015年6月19日初诊。

主诉：胃脘胀满不舒半年。

现病史：半年前，一次饮食后遇情绪刺激，出现胃脘胀满不舒，即自服"健胃消食片、香砂养胃丸、吗丁啉"，症状减轻不明显，遂到省医院检查，胃镜示：胆汁反流性胃炎、浅表性胃炎。此后多方治疗，症状时轻时重，今慕名而来就诊。

既往史：胆汁反流性胃炎、浅表性胃炎。

现在症：胃脘胀满不舒，纳差，咽部不舒，喜热饮，舌苔厚腻，舌质暗红，脉沉细小。

诊断：中医：痞满（肝胃不和）。西医：①胆汁反流性胃炎；②浅表性胃炎。

治法：疏肝和胃，理气。

主方：柴胡疏肝散加减。

方药：柴胡10g，炒白术10g，厚朴10g，枳实10g，木香10g，砂仁10g（后下），甘松10g，佛手10g，川芎10g，莪术10g，川楝子10g，延胡索10g，桔梗10g，冬凌草30g，茯苓30g，甘草10g。7剂，水煎服，

每日1剂，早晚分服。

二诊（6月26日）：服药后虽食欲增加，但仍胃脘部胀满不舒，调整处方巩固疗效。方药：炒白术15g，枳实10g，厚朴10g，木香10g，砂仁（后下）10g，高良姜10g，香附10g，甘松10g，佛手10g，焦三仙各15g，炒鸡内金10g，炒槟榔10g，炒卜子10g，桔梗10g，甘草10g。7剂，水煎服，每日1剂，早晚分服。

三诊（7月3日）：服药后胀满减轻，食欲可，但多食易胀。按上方去高良姜、香附、桔梗，加牵牛子6g。14剂，水煎服，每日1剂，早晚分服。

四诊（7月31日）：患者自述服药后胃脘胀满、心下痞满消失。调整处方，巩固疗效。方药：柴胡10g，炒白术10g，厚朴10g，枳实10g，陈皮10g，高良姜10g，香附10g，木香10g，砂仁（后下）10g，甘松10g，佛手10g，焦三仙各15g，鸡内金10g，牵牛子6g，炒槟榔10g，甘草10g。7剂，水煎服，每日1剂，早晚分服。

主方方义：柴胡疏肝散具有疏肝理气之功能。主治肝胃不和引起的胃脘胀满、纳差等症。

按语：痞满一证，临床常见。该患者临床表现以胃脘胀满不舒为主，不是典型的胆汁反流性胃炎的症状，虽无烧心、泛酸，但有脘腹胀满的主症，中医诊断为痞满证。查其病因与情志和饮食有关，辨证为肝胃不和。治疗上赵老以柴胡疏肝散为主加减，其中初诊方中运用莪术，主要取其行气力强之意。赵老同时强调应嘱咐患者，去除一些加重病情的因素，包括戒烟限酒、避免精神紧张，保持心情舒畅；不服或慎服对胃有刺激的药物；饮食要清淡，不多吃油腻食物，忌暴饮暴食，避免饮烈酒、浓茶和辛辣、过冷、过热食物。

六、嗳气

【案一】高某，女，60岁。2014年5月9日初诊。

主诉：间断性嗳气10余年。

现病史：10余年前无明显原因出现间断性嗳气，饭中饭后均易出现。曾住院治疗，诊断为：红斑性胃炎、高血压病Ⅱ级、冠心病，经中西药物治疗，好转后出院。但之后嗳气时有时无，时轻时重，多在餐中或餐后发作，已经影响到正常的饮食及生活，今特慕名而来就诊。

既往史：高血压病Ⅱ级，冠心病——心肌缺血，红斑性胃炎。

现在症：间断性嗳气，易在饭中或饭后发作，胃脘胀满，口干，胸闷，时有胸部隐痛，夜眠中流涎。舌质暗红，苔白，脉沉细。

诊断：中医：嗳气（脾虚胃滞）。西医：红斑性胃炎。

治法：疏肝理气，降逆和胃。

主方：香砂枳术丸、二陈汤合藿朴夏苓汤加减。

方药：柴胡10g，炒白术15g，厚朴10g，枳实10g，木香10g，砂仁10g（后下），佛手10g，甘松10g，陈皮10g，姜半夏10g，藿香梗10g，苏梗10g，丁香6g，柿蒂10g，甘草6g。3剂，水煎服，每日1剂，早晚分服。

二诊（5月12日）：服上药后嗳气、胸闷减轻，仍有流涎，余症同上。按上方加炒苍术10g，薏苡仁20g，黄精10g 。7剂，水煎服，每日1剂，早晚分服。

三诊（5月19日）：服药后胃胀满减轻，嗳气减少，流涎止。按上方去甘草，加炒麦芽20g，炒莱菔子10g。7剂，水煎服，每日1剂，早晚分服。

四诊（5月26日）：自述此次服药后胃脘部舒适，嗳气基本停止，胸部隐痛未再发作。血压测量：120/80mmHg 。调整处方，巩固疗效。方药：柴胡10g，炒苍术15g，厚朴10g，枳实10g，木香10g，砂仁（后下）10g，佛手10g，陈皮10g，姜半夏10g，藿香梗10g，苏梗10g，石决明10g，姜竹茹20g。15剂，水煎服，每日1剂，早晚分服。

主方方义：详见按语。

按语：嗳气是指气从胃中上逆，胃出有声，其声沉长，不似呃逆，声急短促，这一点在临床上需要鉴别。另外还应与嗳腐相鉴别，嗳腐是

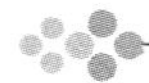

嗳气，气味酸腐而臭。该患者嗳气多发生在餐中或餐后，说明其脾虚运化无力，饮食停滞，胃气不降反而上逆，即发此证。本案主方是以香砂枳术丸治脾胃不和，气滞食少，胸膈胀满，脘腹疼痛，消化不良等为主方，合二陈汤燥湿化痰，理气和中。又加藿朴夏苓汤解表化湿之方义为辅方。再加藿香梗和中，苏梗顺气宽胸利膈；佛手疏肝解郁，理气和中，燥湿化痰；甘松行气止痛，开郁醒脾共为佐药；甘草益气补中，调和诸药为使药。全方共奏疏肝解郁，和中理气，宽胸利膈，行气止痛的作用。

【案二】耿某某，女，65 岁。2015 年 5 月 8 日初诊。

主诉：嗳气、泛酸 20 年。

现病史：20 年前无明显原因出现嗳气、泛酸，经中西药物治疗症状时轻时重。平素常服用“保和丸、奥美拉唑”等药物。医生建议其做胃镜检查，因恐惧胃镜未查，故至今未明确诊断。今经人介绍慕名而来就诊。

既往史：2014 年 12 月 10 日双侧乳腺癌切除术，化疗 6 次。

现在症：嗳气，泛酸，烧心，纳差，口干口黏，欲饮。舌暗红，苔白，脉沉细。

诊断：中医：嗳气（脾虚胃滞）。西医：慢性胃炎。

治法：健脾和胃，理气抑酸。

主方：四君子汤、乌贝散合瓦甘散加减。

方药：黄芪 10g，党参 10g，云茯苓 10g，苍白术各 15g，厚朴 10g，枳实 10g，木香 10g，砂仁（后下）10g，川楝子 10g，炒神曲 10g，藿梗 10g，苏梗 10g，煅瓦楞子 30g，乌贼骨 30g，浙贝 10g，甘草 10g。7 剂，水煎服，每日 1 剂，早中晚分服。

二诊（5 月 15 日）：服上药后嗳气、泛酸、烧心减轻，下一步加强扶正之品。调整处方巩固疗效。方药：黄芪 30g，党参 10g，炒白术 15g，猪苓 10g，防风 10g，柴胡 10g，葛根 30g，当归 10g，砂仁（后下）6g，白豆蔻 10g，甘草 10g，苏梗 10g，炒白芍 30g，姜竹茹 20g。7 剂，水煎服，每日 1 剂，早中晚分服。

三诊（5月29日）：服药后嗳气、泛酸、烧心明显减轻。按上方加苏叶10g。7剂，水煎服，每日1剂，早中晚分服。

四诊（6月5日）：自述嗳气、泛酸、烧心偶有发生，但仍有口干、口黏，欲饮。调整处方治之：黄芪30g，太子参10g，生山药30g，山萸肉15g，天花粉30g，麦冬10g，白术10g，防风10g，柴胡10g，葛根30g。7剂，水煎服，每日1剂，早中晚分服。

五诊（6月12日）：服药后嗳气、泛酸、烧心基本停止，仍有食欲减退，口干多饮。按上方加焦三仙各15g，炒鸡内金10g，枸杞10g，补骨脂10g。7剂，水煎服，每日1剂，早中晚分服。

六诊（6月19日）：自述近段时间嗳气很少出现，食欲正常、全身舒适，调整处方，巩固疗效。方药：黄芪30g，党参10g，炒白术10g，猪苓10g，木香6g，砂仁6g，香橼10g，姜半夏10g，当归10g，熟地黄10g，柴胡6g，葛根10g，升麻10g，甘草10g。14剂，水煎服，每日1剂，早中晚分服。

主方方义：四君子汤健脾益气，和胃；枳实、厚朴、木香理气除痞；乌贝散合瓦甘散抑酸制酸。三方合用共奏健脾和胃，理气抑酸之功。

按语："嗳气者，胸膈之气自下升上，直出于口而作声也。"（《医学汇海》）。嗳气的发生多为脾虚胃中滞塞不通所致，临床治疗并不难。结合该患者的具体情况，要具体分析。首先该患者病程较长，加之乳腺癌术后多次化疗损伤正气，正气不足，脾胃运化水谷乏力，致中焦滞塞不通，胃气不降反升而发嗳气。治疗上赵老以健脾理气为主，佐以制酸之剂。同时用疏肝之品，加强疗效。如《医家心法》说："凡是吞酸，尽属肝木曲直作酸也。"肝主疏泄，能促进脾胃的消化功能，临床治酸，不可不知。

【案三】尹某某，男，42岁。2015年5月8日初诊。

主诉：嗳气1月余。

现病史：去年因胃脘不舒而到医院就诊，胃镜检查示：慢性浅表性胃炎，贲门炎，服中药治疗，基本痊愈。至1个月前其因饮酒后出现嗳

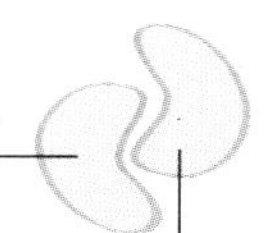

气，自服助消化药物症状减轻，但仍有嗳气发生，且比较频繁，影响工作和生活，后在当地服中药治疗，效果不好，今慕名而来就诊。

既往史：患者平素性情急躁。于2014年患慢性浅表性胃炎、贲门炎。

现在症：嗳气，纳差，消瘦，腹胀，右膝关节痛，活动后加重。舌质淡，舌苔白厚，脉沉细小弱。

诊断：中医：嗳气（肝胃不和型）。西医：慢性浅表性胃炎。

治法：疏肝和胃，降逆止嗳。

主方：柴胡疏肝散加减。

方药：柴胡 10g，枳实 10g，生白芍 30g，葛根 30g，赤白芍各 15g，补骨脂 10g，木香 10 g，砂仁（后下）10 g，炒白术 15g，骨碎补 10g，姜竹茹 10g，枸杞 10g，桂枝 6 g，桑枝 10g，甘草 10g。7 剂，水煎服，每日 1 剂，早中晚分服。

二诊（5 月 15 日）：服药后，嗳气稍减，食欲增加，右膝关节痛明显减轻。按上方加丁香 5g，厚朴 10g。7 剂，水煎服，每日 1 剂，早中晚分服。

三诊（5 月 22 日）：服药后嗳气明显减轻，余症均减。调整处方，以调和肝胃为主。方药：炒白术 15g，葛根 30g，赤白芍各 15g，木香 10g，砂仁（后下）10g，枳实 10g，厚朴 10g，丁香 5g，川牛膝 15g，枸杞 10g，佛手 15g，甘草 10g，柴胡 10g。7 剂，水煎服，每日 1 剂，早中晚分服。

四诊（5 月 29 日）：患者述服上药后嗳气停止，右膝关节偶有疼痛，舌质淡红，苔白，脉细小。按上方加黄芪 10g，巩固疗效。14 剂，水煎服，每日 1 剂，早中晚分服。

主方方义：柴胡疏肝散疏肝理气解郁，治疗肝郁气滞导致的脘腹胀满、纳差等症，加淡竹茹降逆止呕，共奏疏肝和胃，降逆之功。

按语：嗳气是指气从胃中上逆，其声沉长，多有脾胃虚弱或邪气客于胃脘，胃失和降上逆所致。嗳气低沉，无酸腐气味，多为脾胃虚弱；嗳气声响，气味酸腐，多属宿食停滞；嗳气频发且声响，多与情志变化有关，肝气犯胃是也。临床上需要注意的是，要与呃逆区别，二者的诊断虽不一样，但是发病原理基本一致，均与胃有关，故在治疗方面基本相同。该患者素有胃疾，病程较长，加之平素不注意饮食，使疾病缠绵难愈。本案的辨证要点是肝胃不和，赵老用柴胡疏肝散加味治疗，但在初诊用药时把膝关节疼痛作为与嗳气同等重要的症状来治疗，药力分散，结果二诊时，嗳气减轻不明显，而膝关节疼痛明显减轻。三诊时赵老及时调整处方，以调和肝脾为主，四诊嗳气等主症痊愈。故我们在临床治疗中一定要遵循"急则治其标"的原则，而更不能头痛医头，脚痛医脚，或采用"五虎群羊"的战术，临床切记。

七、嘈杂

【案一】蔡某某，男，65岁。2014年8月4日初诊。

主诉：胃部不适6年。

现病史：2010年因饮食不慎，感觉胃脘部疼痛而到本社区医院求治，予"胃康灵"口服，疼痛稍减。因疼痛持续存在，即到省医院就诊，经胃镜和病理检查确诊为"胃癌"，随即入院治疗，经行胃癌切除术后疼痛消失。但此后有胃脘部不适、乏力等，因多治不效，今慕名而来诊治。

既往史：有胃穿孔修补术病史。

现在症：胃脘部不适，饭后加重，常有饥饿感，偶有烧心，神疲乏力。舌质暗，苔黄厚腻，脉沉细小。

诊断：中医：嘈杂（肝胃不和）。西医：胃术后综合征。

治法：疏肝和胃，理气。

主方：柴胡疏肝散、四君子汤、枳术丸加减。

方药：柴胡10g，黄芩10g，厚朴10g，枳实10g，木香10g，砂仁（后下）10g，吴茱萸6g，制香附10g，焦三仙各15g，炒鸡内金10g，炒莱菔子10g，陈皮10g，甘松10g，佛手10g，甘草10g，炒白术20g。7剂，水煎服，每日1剂，早晚分服。

二诊（8月11日）：服药后，变化不大，调整处方健脾和胃。方药：黄芪30g，党参15g，猪苓10g，茯苓30g，炒白术10g，厚朴10g，枳实10g，佛手15g，焦三仙各15g，砂仁（后下）10g，甘松10g，甘草10g。7剂，水煎服，每日1剂，早晚分服。

三诊（8月18日）：服上药后，食后胃脘不适消失，饥饿感明显减轻，嘱其少食多餐，查舌苔微黄，脉沉细小。按上方去茯苓，加香橼10g。7剂，水煎服，每日1剂，早晚分服。

四诊（8月25日）：药后感已无不适，感觉已如常人。按上方加鸡内金10g，巩固疗效。14剂，水煎服，每日1剂，早晚分服。

主方方义：四君子汤具有补气、益气健脾的功效，主治脾胃气虚证；枳术丸健脾消食，行气化湿，主治脾胃虚弱，食少不化，脘腹痞满之证。二方合用共奏补气健脾，行气消食之功。

按语：嘈杂一证，临床多见，是一种常见病、多发病。该患者的症状是胃癌术后出现的，是临床多见的术后并发症的常见症状。初诊辨为肝胃不和，予疏肝和胃理气，柴胡疏肝散加减治疗，服7剂后，效果不佳。检讨辨证，综合分析临床症状，赵老说其虽6年前做的胃癌切除术，但术后胃脘一直不舒，说明脾胃运化无力，气血生化无源，临床辨证应以“虚”为主，病机：脾胃气虚；治法：健脾和胃；用药以参芪为主。7剂后胃脘不适消失。由此可见临床精准辨证的重要性。

【案二】郭某某，女，66岁。2014年11月28日初诊。

主诉：烧心、泛酸6年，加重半个月。

现病史：2008年因餐后经常感觉烧心严重，自服清凉之品后，症状亦未减轻，遂到当地医院就诊，予制酸之剂（具体不详），烧心好转，后经胃镜检查示：胆汁反流性胃炎。心电图提示：正常。经服奥美拉唑、香砂养胃丸等中西药物治疗，症状减轻。平素常服奥美拉唑、胃康灵等药物。近半个月因饮食不慎，烧心加重，故慕名而来就诊。

既往史：胆汁反流性胃炎；脑梗死；糖尿病。

现在症：烧心，时有胸骨后疼痛，泛酸可至咽喉部，后背发热，甚者全身发热，纳差，大便干结，2~3 日 1 次。舌质暗，苔白厚，有裂纹，脉弦细。

诊断：中医：嘈杂（肝胆郁热）。西医：胆汁反流性胃炎。

治法：清肝利胆，和胃降逆，制酸。

主方：由左金丸合瓦甘散、乌贝散，加柴胡、黄芩、龙胆草等清泻肝胆郁热之品组成。

方药：柴胡 12g，黄芩 10g，龙胆草 6g，当归 10g，赤白芍各 15g，木香 10g，砂仁（后下）10g，苍术 10g，厚朴 10g，煅瓦楞子 30g，乌贼骨 30g，浙贝母 10g，甘草 10g，川黄连 10g，吴茱萸 3g，薏苡仁 30g。7 剂，水煎服，每日 1 剂，早晚分服。

二诊（12 月 5 日）：服药后烧心、泛酸、后背发热减轻，食欲增加，大便易解，每日 1 次，按上方去龙胆草、当归、川黄连、薏苡仁，加炒白术 15g，桔梗 10g。7 剂，水煎服，每日 1 剂，早晚分服。

三诊（12 月 12 日）：服上药后烧心、泛酸基本消失，偶有发作。鉴于上述症状，去制酸之剂。柴胡 10g，黄芩 10g，炒白术 15g，枳实 10g，厚朴 10g，木香 10g，砂仁（后下）10g，焦三仙各 10g，炒莱菔子 10g，鸡内金 10g，桔梗 10g，香橼 10g，甘草 10g 。14 剂，水煎服，每日 1 剂，早晚分服。

四诊（12 月 26 日）：自述烧心、后背发热及全身发热已痊愈。为巩固疗效，再按上方服 30 剂，水煎服，每日 1 剂，早晚分服。

主方方义：方中左金丸是治因热而酸之主方。验方瓦甘散、乌贝散均有清热制酸和胃之功能。主治烧心、泛酸等症。又加柴胡、黄芩、龙胆草等清泻肝胆郁热之品。全方清泻肝胆郁热又能制酸，还有香砂和胃，故胃和则安。

按语：嘈杂是临床常见病，治疗上不难，但疗程较长，患者难以坚持。关于该病古代医籍早有论述，《素问·至真要大论》云："诸呕吐酸，暴注下迫，皆属于热。"《未刻本叶氏医案》也记载有："木火郁于中焦，脘腹嘈杂。"究其病因均与火、肝、胃有关。结合现代医学的胃镜检查，

此类患者均有器质性病变，所以该病的治疗是一个漫长的过程。赵老说，从多年的临床经验来看，中医治疗有其独特的优势和很好的疗效，只要辨证准确，用药就明了，疗效就会好。赵老先以龙胆泻肝汤为主方加减，继之加重利胆之剂，待主症消失后，则以清肝利胆药物为主，巩固疗效。

【案三】侯某某，男，36岁。2015年4月24日初诊。

主诉：胃脘不舒近1年。

现病史：1年前因饮酒、饮食不节后胃脘疼痛，次日仍未缓解，遂到医院就诊，胃镜示：慢性胃底、胃体炎，慢性隆起糜烂性胃窦炎，反流性食管炎，糜烂性十二指肠炎。经中西药物治疗，症状时轻时重，遇情绪波动加重。欲求彻底系统治疗，今慕名而来就诊。

既往史：慢性胃底炎、胃体炎；慢性隆起糜烂性胃窦炎；反流性食管炎；糜烂性十二指肠炎。

现在症：嘈杂，嗳气，泛酸，畏寒怕冷。舌质暗红，苔白厚，脉弦，左关大。

诊断：中医：嘈杂（肝郁脾虚）。西医：反流性食管炎；胃炎。

治法：疏肝健脾，理气和胃。

主方：柴胡疏肝散、平胃散合藿朴夏苓汤组合加减。

方药：柴胡10g，郁金10g，青陈皮各10g，当归10g，白芍20g，茯苓30g，薏苡仁30g，厚朴10g，炒白术10g，姜半夏10g，木香10g，甘草10g，砂仁（后下）10g，炒槟榔10g，制香附10g，炒山药30g，藿梗10g。14剂，水煎服，每日1剂，早晚分服。

二诊（5月8日）：服药后诸症均减，仍有畏寒怕冷，泛酸。按上方加黄芪15g，白及10g，煅瓦楞子30g。14剂，水煎服，每日1剂，早晚分服。

三诊（5月22日）：服药后嘈杂、嗳气、泛酸均减。按上方继服，去炒山药。14剂，水煎服，每日1剂，早晚分服。

四诊（6月5日）：自述症状已基本消失，调整处方，巩固疗效。方药：党参 10g，黄芪 20g，苍术 10g，茯苓 30g，薏苡仁 30g，厚朴 10g，枳实 10g，木香 10g，甘草 10g，砂仁（后下）10g，柴胡 10g，郁金 10g，炒槟榔 10g，白及 10g。30 剂，水煎服，每日 1 剂，早晚分服。

主方方义：柴胡疏肝散疏肝解郁，行气止痛。平胃散燥湿运脾，行气和胃。合藿朴夏苓汤解表化湿。三方组合加减为主方。对肝郁脾虚、湿阻脾胃所致的脾胃不和症状均有疗效。特别是三方组合又加香砂、薏苡仁化湿健脾之品，疗效显著。

按语：嘈杂一证，临床多见。该案患者病程较长，病情严重（胃镜检查结果证实），是一难症。古代医籍对嘈杂的病机多有论述，如明代王绍隆《医灯续焰》记载："嘈杂一证，有火、有痰、有饮、有虫。虽云多种，而源则不离脾胃。膏粱之人，每多患此。"清代叶天士《未刻本叶氏医案》也说："木火郁于中焦，脘痛嘈杂。"具体到该患者，既有膏粱厚味，又有木火郁于中焦。所以其发病诱因明显，辨证、诊断、用药不难，故疗效明显。赵老在此类疾病的治疗中善用参芪针对其畏寒怕冷内外兼治；槟榔、白及，特别是后者对胃的糜烂病变效果很好，临床常用，屡试屡验。

【案四】刘某某，男，25 岁。2015 年 7 月 28 日初诊。

主诉：间断性烧心 5 年。

现病史：5 年前遇饮食不慎（如硬食，肥腻，热食）后易出现烧心，曾到医院就诊，经胃镜检查未发现器质性病变，口服"奥美拉唑"胶囊后，上症减轻。此后症状时轻时重，饮食稍有不慎即发烧心或症状加重，常服"奥美拉唑"、"健胃消食片"等药。今欲求彻底治疗，故慕名而来诊治。

既往史：曾患肾结石，右肾积水。

现在症：烧心，纳差，似饥非饥，胃脘胀满，舌质暗红，苔白厚，脉沉细。

诊断：中医：嘈杂（脾虚胃滞）。西医：消化不良。

治法：健脾益胃化滞。

主方：四君子汤、瓦甘散合乌贝散加味。

方药：党参 10g，苍白术各 15g，厚朴 10g，茯苓 10g，泽泻 10g，香橼 10g，姜半夏 10g，吴茱萸各 10g，煅瓦楞子 30g，乌贼骨 30g，浙贝母各 10g，川楝子 10g，炒神曲 10g，甘草 10g 。7 剂，水煎服，每日 1 剂，早晚分服。

二诊（8 月 4 日）：服药后，烧心明显减轻，嘱其慎饮食，不宜过饱，以清淡饮食为主。按上方加枳实 10g，佛手 15g 。7 剂，水煎服，每日 1 剂，早晚分服。

三诊（8 月 11 日）：服药后烧心继续减轻，食欲增加，胃脘胀满减轻，按上方去泽泻。7 剂，水煎服，每日 1 剂，早晚分服。

四诊（8 月 18 日）：患者自述服上药后烧心基本消失，余无特殊不适。调整处方，巩固疗效。方药：黄芪 10g，苍白术各 15g，厚朴 10g，黄芩 10g，香橼 10g，姜半夏 10g，吴茱萸 10g，煅瓦楞子 30g，乌贼骨 30g，浙贝母 10g，川楝子 10g，炒神曲 10g，枳实 10g，佛手 15g，甘草 10g 。7 剂，水煎服，每日 1 剂，早晚分服。

主方方义：四君子汤益气健脾，治疗脾胃气虚之证。瓦甘散、乌贝散制酸抑酸，主治烧心、泛酸等症。加厚朴、香橼、川楝子等理气消滞，脾健滞消，嘈杂得除。

按语：嘈杂是临床常见病之一，患者感觉胃脘部不适，似饥非饥，嘈杂不舒，影响工作生活。该患者临床表现比较单一，烧心、纳差明显，而且胃镜检查未发现异常。说明其无器质性病变，有的临床表现只是功能性的。赵老辨证为脾虚胃滞，脾气虚弱，运化乏力，胃气当降反升，饮食停滞而发烧心。患者每遇饮食不慎（如硬食，肥腻，热食）后易出现烧心，为脾虚胃滞的辨证提供了辨证依据。治疗上赵老运用四君子汤、瓦甘散合乌贝散加味治疗，诸症得消。同时嘱咐患者饮食调理的重要性，胃病在治疗的同时，调护也是非常重要的。

【**案五**】宋某某，男，33 岁。2014 年 6 月 2 日初诊。

主诉：间断性胃脘不舒 8 年。

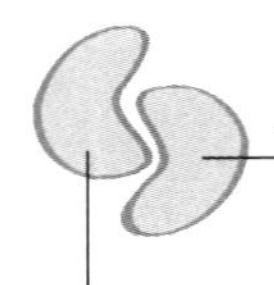

现病史：8年前无明显原因出现胃脘不舒，饮食稍有不慎即发病，自服多种药物如健胃消食片、香砂养胃丸、吗丁啉等，服药后症状减轻。曾到省医院就诊，经胃镜等各种检查提示：未发现器质性病变。现常服用健胃消食片等药，症状时轻时重，今欲求彻底治疗，故慕名而来就诊。

现在症：胃脘不舒，恶心，口干苦，神疲乏力，心慌，记忆力差，小便黄。舌苔薄黄，舌体肿大，脉沉细小弱。

诊断：中医：嘈杂（脾虚胃滞）。西医：消化不良。

治法：健脾益气，和胃化滞。

主方：赵老经验方化滞益胃汤加减。

方药：炒大黄6g，炒白术10g，茯苓10g，木香10g，砂仁（后下）6g，陈皮10g，姜半夏10g，炒白芍30g，枳实10g，厚朴10g，炒槟榔10g，补骨脂10g，甘草6g，柴胡10g，郁金10g。7剂，每日1剂，水煎服400mL，早晚分服。

二诊（6月9日）：服药后胃脘稍舒，力增，余症同前。按上方加姜竹茹30g，益智仁30g，黄芩10g，去补骨脂、防风。7剂，水煎服，每日1剂，早晚分服。

三诊（6月16日）：诸症均减，力增。按上方去炒大黄，加莲子心5g。7剂，水煎服，每日1剂，早晚分服。

四诊（6月23日）：自述诸症继续减轻，调整处方，巩固疗效。方药：党参10g，炒白术10g，猪苓10g，木香10g，砂仁（后下）6g，陈皮10g，姜半夏10g，炒槟榔10g，柴胡10g，郁金10g，黄芩10g，厚朴10g，甘草10g。14剂，水煎服，每日1剂。

主方方义：赵老经验方化滞益胃汤由大黄、白术、枳实、厚朴、木香、砂仁、牵牛子、炒槟榔、甘草组成，功能是化滞益胃。主治一切因滞塞于胃导致的胃脘胀满、疼痛等病变。

按语：嘈杂一证临床多见，因检查正常，常不被人重视。该患者即是胃镜检查正常，多年来未进行过系统治疗，但其临床症状令患者痛苦不堪。关于嘈杂一证，古代医籍早有论述，如明代张介宾《景岳全书》

有详细描述："嘈杂一证，或作或止，其为病也，则腹中空空无一物，似饥非饥，似辣非辣，似痛非痛，或得食而暂止，或食已而复嘈，或兼恶心而渐见胃脘痛。"针对本病的治疗，赵老常用化滞益胃法，因嘈杂的临床表现大多是脾虚饮食不化，或饮食停滞日久，影响脾胃运化功能，而赵老的化滞益胃汤即是为脾虚胃滞而设，临床运用，效果良好。

【案六】王某某，女，19岁。2014年8月4日初诊。

主诉：胃脘部不适，食后加重2个月。

现病史：平素体质差，2个月前因过食辛辣之品后，出现胃脘部不适，食后加重，食欲差。家人予"健胃消食片"口服，症状稍减，但未消失，不服药物症状又同前。今特来我院门诊就诊。

既往史：从小体质差，消化不好。

现在症：胃脘部不适，食后加重，纳差，乏力，大便干，2日1次，月经色暗，有血块，舌质暗淡，苔白腻，脉沉细弱。

诊断：中医：嘈杂（脾虚胃滞）。西医：消化不良。

治法：健脾祛湿，化滞益胃。

主方：赵老自拟新加四妙散和参苓白术散加减。

方药：党参10g，炒苍术10g，猪苓10g，茯苓20g，薏苡仁20g，炒山药20g，炒扁豆10g，香橼10g，姜半夏10g，焦三仙各10g，炒鸡内金10g，牵牛子6g，炒大黄6g，甘草6g。7剂，水煎服，每日1剂，早晚分服。

二诊（8月11日）：服药后，胃脘部舒适，食欲增加，余症同上，按上方继服7剂，水煎服，每日1剂，早晚分服。

三诊（8月18日）：服药后，胃脘部已无不适，大便正常，每日1次，稍有大便溏泄。按上方去牵牛子，加川芎10g。7剂，水煎服，每日1剂，早晚分服。

四诊（8月25日）：自述近段时间已如常人，胃脘部无特殊不适，调整处方，巩固疗效。方药：党参10g，炒白术10g，猪苓10g，佛手10g，枳实10g，炒山药20g，炒扁豆10g，香橼10g，姜半夏10g，焦三仙各

10g，炒鸡内金 10g，厚朴 10g，甘草 6g。7 剂，水煎服，每日 1 剂，早晚分服。

主方方义：参苓白术散益气健脾，和胃化湿，治疗脾胃气虚挟湿之证。赵老自拟新加四妙散化湿和胃，主治由于滞塞不通引起的胃脘胀满、纳差食少等症。两方合用共奏健脾益胃、化滞之功效。

按语：嘈杂是临床常见病，表现为胃脘不适，似饥非饥，似痛非痛。发作日久，或失治，即可发展为胃脘痛。对于该病的治疗一般患者自己也会疏忽，有吃药不及时，治疗不系统等问题。本案患者平素体质差，脾胃功能虚弱，运化乏力，湿、食滞塞于胃，而发嘈杂。治疗以健脾化滞益胃，通便。在临床上，赵老常用牵牛子通便，因它有利水通便、消积杀虫、祛痰逐饮的功能，民间常用治食积，疗效很好。

【**案七**】张某某，男，38 岁。2014 年 7 月 7 日初诊。

主诉：胃脘部不适，食后加重 3 年余。

现病史：3 年前饭后感胃脘部疼痛，未加注意。但之后经常饭后胃脘疼痛，遂到医院求治，胃镜检查示胃部息肉，即在胃镜下切除。术后胃脘疼痛消失，但经常出现食后胃脘部不适，且胃脘部不适随情志改变而加重。经中西药物治疗，时轻时重。今慕名而来就诊。

现在症：胃部不适，食后加重，嗳气，伴头晕，多梦，脱发，阴部潮湿，舌质暗红，有齿痕，苔白厚腻，脉沉细小。

诊断：中医：嘈杂（湿阻脾胃）。西医：胃部息肉术后。

治法：健脾祛湿，和胃。

主方：四君子汤、二陈汤加减。

方药：党参 10g，苍白术各 15g，茯苓 30g，泽泻 10g，柴胡 10g，郁金 10g，枳实 10g，陈皮 10g，姜半夏 10g，木香 10g，白豆蔻 10g，甘草 10g，川牛膝 10g，薏苡仁 30g。7 剂，水煎服，每日 1 剂，早晚分服。

二诊（7 月 14 日）：服药后，胃部不适减轻，嗳气也减，仍多梦，嘱其少食多餐。按上方去川牛膝加合欢花 10g，蒸首乌 15g。7 剂，水煎服，每日 1 剂，早晚分服。

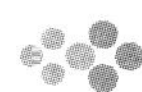

三诊（7 月 21 日）：服药后胃部不适继续减轻，多梦症状减轻，阴部潮湿减轻不明显，按上方加黄柏 10g。7 剂，水煎服，每日 1 剂，早晚分服。

四诊（7 月 28 日）：患者述，若饮食注意，如不饱餐、不吃刺激性食物等，胃脘无不适，嗳气亦不出现，其余诸症均减轻。调整处方，继续服用，巩固疗效。方药：党参 10g，苍术、白术各 15g，茯苓 30g，柴胡 10g，郁金 10g，枳实 10g，厚朴 10g，陈皮 10g，姜半夏 10g，木香 10g，黄柏 10g，甘草 10g，薏苡仁 30g 。7 剂，水煎服，每日 1 剂，早晚分服。

主方方义：四君子汤益气补中，健脾养胃。主治脾胃气虚，运化乏力之证。二陈汤燥湿化痰，理气和中，主治湿痰之证。二方合用共奏健脾祛湿、和胃之功。

按语：嘈杂一证临床常见，病因病机方面，或因热，或因湿，或因虚，但皆与胃有关。临床上应注意一点，这就是饮食直接影响其症状的发生及轻重，或得食而暂止，或得食而复嘈，本案即是后者。赵老常说“治胃先祛湿，湿去胃自安”。治疗上用四君子汤、二陈汤加减，病症得减。党参益气健脾为君；苍白术、茯苓、泽泻健脾祛湿为臣；枳实、木香、砂仁、甘草理气和胃为佐使。诸药共用，共奏健脾祛湿、和胃之功。

【案八】周某某，女，60 岁。2014 年 11 月 7 日初诊。

主诉：胃脘部不适 5 年余。

现病史：5 年前因饮食不慎出现胃脘部不适，当时无其他不适，故未特别治疗，之后逐渐加重，每遇吃面食（作为信阳人以米饭为主）或喝热水时胃脘不适更甚。曾服中西药物治疗，时轻时重，今慕名而来就诊，欲系统治疗。

现在症：胃脘部不适，时有饥饿感，吃面食或喝热水时易发，舌质红，苔黄厚腻，脉细弱。

诊断：中医：嘈杂（胃热型）。西医：消化不良。

治法：和胃清热，燥湿化痰。

主方：二陈汤、温胆汤合小柴胡汤加减。

方药：柴胡10g，黄芩10g，郁金10g，橘红10g，姜半夏10g，茯苓10g，枳实10g，姜竹茹10g，木香10g，砂仁（后下）10g，桔梗10g，甘草10g。7剂，水煎服，每日1剂。

二诊（11月14日）：服上药后，胃脘部不适、时有饥饿感均有减轻。按上方加太子参20g，白术10g，白及10g。7剂，水煎服，每日1剂，早晚分服。

三诊（11月21日）：服药后，症状大减，胃部舒适。按上方加石斛10g，继服。由于路途遥远，患者要求多服几剂，14剂，水煎服，每日1剂，早晚分服。

四诊（12月5日）：患者自述现在已无特殊不适，基本如常人。调整处方，巩固疗效。方药：柴胡10g，郁金10g，橘红10g，姜半夏10g，茯苓10g，白术10g，枳实10g，姜竹茹10g，木香10g，砂仁（后下）10g，桔梗10g，甘草10g，陈皮10g，石斛10g，甘草10g。20剂，水煎服，每日1剂，早晚分服。

主方方义：温胆汤有燥湿化痰、清热除烦之功，主治胆虚痰热上扰之证；二陈汤燥湿化痰主治一切湿痰之证；小柴胡汤为和解剂，主治少阳胆火上炎之证。三方合用共奏和胃清热、燥湿化痰之功效。

按语：嘈杂临床分为胃热、胃虚、血虚三型，值得注意的是，其似饥非饥，似辣非辣，似痛非痛的症状，应与心悸、胸痹相鉴别。其症状多交叉出现，因胃属土，心属火，二者乃母子关系。可母子同病，或母病及子，或子病及母，临床应详辨。本案从临床症状和舌脉辨证属典型的胃热型，查其舌苔为黄腻状，赵老予温胆汤、二陈汤合小柴胡汤加减治之，和胃清热，燥湿化痰，诸症得除。

八、泛酸

【案一】何某某，男，38岁。2014年9月12日初诊。

主诉：泛酸、烧心3年。

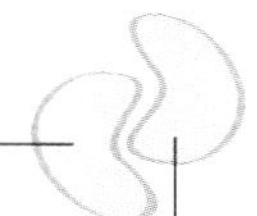

现病史：3 年前于一次饮酒过量后，次日感烧心、泛酸，到当地医院求治，予“奥美拉唑”口服，症状减轻。以后反复发作多次，又到医院做胃镜检查示：胆汁反流性胃炎，胆囊炎。建议服“奥美拉唑”，此后症状加重即服药，轻则停药。近段时间由于烧心、泛酸，餐后加重比较明显，故欲请中医治疗，今慕名而来就诊。

现在症：泛酸，烧心，餐后加重，纳差。舌质暗红。苔白厚，脉弦细。

诊断：中医：泛酸（脾虚胃滞）。西医：胆汁反流性胃炎。

治法：健脾理气，和胃抑酸。

主方：四君子汤、瓦甘散加减。

方药：党参 10g，白术 10g，云苓 30g，香附 10g，砂仁（后下）10g，苏梗 10g，香橼 10g，枳实 10g，厚朴 10g，煅瓦楞子 30g，甘草 10g。14 剂，水煎服，每日 1 剂，早晚分服。

二诊（9 月 26 日）：服药后，烧心症状明显减轻，余症同上。按上方加柴胡 10g。姜半夏 10g。14 剂，水煎服，每日 1 剂，早晚分服。

三诊（10 月 10 日）：服上药后诸症继续减轻，饮食增加，按上方继服。14 剂，水煎服，每日 1 剂，早晚分服。

四诊（10 月 24 日）：自述服药后，烧心、泛酸继续减轻，饭后也没有加重。调整处方，巩固疗效。方药：黄芪 30g，白术 10g，猪苓 10g，柴胡 10g，姜半夏 10g，香附 10g，砂仁（后下）10g，苏梗 10g，香橼 10g，枳实 10g，厚朴 10g，煅瓦楞子 15g，甘草 10g。14 剂，水煎服，每日一剂，早晚分服。

主方方义：四君子汤益气补中，健脾养胃，主治脾胃气虚，运化无权引起的一系列症状。验方瓦甘散是制酸佳方。两方合用共奏健脾理气、和胃抑酸的功效。

按语：泛酸是临床上常见的一种疾病，《症因脉治》论述：“饮食不能消化，停积于胃，遂成酸水浸淫之患也。”该患者即是饮酒无度，伤及脾胃，运化失司，滞塞于胃，而发本病。辨证其滞塞不通的依据还有一个症状——烧心、泛酸，在餐后加重，餐后加重了滞塞的程度。赵老常说，凡是饭后加重者，嘱咐患者要控制饮食和调整饮食结构。辨证时，要仔细分析研究舌脉，只有这样才能准确辨证。另外，遣方用药时，多用经方、时方加减，尽量少用自拟方。

【案二】何某，男，39岁。2015年1月8日初诊。

主诉：间断性泛酸、烧心6年

现病史：6年前即出现烧心、泛酸，多在饮食不慎后发生。但若注意饮食，其发生次数明显减少。近2年逐渐加重，遂于去年7月到省医院就诊，经检查确诊为：浅表性胃炎，反流性食管炎。予“奥美拉唑”口服，服药时症状减轻，过后又发生上症。患者欲请中医治疗，故慕名而来就诊。

既往史：腰椎间盘突出。

现在症：泛酸，烧心，口干，口苦，腰痛。舌尖红，苔黄厚，少津，脉沉弦细。

诊断：中医：泛酸（肝胃不和）。西医：反流性食管炎；浅表性胃炎。

治法：清肝和胃，制酸降逆。

主方：龙胆泻肝汤、瓦甘散、乌贝散加减。

方药：柴胡10g，黄芩10g，龙胆草6g，焦栀子10g，焦神曲10g，川楝子10g，乌贼骨15g，煅瓦楞子10g，杜仲10g，甘草10g，山萸肉15g。7剂，水煎服，每日1剂，早晚分服。

二诊（1月15日）：服上药后烧心，泛酸、口干、口苦、腰痛等症减轻。调整处方，以制酸为主。方药：龙胆草6g，柴胡10g，黄芩10g，黄连5g，吴茱萸6g，焦栀子10g，川楝子10g，乌贼骨30g，煅瓦楞子10g，甘草10g，炒杜仲10g，川断30g。7剂，水煎服，每日1剂，早晚分服。

三诊（1月22日）：服药后，烧心、泛酸、口干、口苦明显减轻。继续服用上方，加白及10g。7剂，水煎服，每日1剂，早晚分服。

四诊（1月29日）：服药后烧心消失，泛酸基本未再发生，要求继续服药，巩固疗效。柴胡10g，黄芩10g，木香10g，焦栀子10g，焦神

曲 10g，川楝子 10g，乌贼骨 15g，煅瓦楞子 10g，川断 20g，郁金 10g，甘草 10g。14 剂，水煎服，每日 1 剂，早晚分服。

主方方义：龙胆泻肝汤出自《医方集解》，泻肝胆实热，主治口干、口苦；瓦甘散、乌贝散抑酸制酸。三方合用共奏清肝和胃、制酸降逆之功效。

按语：烧心、泛酸是近年来临床上常见的症状，这与生活水平的大幅度提高和不良的生活习惯有密切关系。究其发病原因，多与饮食不慎有关，饮食不化，积热中焦，久郁成热，则木从火化，因而作酸。病机十九条："诸呕吐酸，暴注下迫，皆属于热。"金·刘完素《素问玄机原病式》记载："酸者，肝木之味也，由火盛制金，不能平木，则肝木自甚，故为酸也。"本案即是典型的肝胃不和型，治疗上，古人有云："吐酸一症，虽分寒热，总以治肝为主。"在临证中我们若遵循此原则，治酸有何难。

【案三】胡某某，女，31 岁。2014 年 7 月 3 日初诊。

主诉：泛酸，烧心 3 个月。

现病史：3 个月前因工作不顺心加饮食不慎出现烧心、泛酸，即到社区医院求治，予"奥美拉唑肠溶胶囊"口服，症状减轻，但此后经常发作，饮食不节和情绪波动更易发作。遂即到省医院就诊，经胃镜检查示：反流性食管炎，反流性胃炎，糜烂性胃炎。予"奥美拉唑"口服，症状减轻，后经病友介绍，慕名来我院门诊寻求中医治疗。

现在症：泛酸，烧心，时有胃痛，多食加重，舌质红，苔白，有齿痕，脉沉细弦。

诊断：中医：泛酸（肝胃不和）。西医：反流性食管炎；反流性胃炎。

治法：疏肝清热，抑酸和胃。

主方：柴胡疏肝散、乌贝散合瓦甘散加减。

方药：柴胡 10g，黄芩 10g，白术 10g，枳实 10g，木香 10g，砂仁（后下）10g，炒神曲 10g，川楝子 10g，吴茱萸 10g，乌贼骨 30g，浙贝母 10g，煅瓦楞子 30g，甘草 10g，姜半夏 10g，陈皮 10g。7 剂，水煎服，每日1剂，早晚分服。

二诊（7月10日）：服药后，烧心、泛酸等症减轻。按上方加佛手10g。7剂，水煎服，每日1剂，早晚分服。嘱其睡觉时呈头高脚低位。

三诊（7月17日）：自述服药后无烧心，但仍有泛酸。按上方去乌贼骨、贝母，加淡竹茹30g，7剂，水煎服，每日1剂，早晚分服。

四诊（7月24日）：此次服药后，症状基本消失。调整处方，巩固疗效。柴胡10g，黄芩10g，白术10g，枳实10g，木香10g，砂仁（后下）10g，佛手10g，川楝子10g，吴茱萸10g，煅瓦楞子30g，甘草10g，白及10g，陈皮10g，淡竹茹30g。30剂，水煎服，每日1剂，早晚分服。

主方方义：柴胡疏肝散出自《景岳全书》，具有疏肝理气的功效，主治胁肋疼痛，脘腹胀满、嗳气等症。瓦甘散、乌贝散是制酸强剂，三方合用共奏疏肝清热、抑酸和胃之功。

按语：泛酸一证，临床多见，与饮食及情志变化有密切关系。该案患者的病因病机显而易见，因工作不顺心加之饮食不慎后出现烧心，泛酸，时有胃痛。辨证为肝胃不和，治以疏肝清热，抑酸和胃。方用柴胡疏肝散、乌贝散、瓦甘散加减。赵老强调该病易治易见效，但易复发，在临床中要叮嘱患者，必须坚持服药，不能半途而废。对于糜烂性胃炎的用药，临床常用白及，它具有收敛生肌的作用。有一种疗法称物理疗法，即嘱咐患者睡觉时呈头高脚低位。在服药方法上，可在煎好的药液中加入适量的藕粉，至稍稠状，平躺饮药。意思即让药物在胃中的停留时间延长，从而加强疗效。

【案四】白某，男，30岁。2014年12月8日初诊。

主诉：间断烧心，泛酸，腹胀10余年。

现病史：10年前开始出现泛酸、烧心，腹胀，自觉食物反流。2008年胃镜示：浅表性胃窦炎、HP（+），服用“奥美拉唑”及治疗HP感染后，仍间断发作。医生建议请中医治疗。故今慕名而来就诊。

现在症：泛酸，间断性烧心，腹胀，消瘦，时有畏寒。舌暗红，苔薄黄腻，脉沉弦细小稍数。

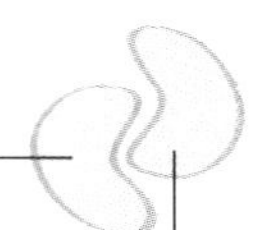

诊断：中医：泛酸（肝胃不和）。西医：浅表性胃窦炎。

治法：疏肝和胃，抑酸止痛。

主方：柴胡疏肝散、瓦甘散合乌贝散加减。

方药：柴胡 10g，黄芩 10g，炒苍术、白术各 15g，厚朴 10g，枳实 10g，木香 10g，砂仁 10g，煅瓦楞子 20g，乌贼骨 20g，浙贝母 10g，炒神曲 15g，川楝子 10g，延胡索 10g，香橼 10g，甘草 10g。7 剂，水煎服，每日 1 剂，早晚分服。

二诊（12 月 15 日）：服药后烧心、泛酸减轻，食后反流减轻。仍有下腹部胀气，大便每日 2~3 次，偏稀。无腹痛。纳眠可，舌红苔薄白，脉左弦细右滑实。方药：柴胡 10g，黄芩 10g，炒苍白术各 15g，厚朴 10g，枳实 10g，木香 10g，砂仁 10g，煅瓦楞子 30g，乌贼骨 20g，浙贝母 10g，炒神曲 15g，川楝子 10g，延胡索 10g，香橼 10g，甘草 10g，炒山药 30g。7 剂，水煎服，每日 1 剂，早晚分服。

三诊（12 月 22 日）：烧心、泛酸大减，大便每日 1~2 次，质黏。一诊方去煅瓦楞子、乌贼骨、浙贝母、延胡索，加黄连 6g，姜半夏 10g，炒山药 30g。7 剂，水煎服，每日 1 剂，早晚分服。

四诊（12 月 29 日）：症状基本完全缓解，唯进食冷饮后反流明显，不食冷饮无反流感，时有嗳气，平素大便偏稀，喜热恶凉。舌淡红苔薄白，脉沉细。方药：黄芪 30g，党参 10g，炒白术 15g，防风 10g，荆芥 10g，猪苓 10g，高良姜 10g，香附 10g，当归 10g，炒山药 30g，甘草 10g，吴茱萸 3g，黄连 10g。巩固疗效。14 剂，水煎服，每日 1 剂，早晚分服。

主方方义：柴胡疏肝散具有疏肝行气的功能。主治肝郁气滞之证；瓦甘散有清热制酸的功能，适用于胃病泛酸者。乌贝散具有制酸止痛、收敛止血的功能，主治肝胃不和所致的胃脘疼痛、泛吐酸水、嘈杂等症。三方合用共奏疏肝和胃，抑酸制酸之功效。

按语：泛酸是指胃内容物经食管反流达口咽部，口腔感觉到酸性物质，它与十二指肠内容物经胃、食管反流达口咽部，口腔感觉到出现苦

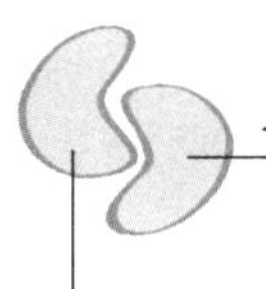

味物质，统称为泛酸。它由多种原因引起，如长期酗酒、喜食辛辣食物、生活不规律、不定时用餐、精神紧张、喝过多汽水、大量吸烟、服用对胃有刺激的药物等。该案例病程较长，症状比较典型。诊断为泛酸，辨证为肝胃不和型；治以疏肝和胃，抑酸制酸。患者服药三次后症状明显缓解。但本患者平素怕冷，症状遇冷加重，且平素消化功能较差，因此在取得疗效后可给予调理方。以玉屏风散加四君子汤及良附丸为主方加减。其中黄芪护卫肌表，增加了屏障，防风、荆芥增强御风功能，党参、白术健脾益气，促进中焦健运；中土得火则运，良附丸有温煦中焦，促其健运的功效。服此药后能巩固疗效，且有强健脾胃之功能。赵老同时强调饮食调理的重要性。平时应多吃一些碱性食物；多吃富含维生素 C 和蛋白质的食物。

九、呕吐

【案一】郭某某，男，63 岁。2015 年 5 月 7 日初诊。

主诉：间断性呕吐，遇生气加重 10 余年。

现病史：平素饮食正常时，无特殊不适。若遇饮食后生气，或饮食过量，即出现恶心、呕吐。即到医院就诊，经胃镜检查提示：正常，医生给予香砂养胃丸、胃复安等药治疗，症状稍减，但不除根。平素头痛时即服用感冒药，如“感康胶囊、维 C 银翘片”等，服后头痛减轻。曾到多家医院检查，均未提示头部病变。今慕名而来，为治疗呕吐等胃部疾病。

既往史：素有头痛病史 10 年。

现在症：恶心，呕吐，纳差，遇生气或多餐即加重，时有头痛，大便干。舌质暗红，苔白厚，脉沉细弱。

诊断：中医：呕吐（脾虚胃滞、升降失调）。西医：神经性呕吐。

治法：健脾益气，化滞，理气止呕。

主方：二陈汤合自拟化滞益胃汤加减。

方药：党参 10g，苍白术各 10g，茯苓 20g，香橼 10g，薏苡仁 10g，炒扁豆 20g，木香 10g，砂仁 6g（后下），白豆蔻 10g，枳实 10g，炒槟榔 10g，炒大黄 6g，姜半夏 10g，焦三仙各 10g，炒内金 10g，甘草 10g。7 剂，水煎服，每日 1 剂，早晚分服。

二诊（7 月 17 日）：食欲改善，余症同前。按上方去苍术、茯苓、薏苡仁、炒扁豆、白豆蔻，加枳实 10g，厚朴 10g，陈皮 10g，姜竹茹 10g，炒大白 10g 。14 剂，水煎服，每日 1 剂，早晚温服。

三诊（7 月 31 日）：食欲好，食量增加，饭后呕吐症状消失。调整处方，巩固疗效。方药：党参 10g，炒白术 15g，猪苓 10g，砂仁（后下）6g，白豆蔻 10g，焦三仙各 15g，炒鸡内金 10g，藿梗 10g，枳实 10g，厚朴 10g，姜半夏 10g，柴胡 6g，葛根 20g，升麻 10g，甘草 10g。14 剂，水煎服，每日 1 剂，早晚温服。

主方方义：方中二陈汤燥湿化痰，理气和中。治痰湿咳嗽，恶心呕吐。自拟化滞益胃汤化滞塞，益脾胃，治因脾虚胃滞、无力运化水谷、消化功能减退而致的胃脘胀满、恶心呕吐、大便不畅或便秘等。本案因患者年逾花甲，体质素虚，每遇情志不遂，肝郁克脾则发病。故在主方中加党参、白豆蔻、薏苡仁、白扁豆之类加强健脾利湿作用。即“正气足，邪自祛”，扶正祛邪之意。

按语：呕吐是一种常见病和多发病，而本案患者的呕吐一证，病程较长，治疗不系统，只是间断性的，未服过中药汤剂。现代医学称之为神经性呕吐，呕吐物为刚吃进的食物，无明显器质性病变。需要注意的是患者素有头痛，其发病时间和呕吐发病时间基本一致。头痛发作时，为了镇痛即服用感冒药，感冒药内一般含有‘扑热息痛”“扑尔敏”“咖啡因”“伪麻黄碱”等，而这些药物均对胃有损伤，或直接引起恶心、呕吐，这些情况不可不知。正是这些原因伤及脾胃，使脾失运化、胃气不降、滞塞不通而诱发上症。诊断呕吐是明确的，治疗上赵老用“化滞益胃汤”治之，健脾化滞，止呕。本案治疗的关键是健脾，因患者呕吐多年，脾伤太过，脾胃失和，胃气不降导致呕吐。治以健脾益气，理气化滞，多年顽疾，而告痊愈。同时嘱咐患者，感冒头痛时服感冒药要慎重。

【案二】张某，女，40岁。2014年3月17日初诊。

主诉：食后即吐4年余。

现病史：4年前，因饮食不节，出现纳差，腹胀甚，自服助消化药物，症状不减，并且出现胃痛，遂到省医院就诊，胃镜示：慢性浅表性胃炎。予药物治疗（具体不详），症状减轻。由于工作性质的关系，饮食不规律，此后经常出现上症。至4年前逐渐出现食后呕吐，胃镜检查示：红斑性胃炎，浅表性胃炎，多治不愈。今慕名而来就诊。

既往史：慢性浅表性胃炎10年，红斑性胃炎4年。

现在症：食后即吐，一日多吐，纳差，腹胀，乏力，大便干，2日1次，排便无力。舌质暗淡，苔白腻少厚，脉沉细。

诊断：中医：呕吐（脾胃不和）。西医：慢性浅表性胃炎。

治法：健脾和胃，降逆止呕。

主方：香砂六君子汤、藿朴夏苓汤和温胆汤加减。

方药：党参10g，炒苍术10g，茯苓20g，炒麦芽15g，厚朴10g，枳实10g，木香10g，砂仁（后下）10g，姜竹茹10g，炒鸡内金15g，陈皮10g，姜半夏10g，苏梗10g，藿梗10g，甘草10 g。7剂，水煎服，每日1剂，早晚温服。

二诊（3月24日）：服上药后，呕吐次数减少，大便可，每日1次，余症同上。按上方加姜竹茹10g，厚朴10g。7剂，水煎服，每日1剂，早晚温服。

三诊（3月31日）：服药后，呕吐次数继续减少，有一整天未吐，食欲好转，但不敢多食，嘱其食用易消化之品，或少食多餐，腹胀减轻。按上方加姜半夏10g。7剂，水煎服，每日1剂，早晚温服。

四诊（4月7日）：服上方药后，一周仅呕吐两次，余症基本消失。整理处方，巩固疗效。党参10g，炒苍术10g，炒白术15g，茯苓20g，厚朴10g，木香10g，砂仁（后下）10g，香橼10g，姜半夏10g，苏梗10g，枳实10g，姜竹茹20g，炒麦芽15g，姜半夏10g，牵牛子5g。30剂，

水煎服，每日 1 剂，早晚温服。

主方方义：本方中寓多方，香砂六君子汤益气化痰，行气温中；藿朴夏苓汤解表化湿；温胆汤理气化痰，清胆和胃。三方组合，对呕吐、痞满、不思饮食、脾虚乏力等有理想疗效。

按语：呕吐一证是临床常见病，但该患者的特点是食入即吐，而且频率很高，一日可多次呕吐，此为临床少见。古代医籍对食入即吐多有论述。宋代陈言《三因极一方论》中详细论述了“食入即吐”，将其分为气呕、热呕、痰呕、食呕、血呕、寒呕。《刘河间伤寒六书》中记载：“吐有三，气、积、寒也，皆从三焦论治。是故上焦吐者，皆从于气；中焦吐者，皆从于积；下焦吐者，皆从于寒。”该案的辨证是脾胃不和，中焦滞塞。治疗方面，赵老把重点放在脏腑功能与积滞不通上，治以健脾和胃，理气止呕。主方切中本案病机，对气、痰、食、呕吐有特效。应该注意的是该患者病史较长，损伤胃气。古人云“久病必虚”“久吐伤气”。故用党参、白术补气，这一点在治疗中不应忽视。

【案三】张某，女，40 岁。2015 年 1 月 9 日初诊。

主诉：干呕，胃痛半年。

现病史：初中时即有胃部不适，泛酸，烧心，经常服用助消化的中成药，服后症状减轻。后到医院检查，胃镜示：慢性浅表性胃炎。至半年前，出现干呕胃痛，经检查发现多种疾病（见既往史）。现干呕严重，多在饭后出现，痛苦不堪，今慕名而来寻中医治疗。

既往史：慢性浅表性胃炎；脂肪肝；胆囊息肉；乙状结肠炎；十二指肠炎。

现在症：干呕，饭后多发，胃脘胀痛，纳差，时有烧心，月经色暗，有块，周期提前，大便干，2~3 日 1 次，舌质暗红，苔黄厚，脉沉弦细小。

诊断：中医：呕吐（脾胃失和）。西医：慢性浅表性胃炎。

治法：健脾和胃，降逆止呕。

主方：香砂六君子汤、枳术丸合旋覆代赭汤加减。

方药：党参 10g，炒白术 20g，猪苓 10g，厚朴 10g，香橼 10g，陈皮

10g，姜半夏 10g，枳实 10g，木香 10g，砂仁（后下）10g，柴胡 10g，旋覆花 10g，代赭石 10g，牵牛子 5g，甘草 10g。7 剂，水煎服，每日 1 剂，早晚温服。

二诊（1 月 16 日）：服药后干呕次数减少，胃痛减轻，大便正常，每日 1 次。仍有胃胀。按上方加甘松 10g。7 剂，水煎服，每日 1 剂，早晚温服。

三诊（1 月 23 日）：患者自述干呕次数明显减少，食欲增加，时有烧心。按上方加煅瓦楞子 20g。7 剂，水煎服，每日 1 剂，早晚温服。

四诊（1 月 30 日）：时有干呕，但已不影响生活和工作，要求继续服药，巩固疗效。方药：黄芪 30g，当归 10g，炒白芍 30g，生熟地各 15g，香附 10g，益母草 30g，木香 10g，砂仁（另包）10g，薏苡仁 30g，炒扁豆 20g，柴胡 10g，黄芩 10g，青陈皮各 10g，甘草 6g。14 剂，水煎服，每日 1 剂，早晚温服。

主方方义：香砂六君子汤益气化痰，行气温中；枳术丸健脾和胃消痞；旋覆代赭汤益气和胃，降逆化痰。三方组合，共奏益气健脾和胃、行气降逆化痰之功效。故对此型呕吐有效。

按语：古人曰："有物有声谓之呕，有物无声谓之吐，无物有声谓之干呕。"呕吐和干呕在临床症状上虽有不同，但在治疗上没有区别。在辨证方面，大致有虚实之分，须根据具体情况辨证论治。实证有外邪犯胃、饮食停滞、痰饮内停、肝气犯胃；虚证有脾胃虚寒、胃阴不足。具体到该案赵老辨证为脾胃失和，治以健脾疏肝和胃，降逆止呕，方用四君子汤、旋覆代赭汤等加减治疗。具体分析发现，干呕多在饭后出现，且有纳差、胃痛，说明其脾虚胃气不通，失于和降，还有饮食停滞的情况。赵老在健脾降逆的同时，运用了大量的理胃气之品如枳实、木香、香橼、厚朴、牵牛子等。三诊时患者即感觉干呕明显减轻，再服则症状基本消失。这就是赵老常说的辨证清，用药明，疗效好。

【案四】罗某某，男，52 岁。2014 年 6 月 26 日初诊。

主诉：反复呕吐伴纳呆 7 年余，加重 1 个月。

现病史：7年前因饮食不规律出现恶心、呕吐、不能进食，于当地医院治疗后稍缓解（诊断及治疗不详），出院后稍有进食不慎即出现呕吐，不能进食。1年前因呕吐剧烈于当地医院住院治疗期间，医生建议患者绝对卧床，并给予导尿，结果患者活动时忘记导尿管，造成拉扯后尿道黏膜撕裂伤，拔出尿管后遗留尿潴留，小便失禁；恶心、呕吐依然。无奈出院后经当地诊所间断给予止吐、补充维生素维持治疗。1个月前恶心、呕吐再次加重，于新乡医学院住院查胃镜示：慢性浅表性胃炎，HP（++），经抗HP治疗后症状略好转。5月22日再次复查胃镜：食管黏膜白斑；食管间质瘤。3日前再次出现呕吐，不能进食，发病以来患者消瘦明显，近1个月体重下降约5kg（现身高1.75m，体重45kg）。今慕名而来就诊。

现在症：消瘦明显，身高1.75m，体重90kg，呈恶病质状态。恶心，频繁作呕，呕而声高，呕吐物为黄色胃内容物，进食后呕吐加重，口干苦，大便干，3日未行，小便不畅，小腹胀满，乏力，心慌，心悸，患者已有轻生之意。舌红苔白厚，脉弦细。

诊断：中医：呕吐（胆虚胃热）。西医：慢性浅表性胃炎；食管间质瘤。

治法：清热燥湿健脾。

主方：温胆汤合四君子汤加减。

方药：橘皮10g，姜竹茹10g，生姜10g，党参10g，炙甘草10g，姜半夏10g，茯苓20g，黄连5g，苏叶5g，大枣5枚，炒白术10g。3剂，水煎服，每日1剂，早晚温服。

因患者消瘦明显，体力匮乏，收入院治疗，给予泮托拉唑、氨基酸、水溶性维生素、脂溶性维生素输液，同时配合上述中药口服。

二诊：呕吐止，进食量少，小便失禁，下腹部胀满，彩超提示：尿潴留。舌质红，但白厚苔已化，脉弦细。上方加砂仁（后下）5g，藿香5g，冬葵子10g，石韦10g，瞿麦10g，泽泻30g，三七粉3g（冲服）。4剂，水煎服，每日1剂，早晚温服。

三诊：无呕吐，可少量进食，但进食冷凉后上腹部痞满，舌淡红，苔根黄厚，脉弦细。出院继服中药。方药：黄连6g，干姜10g，黄芩10g，炙甘草5g，川朴10g，枳实10g，姜竹茹15g，橘皮15g，党参20g，炒白术20g，茯苓20g，姜半夏10g。3剂，水煎服，每日1剂，早晚温服。

四诊：无呕吐，无恶心，能少量进食软食，大便3日1次，仍干。上方加焦三仙各10g，酒大黄6g，火麻仁15g。4剂，水煎服，每日1剂，早晚温服。守上方进食7剂时，呕吐止，精神可，能进食普通食物，嘱患者出院回家服药调养，门诊复查。

出院1月余，因夏秋之交劳累加之进食不洁食物后再次呕吐，给予一诊方3剂并配合吴茱萸散敷涌泉穴后呕止，给予黄连6g，干姜10g，黄芩10g，炙甘草5g，川朴10g，枳实10g，竹茹15g，橘皮15g，党参20g，炒白术20g，茯苓20g，姜半夏10g，酒大黄6g。服用30剂后，患者生活、劳动如常，精神焕发。

主方方义：温胆汤具有燥湿化痰、清热除烦之功效，主治胆虚痰热上扰之证。四君子汤健脾益气，两方共奏清热燥湿健脾之功。

按语：呕吐一证临床多见，但是像该案患者持续7年之久的病例临床少见。食管间质瘤常有吞咽困难、低热、乏力、消瘦等临床表现，治疗方面一般以手术为主。该患者症状出现较早，但确诊较晚。其突出表现为呕吐、消瘦。赵老根据舌脉和临床表现辨证为胆虚胃热，先以温胆汤治之，后加四君子汤健脾，标本兼治。在该病的治疗上饮食习惯至关重要，稍有不慎，即可发病。故嘱其戒除烟酒，忌辛辣、过热过冷食品，配合治疗。

十、泄泻

【案一】陈某某，女，58岁。2014年11月21日初诊。

主诉：大便溏泄半年。

现病史：6个月前，感觉右侧乳房疼痛，即到省肿瘤医院就诊，诊断为乳腺癌。遂住院手术切除，术后经化疗1个月后出院。出院后感觉神疲乏力，纳差，逐渐出现大便溏泄，每日2~3次，曾服“补脾益肠丸”，便溏时轻时重，今慕名而来就诊。

既往史：3月行乳腺癌切除术。

现在症：大便溏泄，每日2~3次，面色萎黄，神疲乏力，纳差，眠差，舌质暗，苔白厚腻，脉沉细小。

诊断：中医：泄泻（脾肾两虚）。西医：慢性肠炎。

治法：健脾补肾，止泻。

主方：参芪合参苓白术散加减。

方药：黄芪30g，党参10g，炒白术15g，猪苓10g，当归10g，白扁豆30g，熟地黄10g，木香10g，砂仁（后下）10g，苏叶10g，白花蛇舌草30g，蚤休10g，柴胡10g，葛根30g，升麻10g，甘草10g。7剂，水煎服，每日1剂，早晚温服。

二诊（11月28日）：服药后便溏次数减少，每日1~2次，精神较前好转，按上方加补骨脂10g，肉豆蔻10g。7剂，水煎服，每日1剂，早晚温服。

三诊（12月5日）：服药后大便基本正常，每日1次，但仍不成形，面色好转，由萎黄转为红润，眠差。按上方去白花蛇舌草、蚤休，加五味子10g。7剂，水煎服，每日1剂，早晚温服。

四诊（12月12日）：自述服药后大便每日1次，面色红润，精神及睡眠较前好转。舌苔白，脉沉细。调整处方，巩固疗效。方药：黄芪30g，党参10g，炒白术15g，猪苓10g，当归10g，赤白芍各15g，熟地黄10g，砂仁10g，白花蛇舌草30g，蚤休10g，柴胡10g，葛根30g，升麻10g，甘草10g。7剂，水煎服，每日1剂，早晚温服。

主方方义：参芪温内卫外，亦补脾肾；参苓白术散健脾益气，利湿止泻，主要用于大便溏泄，身体消瘦，脘腹胀满，精神倦怠，四肢无力。似专为本案所设，对本病，疗效甚好。

按语：该患者经手术及化疗后，正气不足，胃肠功能紊乱，导致脾胃虚衰，不能受纳水谷和运化精微，水谷停滞，清浊不分，混杂而下，

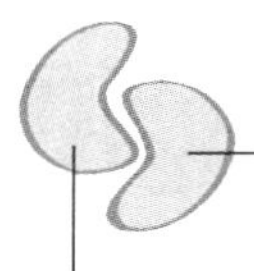

遂成泄泻。主方用参苓白术散加减，方中柴胡取其升举阳气之功；葛根能升发清阳，鼓舞脾胃阳气上升，而有止泻作用；升麻长于升举脾胃清阳之气，适用于中气下陷所致的倦怠久泻等症。此三味药物，赵老在临床上常用，主要取其升举阳气之功。赵老常说，药物的功效不但要知其一二，而且要知其三四，只有这样，医生才能在临床上全面合理用药并取得好的疗效。

【案二】韩某某，女，79岁。2015年5月12日初诊。

主诉：大便溏泄、里急后重一年余。

现病史：1年前无明显原因出现大便溏泄，每日3~4次，伴有里急后重，每晚9时左右严重。即到医院诊治，胃镜示：慢性胃炎。电子肠镜示：正常。曾服助消化药物和止泻药物，症状时轻时重。也曾服中药汤剂治疗，效果欠佳。今慕名而来就诊。

既往史：冠心病史，心脏放支架6年；贫血史；服“安定”1年（每晚1片）。

现在症：大便溏泄，里急后重，每日3~4次，乏力，纳差，畏寒怕冷，头晕，眠差，舌质暗红，苔白厚，脉沉细弱。

诊断：中医：泄泻（脾气虚）。西医：慢性胃肠炎。

治法：益气养心，健脾止泻。

主方：参苓白术散加减。

方药：党参10g，茯苓30g，车前草30g，金樱子20g，炒白术10g，炒山药30g，芡实20g，莲子肉3g，五味子10g，补骨脂10g，诃子肉10g，炒大黄3g，炙甘草6g。7剂，水煎400mL，每日1剂，早晚分服。

二诊（5月19日）：服药后大便溏泄减轻，余症同上。按上方去炒大黄，加炒白芍30g，炙甘草加至10g。7剂，水煎服，每日1剂，早晚分服。

三诊（5月26日）：服上药后便溏次数减少，每日2~3次，余症同上。调整处方，加强健脾止泻安神之功。方药：党参10g，麦冬10g，五味子10g，炒白术10g，炒槟榔10g，补骨脂10g，诃子10g，芡实10g，木香

10g，黄芪 15g，肉豆蔻 10g，远志 10g，合欢花 30g，炙甘草 10g。7 剂，水煎 400mL，每日 1 剂，早晚分服。

四诊（6 月 2 日）：服上药后，便溏次数减少，每日 1~2 次，里急后重消失，感觉大便顺。按上方加肉豆蔻 10g。7 剂，水煎 400mL，每日 1 剂，早晚分服。

五诊（6 月 9 日）：患者自述现在大便稍成形，每日 1 次，力增，精神好转。调整处方，巩固疗效。方药：党参 10g，麦冬 10g，五味子 10g，炒白术 10g，炒槟榔 10g，补骨脂 10g，诃子 10g，芡实 10g，木香 10g，黄芪 15g，肉豆蔻 10g，炒山药 30g，远志 10g，合欢花 30g，炙甘草 10g。30 剂，水煎 400mL，每日 1 剂，早晚分服。

主方方义：参苓白术散健脾益气，渗湿止泻。患者年近八旬，脾虚及肾，故久泻年余。主方加水陆二仙丹补肾固涩，再加五味子、补骨脂加强固涩之力。方中炒大黄即是通因通用之意。

按语：泄泻一证，临床多见。该患者年事已高，病史较长，又有心病史，辨证时就要考虑心病的因素。心属火，脾胃属土，母病及子，可致胃肠病变。这也是初诊用药的考虑。初诊用炒大黄，即通因通用之意。二诊时症状改善不明显，赵老遂加强止泻之力。三诊症状虽有改善，但仍不理想。究其原因乃养心之力强而健脾之力较弱。赵老调整处方，加强健脾止泻之力，四诊时症状已基本消失。赵老经常强调遣方用药如用兵，要细致分析临床各种症状，如其有里急后重的症状，就要考虑有虚中带滞的病机。临证详辨，才能有好的疗效。

【案三】穆某，女，38 岁。2014 年 5 月 9 日初诊。

主诉：腹泻、胃痛 10 余年。

现病史：10 余年前因过食寒凉之品，出现胃痛，大便稀溏，每日 3~4 次，下坠，并伴有肛门疼痛。遂到当地医院求治，给予止泻药物（具体不详）口服，便溏痊愈。之后每遇食寒凉之品，即出现之前的症状，多治不效。后到当地医院求治，胃镜提示：浅表性胃炎，经治疗后，症状减轻。此后症状时轻时重，今慕名而来就诊。

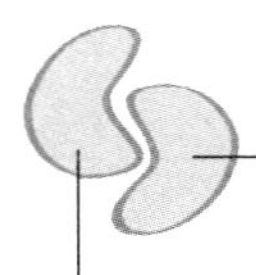

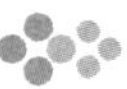

既往史：浅表性胃炎。

现在症：大便溏泄，每日4~5次，时有下坠，肛门疼痛，胃脘疼痛、胀满，烧心，舌苔白厚腻，脉弦细。

诊断：中医：泄泻（脾肾气虚）。西医：浅表性胃炎、慢性肠炎。

治法：健脾补肾，涩肠止泻。

主方：四君子汤、四神丸、芍药甘草汤合水陆二仙丹四方组合加减。

方药：党参10g，炒白术20g，茯苓20g，炒白芍30g，芡实20g，金樱子15g，五味子10g，补骨脂10g，吴茱萸6g，煨肉豆蔻10g，炒大黄6g，炒槟榔10g，炒白芍30g，甘草10g。7剂，水煎服，每日1剂，早晚分服。

二诊（5月16日）：服药后便溏明显减轻，大便每日1次，胃脘舒适，现烧心不减，按上方去炒白芍、炒大黄，加黄连6g，煅瓦楞子30g。14剂，水煎服，每日1剂，早晚分服。

三诊（5月30日）：服药后便溏继续好转，烧心减轻，下坠、肛门疼痛消失，余症同前。按上方去黄连继服。14剂，水煎服，每日1剂，早晚分服。

四诊（6月13日）：服药后大便软，基本成形，每日1次，胃脘痛未发，舌质暗，苔白，脉细弱。调整处方，巩固疗效。方药：党参10g，炒苍白术各10g，砂仁（后下）10g，茯苓20g，煅瓦楞子30g，乌贼骨30g，炒山药30g，浙贝母10g，高良姜6g，制香附10g，补骨脂10g，炒神曲10g，甘草10g。14剂，水煎服，每日1剂，早晚分服。

五诊（6月27日）：诸症基本消失，大便每日1~2次，按上方加豆蔻10g。再服30剂，水煎服，每1剂，早晚分服，巩固疗效。

主方方义：四君子汤具有健脾益气之功效，主治一切脾胃气虚之证；四神丸具有补肾涩肠止泻之功，治疗久泄不止之证；芍药甘草汤缓急止痛。三方共奏健脾补肾，涩肠止泻之功。

按语：泄泻是常见病，“泄者，大便溏清，泻者大便直下，略有轻重，总是脾虚”（《明医指掌》）。本案为过食寒凉之品，损伤胃肠，因治

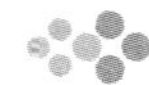

疗不及时，不系统，久泻伤气，损伤脾肾之气，温煦运化之力匮乏，导致饮食不化，清浊不分而下，则便溏难愈。治疗上古代医籍记载有九法，即淡渗、升提、清凉、疏利、甘缓、酸收、燥脾、温肾、固涩。赵老认为该患者病程久，久泄伤气，故以健脾补肾为主，以四君子汤配以补肾之品，久泄得愈。

【案四】孙某某，女，37岁。2014年12月11日初诊。

主诉：大便溏泄2年。

现病史：2年前无明显原因出现每晨起即大便，大便质稀溏泄，到一诊所就诊，给予“补脾益肠丸”口服，溏泄稍减。时轻时重，逐渐出现时有多汗，活动后汗出增多，且感疲乏，汗后身凉。今欲请中医治疗，故慕名而来。

现在症：大便溏泄，自汗出，活动后加重，身凉，时有牙龈出血，舌质暗红，苔白，脉细。

诊断：中医：泄泻（脾肾两虚）。西医：慢性结肠炎。

治法：健脾益气，补肾止泻。

主方：参苓白术散合四神丸加减。

方药：黄芪30g，党参10g，炒白术10g，茯苓30g，柴胡10g，升麻10g，生白芍10g，青陈皮各10g，炙甘草10g，葛根30 g，山药30g，补骨脂10g，肉豆蔻10g，吴茱萸5 g，五味子10g。7剂，水煎服，每日1剂，早晚分服。

二诊（12月18日）：服药后便溏减轻，精神好转，力增，余症同上。按上方加厚朴10g。7剂，水煎服，每日1剂，早晚分服。

三诊（12月25日）：服药后仍便溏，但感觉每晨起大便时间稍错后。按上方去青陈皮，加干姜5g。7剂，水煎服，每日1剂，早晚分服。

四诊（1月5日）：此次服药后，大便稍成形，感觉较前大有好转，腹痛，腹胀减轻。按上方继服，巩固疗效。方药：黄芪30g，党参10g，炒白术10g，茯苓30g，柴胡10g，升麻10g，生白芍10g，干姜5g，炙甘草10g，葛根30 g，山药30g，补骨脂10g，肉豆蔻10g，吴茱萸5g，五味子10g。30剂，水煎服，每日1剂，早晚分服。

主方方义：参苓白术散健脾益气，和胃渗湿，主治脾胃气虚挟湿之证。四神丸温肾、暖脾、止泻，治疗脾肾虚寒的泄泻。两方合用共奏健脾益气、补肾止泻之功。

按语：此案为脾肾两虚引起的泄泻，《景岳全书》指出："肾为胃关，开窍于二阴，所以二便之开闭，皆肾脏所主，今肾中阳气不足，则命门火衰，……阴气极盛时，则令人洞泄不止也。"明确指出了肾虚引起泄泻的病因病机，赵老用参苓白术散合四神丸加减，方中用柴胡、升麻、葛根是取其升举阳气之意，因久泄必有中气下陷。这也是赵老临床常用的三味升举阳气之品。

【案五】王某某，女，68岁。2015年5月26日初诊。

主诉：腹泻，腹痛4年。

现病史：4年前因饮食不慎出现泄泻、腹痛，自服"黄连素片"，症状不减，遂到医院就诊，经肠镜检查示：慢性溃疡性结肠炎。医生予"补脾益肠丸"等药口服，症状减轻。后经中西药物口服，灌肠治疗，腹泻等症状时轻时重，今欲求彻底治疗，慕名而来就诊。

现在症：腹痛，晨起腹泻，质稀，夹有黏液，每日3~4次，伴乏力，口干，舌质淡，苔白，脉沉弦细小。

诊断：中医：泄泻（脾肾气虚型）。西医：慢性溃疡性结肠炎。

治法：健脾补肾，涩肠止泻。

主方：真人养脏汤加减。

方药：黄芪30g，党参10g，苍术15g，白术15g，肉豆蔻10g，诃子肉10g，茯苓15g，车前草30 g，芡实20g，金樱子15g，五味子10g，炒山药30g，补骨脂10g，白及10g，煅龙牡各30g，炒白芍30g，山楂炭15g，木香10g。7剂，水煎400mL，每日1剂，早晚分服。

二诊（6月2日）：大便每日2次，睡眠正常，便前小腹隐痛，便后则痛减。按上方去煅龙牡、山楂，加川楝子10g，延胡索10g，炒蒲黄10g。7剂，水煎服，每日1剂，早晚温服。

三诊（6月9日）：大便前腹痛减轻，大便溏泄每日1~2次，按上方继服。7剂，水煎服，每日1剂，早晚温服。

四诊（6月16日）：腹痛减轻，大便溏，每日1~2次。调整处方，巩固疗效。方药：黄芪30g，党参10g，苍术15g，白术15g，猪苓15g，芡实20g，金樱子15g，五味子10g，炒山药30g，补骨脂10g，白及10g，炒蒲黄10g，炒白芍30g，山楂炭15g，诃子肉10g。30剂，水煎服，每日1剂，早晚温服。

主方方义：真人养脏汤具有温中补虚，涩肠止泻的功能。主治泄痢日久、脾肾虚寒之泄泻日久、倦怠乏力等症。

按语：慢性溃疡性结肠炎是临床常见病、多发病，一般发病时间长，治疗周期长，影响因素多，故属难治性疾病。赵老在临床上治疗该病认为，脾虚湿盛，肾虚肝郁为基本病机，古云："湿盛则濡泄。"湿为阴邪，易侵脾胃，而致运化不利，气机升降失司，不能泌别清浊，而生泄泻；内伤病因以脾虚为主，脾主运化升清气，脾虚清气不升，酿为湿患，流注于大肠，或便溏，或大便秘结不畅。虽然泄泻与脾虚关系密切，但与肝肾的关系也不可小觑。肝主疏泄，肾主封藏。恼怒伤肝，则木能克脾土，而生泄泻；肾主封藏，色欲伤肾，则失封闭之权而成泄。在治疗上，赵老认为健脾化湿是主法，而温肾抑肝亦不可忽视。赵老指出，健脾药多甘温，过久服用易滋腻碍胃，可适当加入木香、陈皮等行气化浊之品，常事半功倍。慢性溃疡性结肠炎病程久，多迁延难愈，易转化为肾阳虚证，故病久或老年患者应加温肾补肾之剂。

十一、腹痛

常某某，女，29岁。2014年9月26日初诊。

主诉：腹痛3个月，耳鸣1年余。

现病史：3个月前因与人吵架后出现左下腹疼痛，脐周偏左痛甚。即到医院求治，经胃镜显示：慢性浅表性胃炎，胃溃疡。医生予"胃康灵、元胡止痛片”等药，疼痛稍减，但至今未消除，今慕名而来就诊。

现在症：左腹疼痛，耳鸣，目昏，目涩，目痛，失眠，时而手麻，大便正常，月经正常，舌质暗红，苔薄，脉弦。

诊断：中医：腹痛（肝郁气滞）；耳鸣（肝阳上亢）。西医：慢性浅表性胃炎。

治法：疏肝理气，平肝潜阳，止痛。

方药：柴胡10g，川楝子10g，延胡索10g，当归10g，炒白芍30g，赤芍15g，龙胆草6g，焦栀子10g，蝉蜕10g，生磁石（另）6g，枸杞子10g，黄芪30g，生自然铜（另）6g。7剂，水煎服，每日1剂，早晚分服。

二诊（10月10日）：服上药后，耳鸣减轻，仍腹痛，余证同前。按上方加白及10g，白芍10g，甘草10g。7剂，水煎服，每日1剂，早晚分服。

三诊（10月17日）：药后耳鸣继减，腹痛亦减，仍有目涩。按上方加青葙子10g，黄芪减为10g。7剂，水煎服，每日1剂，早晚分服。

四诊（10月24日）：耳鸣、腹痛、目涩均基本消失，失眠好转。调整处方，巩固疗效。方药：柴胡10g，川楝子10g，延胡索10g，当归10g，炒白芍30g，赤芍15g，龙胆草6g，焦栀子10g，远志10g，生磁石（另）6g，枸杞子10g，黄芪10g，青葙子10g。7剂，水煎服，每日1剂，早晚分服。

按语：本案患者属年轻人，多种慢性病，但症状表现一般。腹痛在《医宗必读》论述得非常详细，李中梓曰：“腹痛分为三部，脐以上痛者为太阴脾；当脐痛者为少阴肾；少腹痛者为厥阴肝及冲、任、大小肠。”该患者疼痛部位在少腹，大便正常，月经正常，应排除冲、任、大小肠，故病在厥阴肝。治以疏肝理气，平肝潜阳，止痛，方药中原方的前6味疏肝理气，活瘀法治其腹痛，继之5味是滋肾阴潜肝阳以治耳鸣。加黄芪益气解表，托疮生肌以治胃溃疡。外用生自然铜，生磁石各取半，分成7份，用细布包裹，每晚塞于耳窝（耳道口），次日晨起取出，以加强镇静安神之功。

耳鸣一证，多因气血不足，宗脉亏虚，风邪乘虚随脉入耳内，与气

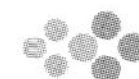

相搏，故作耳鸣。此证分虚实两类，实证多由痰郁化火，或肝火上冲所致。耳鸣如蛙鸣、如水潮、暴鸣声大，宜清肝泻火，常用龙胆泻肝丸加减。虚证多因肝肾亏虚或中气下陷，多见于虚人、老人。耳鸣如蝉鸣、如箫声、声细而常鸣，治以滋阴补肾，常用六味地黄丸加减。审该患者病因，赵老辨证为肝郁气滞，肝阳上亢，药物以内服外用并施，病得痊愈。

十二、胃癌

王某某，男，71岁。2015年3月5日初诊。

主诉：纳差、乏力3个月余，燥热1个月。

现病史：纳差、乏力、消瘦3个月，体重下降10kg。伴有烧心，吐酸，口干，在当地诊所治疗，服用“雷贝拉唑”等药后吐酸稍缓解。近1个月来出现周身燥热，夜晚睡觉欲掀衣去被。至4日前到省医院就诊，经胃镜检查确诊为胃癌。CT检查提示：腹腔淋巴结转移，肝转移，肺转移。建议请中医治疗。今慕名而来就诊。

现在症：纳差，乏力，周身燥热，欲掀衣去被，烧心，吐酸，口干，大便干，半月未行，纳食少，四肢不温，形体瘦弱，语音低微，头倾视深，气短声低，舌质淡红瘦小，苔中根部黄厚腻，脉细数。

诊断：中医：胃岩（脾胃气虚，阳明虚热）。西医：胃癌多脏器转移。

治法：健脾益气，和胃润便，抗癌。

主方：四君子汤、玉屏风散、瓦甘散、枳术丸加白花蛇舌草、蚤休、半枝莲等抗癌之品。

方药：黄芪30g，西洋参10g，炒白术10g，猪苓10g，木香10g，砂仁（后下）10g，枳实10g，厚朴10g，白花蛇舌草30g，蚤休10g，半枝莲10g，冬凌草30g，煅瓦楞子30g，甘草10g，炒鸡内金10g。7剂，水煎服，每日1剂，早晚分服。

二诊（3月12日）：服上药后体力好转，仍周身热，四肢冷，纳食差。方药：西洋参10g，黄芪30g，麦冬10g，生石膏10g，西滑石10g，生山药30g，知母10g，淡竹叶10g，肉苁蓉30g，郁李仁10g，火麻仁10g，白花蛇舌草30g，炙甘草10g，石斛10g，川牛膝10g。14剂，水煎服，每日1剂，早晚分服。

饮食调摄：苹果汁、梨汁、藕汁、荸荠汁配合山药炖汤，每次30~50mL，频服。

三诊（3月26日）：服上药后周身燥热减轻，大便仍干，2日1解，烧心、吐酸、口干减轻。按上方继服。14剂，水煎服，每日1剂，早晚分服。

四诊（4月9日）：服药后烦热，口干渴，大便干好转，仍纳差，双下肢轻度浮肿。加重健脾利水、理气和胃之功。方药：黄芪30g，西洋参10g，炒白术15g，茯苓30g，猪苓30g，泽泻10g，车前草30g，半枝莲10g，半边莲10g，白花蛇舌草30g，焦三仙各10g，炒鸡内金10g，牵牛子6g，大腹皮30g，陈皮10g。7剂，水煎服，每日1剂，早晚分服。

五诊（4月16日）：服药后食欲增加，下肢水肿消失，自述近几日精神好转，力量增加。调整治以益气抗癌为主，佐以和胃理气。方药：黄芪30g，西洋参10g，炒白术10g，猪苓10g，枳实10g，白花蛇舌草30g，半枝莲10g，冬凌草30g，佛手10g，炒鸡内金10g，火麻仁10g，煅瓦楞子30g，甘草10g。14剂，水煎服，每日1剂，早晚分服。

六诊（4月30日）：自述饮食增加，精神好转，大便仍干，2日1次，烧心、周身燥热减轻，舌质淡红，苔白稍厚，脉沉细无力。继续服药，按上方30剂，水煎服，每日1剂，早晚分服。

主方方义：四君子汤益气健脾，主治一切脾胃气虚之证；玉屏风散益气固卫，治疗表虚之证；瓦甘散抑酸制酸；枳术丸健脾消痞，主治脾胃虚弱、饮食停滞之证。四方合用加抗癌之品，共奏健脾益气、和胃润便、抗癌之功。

按语：该患者是胃癌转移者，发现时间短，但是已经失去手术机会，医生建议中药治疗。中医治疗该病，一般采用攻补兼施的原则，但是先补后攻、先攻后补、攻补兼施，需根据临床表现来判断。赵老认为应以

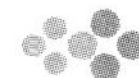

“补”为主，稍佐抗癌之品。因为此类患者多为年长之人，确诊时已经到了晚期，此期患者多表现为虚实夹杂、寒热错杂之证，但总以气血俱虚为主。对于胃癌患者的治疗，饮食调护也很重要，赵老的“五汁饮”（苹果汁、梨汁、藕汁、荸荠汁、山药汁），有滋阴养胃的功效，临床可对症运用。

【案二】王某某，男，82岁。2014年7月4日初诊。

主诉：胃脘胀满、疼痛30余年，加重20余日。

现病史：30余年前出现纳差，胃脘胀满，疼痛，呃逆。经中西药物治疗，症状减轻，未进行系统治疗。近20日加重，随即到新密市医院就诊，经胃镜检查显示：胃窦癌（幽门梗阻），患者和家属拒绝手术，今慕名而来寻中医治疗。

现在症：胃脘胀满，疼痛，纳呆，呃逆，烧心，大便干，色黑，舌质淡，苔黄厚腻，中裂，脉弦细小。

诊断：中医：胃岩（脾胃虚弱）。西医：胃癌。

治法：健脾益气，和胃止痛，抗癌。

主方：香砂六君子汤合当归补血汤加味。

方药：黄芪30g，党参10g，炒白术10g，猪苓10g，当归10g，生白芍20g，木香10g，砂仁（后下）10g，香橼10g，姜半夏10g，焦三仙各10g，鸡内金10g，地榆炭30g，白花蛇舌草30g，枳实6g，苏梗10g。7剂，水煎服，每日1剂，早晚分服。

二诊（7月11日）：服药后呃逆明显减轻，有食欲。按上方去枳实、苏梗，加三七粉（冲）3g。7剂，水煎服，每日1剂，早晚温服。

三诊（7月18日）：胃脘胀满减轻，午后烧心重，黑便色减。方药：黄芪30g，党参10g，炒白术10g，猪苓20g，当归10g，生白芍10g，木香6g，砂仁（后下）6g，柴胡6g，葛根10g，仙鹤草15g，升麻10g，地榆炭10g，煅瓦楞子20g，甘草10g，薏苡仁20g，防风10g。7剂，水煎服，每日1剂，早晚温服。

四诊（7月25日）：胃胀续减，饮食增加，食欲好，仍大便干，1周

1次。按上方加肉苁蓉30g，7剂，水煎服，每日1剂，早晚温服。

五诊（8月1日）：精神食欲好，大便2日1次，时有烧心。按上方去生白芍、防风，加吴茱萸10g。7剂，水煎服，每日1剂，早晚温服。

六诊（8月8日）：大便正常，双下肢水肿。方药：黄芪30g，党参10g，炒白术10g，猪苓10g，茯苓30g，泽兰10g，车前子（另包）30g，防己10g，半边莲30g，白花蛇舌草30g，蚤休10g，柴胡6g，升麻10g，葛根10g，甘草10g。7剂，水煎服，每日1剂，早晚温服。

七诊（8月15日）：服上药后，双下肢水肿消失，舌苔黄厚，有齿痕，脉沉。按上方去茯苓、泽兰、车前子、防己、半边莲，加木香10g，砂仁（后下）6g，白豆蔻10g，陈皮10g，姜半夏10g，半枝莲10g。7剂，水煎服，每日1剂，早晚温服。

八诊（8月22日）：症状基本消失，大便每日1~2次，苔黄厚，有齿痕。改益气健脾和胃法，以扶正，巩固疗效。方药：黄芪30g，党参10g，炒白术10g，云苓10g，木香10g，砂仁（后下）6g，香橼10g，姜半夏10g，白花蛇舌草30g，蚤休10g，甘草10g，炒山药30g。7剂，水煎服，每日1剂，早晚温服。

主方方义：香砂六君子汤是由益气健脾的四君子汤加味衍化而成的，有益气化痰、行气温中之功效。主治脾胃气虚、痰阻气滞诸证。如气虚乏力、腹胀消瘦等。究其癌症的发病原因是免疫功能低下，即中医学所谓"邪气所凑，其气必虚"之理。本案诊断是胃癌，脾胃气虚是发病的基础。而四君子汤益气健脾，治一切脾胃气虚证。所谓"治病必求其本"，在方中用当归补血汤，既能补气又能补血，加白花蛇舌草等清热解毒抗癌之品，加强补虚抗癌的作用。

按语：癌古称"岩"，古代医籍记载："岩者上高下深，岩穴之状……。"该患者年事已高，病情严重，发现时间短，但已到胃癌晚期，失去手术机会。辨证为脾胃虚弱，服7剂后，个别症状即有减轻，说明辨证准确。以前均是辨证用药，但脾胃虚弱是辨证核心，这也是赵老治疗癌症患者的基本思路。即补其虚，却其实，也是免疫疗法在治疗中的运用。再者，用药的精准也是建立在对药性的稔熟之上。比如在这个患者的治疗中，有半枝莲、半边莲，患者有双下肢水肿用半边莲，水肿消去半边莲改用半枝莲，虽一字之差的两种药物，临床功能则不同。二者虽同有清热解毒、活血化瘀、利尿之功。但半边莲偏于利尿，半枝莲偏于解毒活血。这也是临床基本功。

十三、便秘

【案一】李某某，女，43岁。2014年7月11日初诊。

主诉：大便干结半年，心慌胸闷5年。

现病史：半年前出现大便干结，4日1次，因无其他不适，未曾服药治疗。后听医生指导多吃蔬菜、水果等，大便可3日1次。也曾服用“麻子仁丸”等药治疗，有效。近3个月以来陆续出现烧心，胃脘胀满，双下肢肿胀。而且心慌、胸闷等症也加重，影响工作和生活，故慕名而来就诊。

既往史：心肌缺血；痔疮术后；慢性胃炎；咽炎。

现在症：便秘，4日1次，咽中不利，烧心，胃胀满，时有胸闷、胸痛，大腿部位紫斑，双下肢肿胀，舌质暗红，苔黄乏津，脉沉细。

诊断：中医：便秘（阳明燥热）；胸痹（气阴两虚）。西医：慢性胃炎；冠心病（心肌缺血）。

治法：先清热润燥，通便；后益气滋阴，养心。

主方：赵老自拟瓜蒌玄明方合生脉散加味。

方药：全瓜蒌（另包）30g，玄明粉（另包）10g，郁李仁10g，火麻仁10g，肉苁蓉30g，决明子6g，炒莱菔子15g，牵牛子6g，炒川大黄6g，炙甘草10g，7剂，水煎服，每日1剂，早晚分服。注：全瓜蒌用温水喷湿，然后与玄明粉充分混合，放置30min后，与其他药物共煎。嘱患者若服药大便稀，药物可减量。

二诊（7月18日）：服药后，大便每日2次，诸症减轻。现胸部不适，有时心慌，胃脘不适。调整处方，加重养心安神之品。全瓜蒌30g，郁李仁10g，火麻仁10g，柏子仁10g，酸枣仁20g，决明子6g，丹参30g，五味子10g，黄精30g，赤芍15g，川芎10g，甘草10g，生白芍10g。14剂，水煎服，每日1剂，早晚分服。

三诊（7月25日）：服药后，大便2日1次，双下肢肿胀消失。炒白术10g，枳实10g，厚朴10g，木香10g，砂仁（后下）10g，陈皮10g，姜半夏10g，云苓10g，黄连10g，桔梗10g，炙甘草10g，姜竹茹10g，焦三仙各10g。14剂，水煎服，每日1剂，早晚分服。

四诊（8月8日）：服药后，大便1~2日1次。党参10g，白术10g，茯苓10g，香橼10g，姜半夏10g，木香10g，砂仁（后下）6g，黄芩10g，黄连6g，桔梗10g，甘草6g。7剂，水煎服，每日1剂，早晚分服。

五诊（11月14日）：自述便秘继续好转，偶尔烧心，提重物感觉胸闷、心慌。调整处方，以治心为主。方药：党参10g，天冬10g，五味子10g，丹参30g，川芎10g，当归10g，炒白芍30g，熟地黄20g，柏枣仁各10g，阿胶10g（烊化），枸杞子10g，炙甘草10g，三七粉（外包冲服）3g，厚朴10g。7剂，水煎服，每日1剂，早晚分服。

六诊（11月21日）：服药后大便正常，消化功能正常，大腿紫斑痊愈，现偶有胸闷。方药：黄芪30g，当归10g，赤白芍各15g，川芎10g，党参10g，炒白术15g，柏枣仁各10g，黄精30g，枳实6g，降香10g，陈皮10g，炙甘草10g，猪苓10g。7剂，水煎服，每日1剂，早晚分服。

七诊（11月28日）：自述此次服药后，以上诸症痊愈，唯有心电图提示：心肌缺血存在，但无症状。调整处方，益气养阴为主。方药：党参10g，天冬10g，五味子10g，丹参30g，川芎10g，柏枣仁各10g，木香10g，砂仁（后下）10g，桔梗10g，厚朴10g，枳实10g，炒白术10g，青陈皮各10g，甘草10g。7剂，水煎服，每日1剂，早晚分服。

主方方义：瓜蒌玄明方是赵老多年临床经验方，对于热结阳明的难治性便秘疗效显著。其独特的炮制方法增强了清热通便之功。

按语：便秘是临床常见病、多发病，治疗不难。但该例属难治性便

秘，大便4日1次，且伴有心脏病变。赵老在临床上治疗难治性便秘，习惯用全瓜蒌加玄明粉，关键是再次进行炮制是其经验和特色。具体方法是：首先在取药时，把二药分开另包。先用温水把全瓜蒌喷湿，使其柔软（放置5min），然后把玄明粉充分撒其表面，使二者充分结合，30min后，入砂锅与其他药物共同煎煮，疗效甚好。本方中瓜蒌，甘寒、微苦，归肺、胃、大肠经，清热润肠通便，宽胸散结。除治胸痹，结胸，肺、肠、乳痈症外，也常用于肠燥便秘。玄明粉由芒硝风化而成，咸、苦、寒，归胃、大肠经，清热，泻下，软坚。治实热积滞，大便燥结症。二者均微苦寒，同归胃、大肠经。再用特殊的炮制方法，使二者苦寒相助，软坚清热润便之力更强。赵老称之为清解实热特效方。用此方加减治疗实热便秘和老年阴虚燥热便秘有特效，此法彰显了中药炮制后的特别疗效。

【案二】汪某某，男，80岁。2014年6月6日初诊。

主诉：便秘3年余。

现病史：3年前出现大便干结（无明显原因），4~5日1次，但靠药物排便，到本市肛肠医院就诊，予泻药黄帝清肠丸等药，能排便，但成水状泻，故来我院门诊求治。

既往史：有心律失常、早搏病史，哮喘病史。

现在症：大便干结，时有心慌，乏力，口干，舌质暗，苔白厚，脉结代，沉弦。

诊断：老年便秘（阴虚燥热）。

治法：滋阴润燥。

方药：全瓜蒌（包）20g，玄明粉（包）6g，郁李仁10g，火麻仁10g，肉苁蓉30g，炒莱菔子10g，炒麦芽10g，牵牛子6g，陈皮10g，炙甘草10g，黄精30g。4剂，嘱早一杯淡盐水，晚一勺蜂蜜。

二诊（6月13日）：大便正常，每日1次，但排便无力。按上方去陈皮，加补骨脂10g，枸杞子10g。7剂，水煎服，每日1剂。

三诊（6月20日）：大便正常，仍排便无力。按上方加苦参10g。7剂，

水煎服，每日 1 剂。

四诊（6 月 27 日）：大便正常，每日 1 次，排便无力减轻，胸闷、气喘减轻，改养心补肾法。太子参 10g，寸冬 10g，五味子 10g，瓜蒌仁 15g，杏仁 10g，橘红 10g，制半夏 10g，云苓 20g，补骨脂 10g，炒莱菔子 15g，苦参 15g，柏枣仁各 10g，肉苁蓉 30g，炙甘草 10g，远志 10g。7 剂，水煎服，每日 1 剂。若大便正常，照方继服 3 剂，巩固疗效。

【案三】张某某，女，15 岁。2015 年 1 月 16 日初诊。

主诉：大便干结伴左腹部绞痛 1 年余。

现病史：1 年前无明显原因出现便秘，最长时间 10 日排 1 次大便。常吃水果可 3 日左右排 1 次，平时常有左下腹部绞痛，时断时续。早晨或夜晚常出现恶心欲呕，影响到学业。遂到省医院求治，腹部 CT、B 超检查均提示正常。后经钡灌肠检查提示：乙状结肠冗长症。医生建议手术治疗，因恐惧手术而拒绝。今慕名而来，以求中医治疗。

现在症：大便干结（1 周未便），左腹部绞痛，时有恶心欲呕，纳呆，心烦急躁，眠差，口干，舌红苔黄燥厚，脉弦数。

诊断：中医：便秘（阳明热结）。西医：乙状结肠冗长症。

治法：清热润肠，通便，理气止痛。

主方：赵老经验方玄明粉瓜蒌汤、芍药汤合金铃子散。

方药：全瓜蒌（另包）20g，玄明粉（另包）6g，当归 10g，炒白芍 20g，黄芩 10g，黄连 6g，砂仁（后下）6g，木香 10g，炒大白 10g，炙甘草 10g，郁李仁 10g，川楝子 10g，延胡索 10g，甘松 10g，佛手 10g。7 剂，水煎服，每日 1 剂，早中晚温服。

二诊（1 月 23 日）：服药后，腹痛消失，大便 2~3 日 1 次，余症均减，舌质稍红，苔微黄，脉弦细。调整治法为健脾理气，润肠通便。方药：党参 10g，苍白术各 10g，炙甘草 6g，木香 10g，砂仁（后下）10g，全瓜蒌 20g，火麻仁 10g，郁李仁 10g，肉苁蓉 20g，佛手 6g，甘松 6g，青陈皮各 10g。7 剂，水煎服，每日 1 剂，早中晚分服。

三诊（1 月 20 日）：自述服上药 14 剂之后，所有症状基本消失。下一步治法调整为滋阴润便。方药：熟地黄15g，肉苁蓉20g，火麻仁10g，郁李仁10g，杏仁10g，炒麦芽15g，炒莱菔子10g，补骨脂10g，甘松10g，香橼10g，陈皮10g，炙甘草10g。14剂，水煎服，每日1剂，早中晚分服。

主方方义：玄明粉瓜蒌汤具有清热润肠通便的功能。芍药汤、金铃子散为理气止痛之剂。三方组合为治疗便秘腹痛的有效经验方。

按语：玄明粉瓜蒌汤是赵老治疗便秘特别是顽固性便秘的经验方，临床运用效果甚佳。本方中瓜蒌，甘寒、微苦，归肺、胃、大肠经，清热润肠通便，宽胸散结。除治胸痹，结胸，肺、肠、乳痈症外，也常用于肠燥便秘。玄明粉由芒硝风化而成，咸，苦，寒。归胃、大肠经。清热，泻下，软坚。治实热积滞，大便燥结症。二者均微苦寒。同归胃、大肠经。再用特殊的炮制法：先将瓜蒌喷潮湿，把玄明粉均匀地撒在瓜蒌上，使玄明粉均匀地沾在瓜蒌上，放置30min后，加中药煎煮。这样的炮制，使二者苦寒相助，软坚清热润便之力更强。赵老称之为清解实热通便特效方。用此方加减治疗实热便秘和老年阴虚燥热便秘有特效。赵老中药煎服法：先泡30min左右，煮开20min倒出，加开水煮15min倒出，再加开水煮10min倒出，三次药液混合为1日量。服药法：1剂药分2~3次温服。早上饭前，晚上饭后，睡前服。本案患者是青少年女性，来月经2年，已发育成人。因大便不通，气血紊乱，经常腹部绞痛难忍。故赵老用清解热秘方合芍药汤加减，共服4周，大便正常，腹痛止，病告痊愈。此法彰显了中药炮制后的特别疗效。

第二节　各科疾病

一、胁痛

【案一】成某某，女，50岁。2014年11月14日初诊。

主诉：胁肋胀满、疼痛1月余。

现病史：烧心泛酸多年，饮食稍有不慎即可出现，到某医院治疗，胃镜检查示：慢性浅表性胃炎，胃部有息肉，经中药治疗后烧心泛酸减轻。至1个月前出现两胁胀满、疼痛，恶心，到医院就诊，经肝功能检查：谷丙转氨酶、谷草转氨酶升高，黄疸指数升高（具体数字不详）。医生建议住院治疗，因工作原因，考虑门诊治疗，今慕名而来就诊。

既往史：慢性浅表性胃炎，胃部有息肉。

现存症：两胁胀满，疼痛，纳差，恶心，烧心泛酸，舌质暗红，苔白厚，脉弦细。

诊断：中医：①胁痛（肝胃不和）；②痞满（脾虚胃滞）。西医：慢性浅表性胃炎。

治法：疏肝和胃，化滞除满。

主方：柴胡疏肝散合枳术丸加减。

方药：柴胡10g，郁金10g，炒白术10g，厚朴10g，枳实10g，砂仁（后下）6g，香附10g，炒鸡内金10g，板蓝根30g，五味子10g，丹参10g，垂盆草10g，姜竹茹20g，甘草10g。7剂，水煎服，每日1剂，早晚分服。

二诊（11月21日）：服药后两胁胀满、恶心明显减轻，仍时有烧心泛酸，按上方加黄连5g，吴茱萸3g，煅瓦楞子30g，去板蓝根、丹参。7剂，水煎服，每日1剂，早晚分服。

三诊（11月28日）：两胁胀满、恶心继续减轻，烧心泛酸亦减。按上方加槟榔10g。7剂，水煎服，每日1剂，早晚分服。

四诊（12月5日）：服药后两胁胀满、恶心基本消失。调整处方，巩固疗效。柴胡10g，郁金10g，炒白术10g，厚朴10g，枳实10g，白芍10g，砂仁（后下）6g，香附10g，焦三仙各10g，炒鸡内金10g，五味子10g，垂盆草10g，甘草10g。7剂，水煎服，每日1剂，早晚分服。

主方方义：柴胡疏肝散为理气剂，具有疏肝理气、活血止痛的功能。主治肝气郁滞证，如胁肋胀痛、胸闷、嗳气、脘腹胀满等症，正如《内经》所云："木郁达之。"枳术丸健脾行气化滞。二方共奏疏肝和胃、化

滞除满之功。

按语：胁痛是临床常见病、多发病。对于胁痛古代医籍多有论述，张锡纯《医学衷中参西录》云："人之肝居胁下，其性属木，原喜调达，此因肝气虚弱不能调达，故郁于胁下作疼也。"该案患者的症状从烧心泛酸（胃病），到两胁胀满（肝病），在生理病理上是有联系的，胃属土，肝属木，土侮木而出现一系列临床症状。本着急则治其标的原则，以疏肝理气为主，和胃为辅，加解毒之品，故疗效显著。

【案二】朱某，男，23 岁。2015 年 12 月 29 初诊。

主诉：间断性剑突下及右胁肋部疼痛、胀闷不适 2 月余。

现病史：10 余年前确诊为病毒性肝炎（乙肝），曾长期住院治疗，抗病毒多药耐药。2 个月前，因饮食不慎后，出现剑突下及胁肋部疼痛，胀满，服用"清肝利胆口服液，奥美拉唑"等药物不效。实验室检查：HBV-DNA>106copies/mL；AST：96U/L；ALT：42U/L。欲寻中医治疗，故今慕名而来就诊。

既往史：乙肝 10 余年。

现在症：胁痛，胸闷，便溏，时有腰背痛，舌红边齿痕，苔黄厚，脉沉细。

诊断：中医：胁痛（肝胆郁热）。西医：病毒性肝炎（乙肝）。

治法：清肝利胆，清热解毒。

主方：赵老经验方解毒益肝汤加味。

方药：柴胡 12g，黄芩 10g，龙胆草 6g，白芍 10g，五味子 10g，猪苓 20g，板蓝根 30g，丹参 30g，败酱草 30g，丹皮 10g，虎杖 10g，川楝子 10g，延胡索 10g，甘草 10g。7 剂，水煎服，每日 1 剂，早晚分服。

二诊（2016 年 1 月 5 日）：服上药后胁痛明显减轻。按上方加三七粉 5g 冲服。7 剂，水煎服，每日 1 剂，早晚分服。

三诊（1 月 12 日）：服药后胁痛止，唯偶感腰背痛。柴胡 12g，黄芩 10g，板蓝根 30g，丹参 30g，五味子 10g，虎杖 10g，川楝子 10g，甘草 10g，猪苓 20g，杜仲 10g，川续断 30g。7 剂，水煎服，每日 1 剂，早晚分服。

四诊（1月19日）：自述胁痛未再发作，仍大便稀溏，每日1次。调整处方，以健脾为主。方药：党参10g，苍白术各10g，猪苓10g，厚朴10g，焦三仙各15g，炒鸡内金10g，香橼10g，陈皮10g，甘草10g，牵牛子6g。7剂，水煎服，每日1剂，早晚分服。

五诊（1月26日）：服上药后大便基本成形，胁痛未发，余无不适。舌淡红，苔薄白，脉沉细。从症状上看，已达到临床治愈标准，但是根据中医"见肝之病，知肝传脾，当先实脾"的理论，下一步治疗以健脾益气为法，巩固疗效，方药：党参10g，炒白术10g，猪苓20g，木香10g，砂仁（后下）6g，白豆蔻10g，山药30g，甘草10g。30剂，水煎服，每日1剂，早晚分服。

主方方义：赵老经验方解毒益肝汤由柴胡、黄芩、龙胆草、白芍、甘草、五味子、猪苓组成。具有解毒益肝的功能，主治因肝胆郁热引起的胁痛、胀满、纳差等。方中柴胡苦辛微寒，归肝胆经，有疏散退热、疏肝解郁之功，故为君；黄芩苦寒，清热燥湿，泻火解毒，用于痞满、黄疸、泻痢等。龙胆草苦寒，归肝胆经，清热燥湿。二者均能清泻肝胆实火，可助君药清肝解郁退热之力，故为臣；白芍苦酸甘微咸，归肝脾经，养血柔肝平肝止痛，有护肝不伤脾胃之功。猪苓甘淡平，利尿渗湿。五味子酸甘，性温有利胆作用。三者合用均有保护肝脏的作用，故为佐；甘草甘平，归心肺经，能助君臣、佐药之力，又能调和诸药，故为使药。全方配伍严谨，药少而精，共奏解毒益肝之功效。本方加减治疗肝胆郁热之胁痛（急、慢性肝炎，肝硬化等）有显著疗效。

按语：病毒性肝炎是临床常见病、多发病，大多迁延难愈，属中医"胁痛"范畴。该患者病程日久，多次反复发作，多次住院治疗。此次胁痛发作原因为饮食所伤，以致湿热之邪蕴结于肝胆，使肝胆失于疏泄条达，而引起胁痛。赵老说胁痛的发生主要责之于肝胆，其病因多为肝气郁结、瘀血停着、肝胆湿热、肝阴不足等。临床治疗上先用自拟"解毒益肝汤"加减治疗，后用四君子汤以善其后。胁痛的治疗除药物外，饮食及情志的调护亦至关重要，临证不可不知。

二、虚劳

【案一】戴某某，男，27 岁。2014 年 3 月 3 日初诊。

主诉：乏力，性功能低下 1 年余。

现病史：10 余年前有手淫史，结婚 4 年，1 年前无明显原因出现性功能低下，伴有乏力，畏寒怕冷，余无特殊不适。平素运用食疗方法保健，如山药、羊肾、羊鞭等，未曾服用药物治疗。今特请中医治疗，故慕名而来我院就诊。

既往史：有多年手淫的不良习惯。

现在症：性功能低下，伴乏力，畏寒怕冷，气短懒言，盗汗，舌质淡黄，苔白厚腻，脉沉细弱。

诊断：中医：虚劳（心肾两虚）。西医：性神经紊乱。

治法：养心补肾，升举阳气。

主方：生脉散合赵老验方加味三仙汤、升麻葛根汤加味。

方药：西洋参 10g，麦冬 10g，五味子 10g，枸杞子 10g，补骨脂 10g，巴戟天 10g，鹿茸（另包）4g，仙茅 10g，仙灵脾 10g，仙鹤草 10g，韭子 10g，柴胡 10g，葛根 10g，升麻 10g，炙甘草 10g。7 剂，水煎服，每日 1 剂，早晚分服。

二诊（3 月 10 日）：服药后，精神好转，盗汗减少。按上方加鹿角胶（另包）10g，砂仁（后下）10g，石韦 30g 。7 剂，水煎服，每日 1 剂，早晚分服。

三诊（3 月 17 日）：盗汗基本停止，精神好。按首方去葛根，加浮小麦 30g，阳起石 6g。7 剂，水煎服，每日 1 剂，早晚分服。

四诊：（3 月 24 日）：诸症均有好转，性功能有所提升。调整处方，巩固疗效，继服 1 个月。方药：西洋参 10g，寸冬 10g，五味子 10g，枸杞 10g，补骨脂 10g，巴戟天 10g，鹿茸（另包）4g，仙茅 10g，仙灵脾

10g，仙鹤草 10g，柴胡 10g，石韦 30g，葛根 10g，升麻 10g，阳起石 6g，炙甘草 10g。7 剂，水煎服，每日 1 剂，早晚分服。

主方方义：生脉散益气生津，敛阴止汗，主治气阴不足之气短懒言、汗出过多等症；加味三仙汤温肾壮阳，强筋骨，祛寒湿，治疗肾虚之性功能低下、乏力、畏寒怕冷等症；升麻葛根汤是赵老经验方，由升麻、葛根、柴胡组成，具有升举阳气的功能，主治脾阳虚证。

按语：虚劳一证又称虚损，是以气血阴阳亏虚、脏腑功能减退为主的多种慢性疾病。本案患者是性功能低下并伴有全身乏力，畏寒怕冷，盗汗等阴阳两虚之症状。赵老辨证为心肾两虚，治以养心补肾法。临床用药以其经验方三仙汤（仙茅、仙灵脾、仙鹤草）合生脉散为主方加味治疗。加味三仙汤温肾壮阳，强筋骨，祛寒湿，仙鹤草在这里主要取其补虚作用；生脉散益气生津，敛阴止汗。清代叶桂《临证指南医案》记载："若夫少壮及中年患此，则有色欲伤及肝肾而致者。……非峻补真元不可。"明代张介宾《景岳全书》也有论述："火衰者十居七八，火盛者仅有之耳。"说明治疗上多以壮阳之品为主，赵老亦强调治疗此类患者，在壮阳的基础上还应加入血肉有情之品，如是疗效更好。

【案二】李某某，男，34 岁。2015 年 3 月 27 日初诊。

主诉：神疲乏力 10 年。

现病史：从童年开始即出现畏寒、怕冷等症状，随着年龄的增长，上症没有减轻。曾到医院求治，经检查未发现异常情况，给予玉屏风散、健脾丸及中药汤剂治疗，症状时轻时重。工作后，压力增大，饮食也不规律，又出现一系列症状。由于影响到了工作，故慕名而来就诊。

现在症：神疲乏力，畏寒怕冷，腰部酸困，口干，口臭，健忘，腹胀，小便不利，大便溏泄，舌质暗，苔白厚腻，脉细弱。

诊断：中医：虚证（脾肾阳虚）。西医：亚健康体质。

治法：健脾补肾，温内卫外。

主方：玉屏风散、参芪、三仙汤（仙茅、仙灵脾、仙鹤草，为赵老经验方）加味。

方药：黄芪30g，党参10g，炒白术15g，猪苓10g，防风10g，桂枝6g，苏叶10g，高良姜10g，香附10g，柴胡6g，葛根20g，升麻10g，仙茅10g，仙灵脾30g，仙鹤草20g，甘草10g。7剂，水煎服，每日1剂，早晚分服。

二诊（4月3日）：服药后，畏寒怕冷、腰部酸困明显减轻，力增，腹胀减轻，仍便溏，余症同上，按上方加肉豆蔻10g，补骨脂10g。7剂，水煎服，每日1剂，早晚分服。

三诊（4月10日）：服上药后畏寒怕冷继续减轻，便溏明显减轻，现口臭、腹胀未减，按上方加枳实10g，厚朴10g。7剂，水煎服，每日1剂，早晚分服。

四诊（4月17日）：自述服药后大便已成形，已基本不感到寒冷，精神好。下一步拟调整处方，巩固疗效。方药：黄芪30g，党参10g，炒白术15g，猪苓10g，防风10g，枳实10g，厚朴10g，香附10g，柴胡6g，葛根20g，升麻10g，仙茅10g，仙灵脾30g，仙鹤草20g，甘草10g。7剂，水煎服，每日1剂，早晚分服。

主方方义：玉屏风散卫外固表，参芪配合加强其功能；三仙汤为补肾妙药；加上柴胡、葛根、升麻三味升举脾阳之剂，全方共奏健脾补肾，温内卫外之功。

按语：虚劳一证，有先天之虚和后天之虚，先天不足，后天失养（缺乏锻炼，加之生活不规律），易发虚劳。该患者是因脾肾两虚而发的神疲乏力、畏寒怕冷、便溏等症。脾虚则运化失司，水谷不化，清浊不分而下；肾虚则温煦温化功能降低，故四肢不温，畏寒乏力。赵老运用健脾补肾法，方用玉屏风散、参苏饮、参芪、三仙汤加减，使脾健肾补，四肢得温，精神好转，更用调理胃气之品，使脾胃健运，诸症得除。

【案三】李某某，女，35岁。2014年9月5日初诊。

主诉：头晕，腰膝酸软，脱发2年。

现病史：自幼身体虚弱，患多种疾病，如甲状腺功能低下、贫血、低血压等。至2年前出现头晕、腰膝酸软、脱发等，曾到医院检查，除

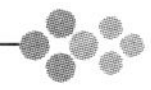

贫血外，未发现其他疾病。曾服中西药物治疗，症状改善不大，今慕名而来治疗。

既往史：甲状腺功能低下；贫血；低血压。

现在症：头晕，腰膝酸软，畏寒，腰腹部发凉，白发、脱发，乳房胀痛，月经前更甚，手心热，舌质暗红，苔白，脉沉细。

诊断：中医：虚劳（气血两虚）。西医：贫血；甲状腺功能低下。

治法：益气养血。

主方：归脾汤合四物汤加味。

方药：黄芪 30g，党参 10g，炒白术 15g，焦生地黄 10g，熟地 20g，炒山药 30g，炒白芍 30g，水牛角丝 10g，牡丹皮 15g，蒸首乌 30g，当归 10g，焦栀子 10g，仙鹤草 10g，墨旱莲 10g，侧柏叶 10g，黄精 30g，枸杞子 10g，炙甘草 10g，莲子心 10g。7 剂，水煎服，每日 1 剂，早晚温服。

二诊（9 月 12 日）：服上药后头晕、手心热止，余症同前，自述服上药后，大便溏泄，嘱把水牛角改为颗粒剂，若仍大便溏，可去水牛角，按上方去枸杞子。7 剂，水煎服，每日 1 剂，早晚温服。

三诊（9 月 17 日）：服上药后头晕、腰膝酸软减轻，仍感畏寒、腰部发凉。按上方加补骨脂 10g，炒杜仲 10g。7 剂，水煎服，每日 1 剂，早晚温服。

四诊（9 月 24 日）：自述近段感觉脱发减少，腰痛发凉减轻。按上方去女贞子，加阿胶珠 10g。14 剂，水煎服，每日 1 剂，早晚温服。

五诊（10 月 8 日）：患者叙述十一假期出去游玩未感觉劳累，自觉较前精神好，要求继续服药。调整方药，巩固疗效。黄芪 20g，生熟地黄各 10g，蒸首乌 30g，牡丹皮 10g，仙鹤草 10g，柴胡 10g，当归 10g，川芎 10g，炒白芍 30g，黄精 30g，墨旱莲 10g，阿胶珠 10g，炒杜仲 10g。30 剂，水煎服，每日 1 剂，早晚温服。

主方方义：方中用归脾汤益气健脾，补血养心；四物汤补血调血。两方合用共奏益气健脾、补血活血之功。对脾不统血、心脾气血亏虚、营血虚滞等均有好的疗效。

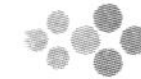

按语：虚劳一证，临床多见。古代医家对于虚劳有多种认识：“五劳、六极、七伤，即是虚劳证的总结，也有医家认为：“劳是过用其气，极则几于无气，其深浅不同。”张杲《医说》有论述：“夫众疾积聚，皆起于虚，虚生百病。”隋·巢元方《诸病源候论》：“虚劳里急，悸，衄，腹中痛，梦失精，四肢酸痛，手足烦热，咽干口燥，小建中汤主之。”该患者出现的一系列症状，寒热错杂，血虚可生热，气虚则有寒。赵老说：“五脏气不足，毛发则落。”所以在治疗上，以益气养血为主，适当加清热凉血之品，治其标。但在临床上治其本，是关键所在。

【案四】牛某某，男，60岁。2014年8月8日就诊。

主诉：乏力，消瘦伴胃脘不适2年。

现病史：2年前因胃脘不适，时有疼痛，伴消瘦乏力，遂到当地医院就诊，胃镜检查示：胃间质瘤，医生建议手术切除。遂入院治疗，先经口服及静脉给药治疗后，症状不减，即行手术切除，1个月后出院。之后身体逐渐消瘦，乏力甚，胃脘时有不适，常服中西药物治疗，效果不明显。今慕名而来就诊。

现在症：乏力，消瘦，胃脘不适，畏寒怕冷，饭前便后脐周痛，恶食寒凉、生冷食品，食则加重，舌质淡，苔白厚腻，脉沉细弱。

诊断：中医：虚劳（脾肾气虚）。西医：胃术后综合征。

治法：健脾补肾。

主方：参芪、四君子汤、玉屏风散、参苏饮、良附丸加减。

方药：黄芪30g，人参6g，炒白术15g，猪苓20g，防风10g，苏叶10g，葛根10g，木香10g，砂仁（后下）10g，高良姜10g，香附10g，补骨脂10g，枸杞子10g，升麻10g，甘草10g。7剂，水煎服，每日1剂，早晚温服。

二诊：自述服上药后，诸症减轻，力增，特别是脐周痛减轻明显，按上方去砂仁、木香，加白豆蔻10g，薏苡仁30g，柴胡6g，桂枝6g，炒白芍20g。14剂，水煎服，每日1剂，早晚温服。

三诊：服上药后，精神好转，脐周痛基本消失，较前力增，纳食增加，畏寒减轻，舌质淡红，苔白，脉细。调整处方，巩固疗效。方药：黄芪 30g，人参 6g，炒白术 15g，猪苓 20g，防风 10g，当归 10g，苏叶 10g，柴胡 10g，葛根 10g，升麻 10g，炒白芍 30g，桂枝 3g，补骨脂 10g，五味子 10g，麦冬 10g，炙甘草 10g。30 剂，水煎服，每日 1 剂，早晚温服。

主方方义：参芪、四君子汤均为补气、益气健脾要药。适用于肺脾肾虚引起的倦怠乏力、胃脘不舒、畏寒怕冷、大便溏泄等虚劳之证。

按语：人参、黄芪同为补气要药，人参味甘微苦而性温，善补五脏之气，补中气而兼能养阴，守而不走。黄芪味甘性温，善走肌表，补气兼能扶阳，走而不守。二药相须配对，既补中气，又补卫气，具有强大的补气助阳作用，且二者一走一守，阴阳兼顾，彻里彻外，通补无泻。脾胃气弱者用之以鼓舞中气，肺虚卫弱者用之以补气固卫，心虚气怯者用之以补心助脉。大凡一切气虚不足之证均可用之。赵老形象比喻：黄芪补卫气，犹如穿小棉袄；人参补中气，犹如喝胡辣汤，里外均温，温则祛寒补虚。再者，方中寓多方：①玉屏风散——益气固表。②参苏饮——益气解表。③良附丸——疏肝行气，祛寒止痛。④四君子汤——益气健脾。适用于术后气血亏虚，免疫力低下和亚健康体质的调补用方。⑤本案主方四君子汤中的茯苓改为猪苓，利水渗湿，利尿不排钾，还可提高机体的免疫力，并有一定的抗癌作用。

【案五】唐某某，男，71 岁。2015 年 6 月 2 日初诊。

主诉：全身乏力 10 余年。

现病史：10 余年前，无明显原因出现乏力，夏天严重，入冬以后逐渐好转，遂到医院诊治，经检查确诊为："糖尿病"，予"二甲双胍片"口服，血糖控制在餐前 6mmol/L 以下，餐后 8mmol/L 以下，但是乏力依然逐年加重，后经西医按"疲劳综合征"治疗，效果也不明显。今慕名而来就诊。

既往史：糖尿病（多年来控制很好，餐前 6mol/L 以下，餐后 8mol/L 以下）；红斑性胃炎。

现在症：乏力，眠差，口腔溃疡，饮食喜热饮，舌质暗红，苔白厚

腻，脉弦大。（舍脉从症）

诊断：中医：①虚劳（脾虚湿盛）；②消渴（肺脾气虚）。西医：2型糖尿病，红斑性胃炎。

治法：健脾益气，祛湿。

主方：参苓白术散合葛根、升麻、柴胡加味。

方药：黄芪30g，党参10g，炒白术10g，炒山药30g，葛根20g，猪苓10g，茯苓30g，泽泻10g，薏苡仁30g，炒扁豆20g，厚朴10g，陈皮10g，柴胡10g，升麻10g，甘草10g，郁金10g。7剂，水煎服，每日1剂，早晚分服。

二诊（6月9日）：服上药后自述稍感力增，余症同上。黄芪30g，党参10g，炒白术15g，茯苓30g，葛根20g，蔓荆子10g，川芎10g，生白芍30g，薏苡仁30g，陈皮10g，生山药30g，柴胡10g。7剂，水煎服，每日1剂，早晚分服。

三诊（6月16日）：服药后感觉力量增加，口腔溃疡减轻。仍眠差。按上方去山药，加枳实10g，姜半夏10g，黄连3g，五味子10g。7剂，水煎服，每日1剂，早晚分服。

四诊（6月23日）：自觉精神、睡眠好转，力量增加，平时生活不感觉累，口腔溃疡痊愈。调整处方，巩固疗效。方药：黄芪30g，党参10g，炒白术10g，炒山药30g，葛根20g，猪苓10g，炒扁豆20g，厚朴10g，陈皮10g，柴胡10g，升麻10g，五味子10g，甘草10g，郁金10g。30剂，水煎服，每日1剂，早晚分服。

主方方义：参苓白术散具有益气健脾、和胃渗湿的功能，主治脾气虚弱导致的乏力懒动等症。葛根、升麻、柴胡有升举阳气之功。以上方药合用共奏健脾益气、祛湿升阳之功效。

按语：乏力这一症状在临床上常见，多种疾病均可出现乏力症状。该患者病史较长，初期因糖尿病来治疗，经过一段时间，血糖控制在正常范围内，且持续正常。但乏力症状反而加重，并且有明显的季节特征，夏天严重，冬天以后逐渐好转，西医按疲劳综合征治疗，效果也不明显。

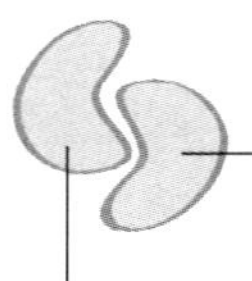

赵老按虚劳辨证为脾虚湿盛，治疗上以参苓白术散为主加减。方中黄芪与党参配伍，内补中气外强卫气；葛根、柴胡、升麻三味药物均具有升举阳气的功能，赵老临床常用之，可加强升举之力。

【案六】吴某某，男，60岁。2015年3月20日初诊。

主诉：乏力，纳差1年。

现病史：2013年3月无明显原因出现胃脘部刺痛，有时疼痛难忍，大便干，色黑。遂到省医院就诊，经胃镜、病理等检查确诊为胃癌。4月行胃癌切除术。术后经常感乏力，纳差。3个月后复查，CT提示：肝转移癌，医生建议化疗。化疗后感觉乏力，纳差加重，身体消瘦，曾服"健脾丸"、灵芝及多种保健品保健治疗，症状稍有减轻。今经人介绍慕名前来就诊。

既往史：胃癌切除术后；肝转移癌。

现在症：乏力，纳差，消瘦，面色萎黄，畏寒，喜热食，舌质暗红，有紫斑，脉沉细小。

诊断：中医：虚证（脾胃虚弱）。西医：胃术后并发症。

治法：健脾益气，温内卫外。

主方：玉屏风散加人参、柴胡、葛根、升麻。

方药：黄芪30g，西洋参10g，炒白术10g，防风10g，猪苓10g，当归10g，川芎10g，赤芍15g，苏叶10g，柴胡10g，葛根20g，升麻10g，木香10g，砂仁（后下）6g，甘草6g。7剂，水煎服，每日1剂，早晚分服。

二诊（3月27日）：服药后，力增，食欲增加，仍觉畏寒，按上方加高良姜6g。7剂，水煎服，每日1剂，早晚分服。

三诊（4月3日）：服上药后，精神好，自觉有力，饮食增加，按上方将猪苓改为20g，加白芍15g。7剂，水煎服，每日1剂，早晚分服。

四诊（4月10日）：患者叙述，现在有精神，愿意活动，体重较前增加。调整处方，巩固疗效。方药：黄芪30g，西洋参10g，炒白术10g，防风10g，猪苓20g，苏叶10g，柴胡10g，葛根20g，升麻10g，高良姜5g，木香10g，砂仁（后下）6g，甘草6g。20剂，水煎服，每日1剂，

早晚分服。

主方方义：玉屏风散益气固表，主治表虚卫阳不固之恶风自汗；参芪温中卫外；柴胡、葛根、升麻升举脾阳。

按语：胃术后并发症是临床常见病，术后会出现一系列症状，如乏力、纳差、消瘦、面色萎黄等，中医辨证多为脾、胃、肾气虚。治疗上赵老常参芪并用，温中卫外。也惯用柴胡、葛根、升麻升举脾阳。方中用高良姜温中散寒、止痛，效果甚佳。生姜、干姜、炮姜、高良姜，性虽近但功不同，各有侧重点，临床切记。生姜具有发汗解表、温中止呕、温肺止咳功效；干姜具有温中散寒、回阳通脉、温肺化饮的功效；炮姜是干姜炒至表面微黑，性味苦辛温，具有温中散寒、温经止血的功效。高良姜味辛温，归脾、胃经，温中止痛。生姜走而不守，温中而解表；干姜能走能守，温中回阳，温肺化饮；炮姜守而不走，温里弱于干姜，而专于温经止血；高良姜温中散寒，多与生姜、炮姜配伍用于胃寒呕吐之症。

【案七】张某某，女，44岁。2015年3月10日初诊。

主诉：气短、乏力10余年。

现病史：患者自幼身体虚弱，经常感冒。至10年前无明显原因开始出现气短、乏力。曾多次到医院检查，心电图等检查均提示正常，多种检查未发现异常。平时常服西洋参、阿胶、大枣、山药等药品和滋补食品，强身健体。也曾服中药汤剂治疗，但未坚持。今欲彻底治疗，故慕名而来就诊。

既往史：自幼易感冒。

现在症：气短，乏力，纳差，食少，喜热饮，恶寒凉饮食，间断性头晕，盗汗，眠差，舌苔薄腻，质淡，脉沉细弱小，寸脉无力。

诊断：中医：虚证（心脾气虚）。西医：亚健康体质。

治法：健脾益气，养心安神。

主方：四君子汤、良附丸、当归补血汤加柴胡、葛根、升麻。

方药：黄芪30g，党参10g，炒白术15g，防风10g，高良姜6g，香附10g，香橼10g，柴胡10g，葛根20g，升麻10g，当归10g，熟地黄10g，黄精30g，甘草10g，猪苓20g。7剂，水煎服，每日1剂，早晚分服。

二诊（3月17日）：服上药后气短好转，食欲增加，余症同前。按上方加五味子15g。7剂，水煎服，每日1剂，早晚分服。

三诊（3月24日）：服药后自觉力增，精神好，仍盗汗，恶凉饮。按上方加山萸肉20g，高良姜增至9g。7剂，水煎服，每日1剂，早晚分服。

四诊（3月31日）：此次服药后，精神明显好转，盗汗明显减少，食欲可，能坚持较长时间的行走，感觉已如常人。调整处方，巩固疗效。方药：黄芪30g，党参15g，炒白术15g，茯苓30g，高良姜9g，枳实10g，佛手10g，香橼10g，山萸肉20g，黄精20g，寸冬10g，五味子10g，炙甘草10g。30剂，水煎服，每日1剂，早晚分服。

主方方义：四君子汤健脾益气；良附丸具有温中散寒、行气止痛的功效，主治肝郁气滞，胃有寒凝之胃寒之证；当归补血汤补气生血；柴胡、葛根、升麻合用升举阳气。诸方药共奏健脾益气、养心安神之功效。

按语：患者自幼身体虚弱，经常感冒。赵老常说："正气虚，邪自来，正气足，邪自去。"古语云："虚者，精神不足，气血空虚谓之虚。"虚证从其病因病机和临床表现来看，可以概括为三个特点：一是慢性，二是消耗性，三是进行性。古代医家更是具体地概括为五劳、六极、七伤。此证分先天和后天之说，先天不足者由于禀受，后天不足者由于劳伤。该患者即是先天不足引起的一系列病变，涉及心、脾胃，辨证为心脾气虚。治疗上赵老善用黄芪、党参，并以之为主药，温内卫外；柴胡、葛根、升麻合用（赵老经验用法），加强升举之力。整个方子中有四君子汤、良附丸、当归补血汤之意，诸药同用，疾病得愈。

【案八】张某某，男，40岁。2015年7月17日初诊。

主诉：乏力、消瘦3年余。

现病史：3年前，因患急性肠胃炎，感胃脘疼痛不适，乏力，随即到当地医院就诊，经胃镜检查示：慢性浅表性胃炎，慢性萎缩性胃炎；电子肠镜示：结肠炎。住院经中西药物治疗，症状减轻后出院。出院后常

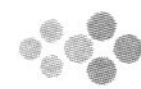

服助消化之品，饮食倍加注意，胃脘疼痛很少出现。但仍感乏力，身体消瘦。今慕名而来就诊。

既往史：胃镜示：慢性浅表性胃炎（痉挛）；慢性萎缩性胃炎；肠镜示：结肠炎。彩超示：肝左叶钙化灶。

现在症：乏力，消瘦，畏寒怕冷，食后胃胀，腹胀，喜热饮，舌质紫暗，苔白，脉沉细弱。

诊断：中医：虚劳（脾胃气虚）。西医：慢性萎缩性胃炎。

治法：健脾益气，温胃和胃。

主方：四君子汤、良附丸加减。

方药：黄芪 30g，党参 15g，炒白术 15g，猪苓 10g，木香 10g，砂仁（后下）10g，香橼 10g，防风 10g，高良姜 10g，香附 10g，焦三仙各 15g，鸡内金 10g，炒大白 10g，五味子 10g，补骨脂 10g，甘草 6g。7 剂，水煎服，每日 1 剂，早晚分服。

二诊（7 月 2 日）：服药后，力增，精神好转，仍饭后胃脘不舒。按上方去五味子，加枳实 10g。14 剂，水煎服，每日 1 剂，早晚分服。

三诊（8 月 7 日）：服药后消化好转，大便干，每日 1 次，难下。原方去木香，加当归 10g，枳实 6g，高良姜 10g 减为 6g，焦三仙各 15g 减为 10g。14 剂，水煎服，每日 1 剂，早晚分服。

四诊（8 月 21 日）：自述服上药后精力充沛，日常生活有劲，大便易排，每日 1 次。调整处方，巩固疗效。方药：黄芪 30g，党参 10g，炒白术 15g，猪苓 10g，砂仁（后下）10g，香橼 10g，防风 10g，高良姜 6g，香附 10g，焦三仙各 10g，炒大白 10g，补骨脂 10g，枳实 10g，大黄 3g，甘草 6g。14 剂，水煎服，每日 1 剂，早晚分服。

主方方义：四君子汤有益气健脾的功能，治疗脾胃气虚之乏力懒言、畏寒怕冷、乏力等症；良附丸温中散寒，主治胃寒之证。两方合用共奏健脾益气，温脾和胃之功。

按语：虚劳一证，大多发生于先天不足、后天失养者或大病、久病、手术后的患者。该患者的临床突出表现为乏力、消瘦。但实验室检查均提示胃肠病变（慢性萎缩性胃炎、慢性浅表性胃炎、结肠炎）。赵老提醒说，这些对中医诊断、用药、治疗不能产生影响。因为中医是辨证论治，故根据患者的临床表现及舌脉情况，诊断为“虚证”，辨证为脾胃气虚。治疗上以补虚为主，故重用黄芪、党参，此两药配对，温内卫外，相得益彰。主方为四君子汤、良附丸加减。众方药合力增，则病得愈。

【案九】张某某，男，25岁。2014年11月21日初诊。

主诉：乏力7年。

现病史：自幼身体虚弱，十多岁时即出现乏力，畏寒。曾到多家医院检查，未发现有器质性病变。近2年也曾请中医诊治，服过“健脾丸、六味地黄丸、西洋参”等，效果不明显。现在想系统治疗，故慕名而来就诊。

现在症：乏力，畏寒怕冷，腰酸，手心出汗，大便干，小腹胀满，舌苔白腻，有齿痕，脉细小。

诊断：中医：虚证（脾肾气虚）。西医：亚健康体质。

治法：健脾补肾。

主方：四君子汤及赵老三仙汤加减。

方药：黄芪30g，党参10g，炒白术10g，猪苓20g，当归10g，炒白芍30g，苏叶10g，白芷10g，五味子10g，枸杞子10g，补骨脂10g，狗脊30g，菟丝子20g，甘草10g。7剂，水煎服，每日1剂，早晚分服。

二诊（11月28日）：服药后，感觉力增，余症同上，按上方加防风10g，仙茅10g，仙灵脾20g，仙鹤草15g。7剂，水煎服，每日1剂，早晚分服。

三诊（12月5日）：服药后，精神好转，力增，怕冷症状明显减轻，腰酸亦减。按上方去苏叶、白芷，加川牛膝15g，杜仲10g。7剂，水煎服，每日1剂，早晚分服。

四诊（12月12日）：服上药后，感觉已如常人，但大便仍干。按上方去补骨脂，加肉苁蓉10g。7剂，水煎服，每日1剂，早晚分服。

五诊（12月19日）：感觉精神好，工作有动力，大便稍干。调整处

方，巩固疗效。方药：黄芪30g，党参10g，炒白术10g，猪苓20g，当归10g，炒白芍30g，五味子10g，枸杞子10g，狗脊30g，菟丝子20g，仙茅10g，仙灵脾20g，仙鹤草20g，甘草10g。20剂，水煎服，每日1剂，早晚分服。

主方方义：四君子汤益气补中，健脾养胃，主治脾胃气虚，运化乏力之证，如四肢无力、不思饮食等。三仙汤是赵老的经验方，由仙茅、仙灵脾、仙鹤草组成，补肾力专且平。两方合用共奏健脾补肾之功。

按语：虚证有先天之因和后天之因，先天受气于父母，该患者即是先天禀赋不足，而出现乏力、畏寒等一系列症状。古人云："虚者，精神不足，气血空虚谓之虚。损者，五脏亏损。"明代李中梓《医宗必读》中也有记载："夫人之虚，不属于气，即属于血，五脏六腑，莫能外焉。而独主脾肾者，水为万物之源，土为万物之母，二脏安和，一身皆治，百疾不生。"赵老把虚劳概括为三点：一是慢性，二是消耗性，三是进行性。本案辨证为脾肾两虚，治疗用四君子汤加赵老的"三仙汤"（仙茅、仙灵脾、仙鹤草），他把四君子汤中的茯苓改为猪苓，虽然二者的功能都是利尿渗湿，但茯苓健脾安神，对虚证不利。而实验室研究提示：猪苓内含粗蛋白、可溶性糖分、多糖等，能提高免疫力，有较强的利尿作用，且利尿而不排钾，还有一定的抗肿瘤作用。

【案十】赵某某，女，49岁。2014年9月15日初诊。

主诉：神疲乏力5年余。

现病史：5年来多次手术，剖腹产2次，子宫肌瘤手术1次，阑尾炎手术1次。之后经常出现乏力，精神差。做什么事情都没有精神，已经影响到了生活和工作。曾到当地医院诊治，经检查未发现器质性病变，建议中医治疗。曾服汤药和保健品，效果不明显。今慕名而来就诊。

现在症：神疲乏力，懒动，面色萎黄，眠差，大便溏泄，畏寒怕冷，四肢明显，舌质淡，苔白，脉沉细。

诊断：中医：虚劳（脾肾亏虚）。西医：产后综合征。

治法：益气健脾，补肾。

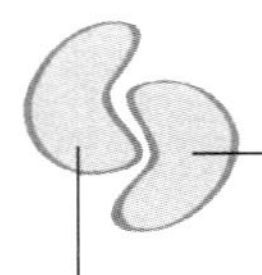

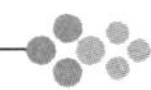

主方：四君子汤、生脉散加减。

方药：黄芪 30g，西洋参 10g，炒白术 10g，猪苓 10g，炒山药 30g，补骨脂 10g，枸杞子 10g，五味子 10g，麦冬 10g，柴胡 6g，升麻 10g，鹿角胶 10g，陈皮 10g。甘草 10g。14 剂，水煎服，每日 1 剂，早晚分服。

二诊（9 月 29 日）：服药后，精神好转，力增，畏寒怕冷症状减轻。按上方加肉桂 5g。14 剂，水煎服，每日 1 剂，早晚分服。

三诊（10 月 13 日）：服药后自觉想活动活动，有精神。按上方继服。7 剂，水煎服，每日 1 剂，早晚分服。

四诊（10 月 20 日）：自述服药后，精神好，心情好，有力量，能行走很远不觉得累，甚是高兴。按上方去陈皮、柴胡，加防风 10g，肉豆蔻 10g。14 剂，水煎服，每日 1 剂，早晚分服，巩固疗效。

主方方义：四君子汤益气补中，健脾养胃，主治脾胃气虚，运化乏力之面色萎黄、神疲乏力、便溏、纳差等症。生脉散益气生津，敛阴止汗，主治气阴不足之体倦、气短、懒言等症。两方合用共奏益气补阴之效。

按语：虚劳一症，临床多见。凡先天禀赋不足，后天失调，病久失养，积劳内伤，久虚不复等表现的虚损证候，均可列入“虚劳”范畴。现代社会的人们，缺乏锻炼，身体素质差，遇手术等伤血耗气的情况，即很难恢复。该患者 5 年内手术 3 次，身心俱损，出现了一系列虚劳证候。辨证为脾肾亏虚，治疗上赵老参、芪并用，卫外护内；柴胡、升麻并用，升举脾气。虚劳症状迅速缓解，病得以除。

【**案十一**】周某，女，36 岁。2015 年 3 月 20 日初诊。

主诉：尿频 5 年。

现病史：5 年前生产后出现尿频、乏力，当时觉得是产后病，未治疗。可随着时间的推移，仍没有减轻的趋势，并且相继出现手足出冷汗、间断性足跟痛、健忘等症，随即到医院就诊，各种检查提示：未发现异常。医师建议请中医治疗。近 5 年间也断断续续服过中草药及中成药治疗，症状时轻时重。今欲求彻底治疗，故慕名而来。

既往史：无特殊可载。

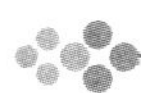

现在症：尿频，手足出冷汗，间断性足跟痛，健忘，乏力，精神差，纳差，畏凉食，舌质淡，苔白，脉沉弱无力。

诊断：中医：虚劳（脾肾两虚）。西医：产后综合征。

治法：健脾补肾。

主方：四君子汤、玉屏风散、良附丸加减。

方药：黄芪 30g，党参 10g，炒白术 15g，猪苓 10g，防风 10g，苏叶 10g，香附 10g，高良姜 10g，木香 10g，砂仁（后下）6g，仙灵脾 10g，甘草 10g。7 剂，水煎服，每日 1 剂，早晚分服。

二诊（3 月 27 日）：服药后，食欲增加，余症变化不大，按上方加益智仁 30g，金樱子 20g，芡实 10g。7 剂，水煎服，每日 1 剂，早晚分服。

三诊（4 月 3 日）：服药后，尿频明显减轻，畏寒减轻，按上方去砂仁，加肉桂 5g。7 剂，水煎服，每日 1 剂，早晚分服。

四诊（4 月 10 日）：尿频继续减轻，诸症均减。调整处方，巩固疗效。黄芪 30g，党参 10g，炒白术 15g，猪苓 10g，防风 10g，苏叶 10g，仙灵脾 10g，甘草 10g，益智仁 30g，金樱子 20g，芡实 10g。7 剂，水煎服，每日 1 剂。又服 30 剂，病告痊愈。

主方方义：四君子汤具有益气补中、健脾养胃的功效，主治一切脾胃气虚证；玉屏风散益气固表止汗；良附丸具有温中祛寒、行气止痛之功效。三方合用共奏健脾补肾之功。

按语：该患者因生产后出现尿频，疏于治疗，久拖不愈。生产耗气伤血，加之失于调补，久致脾肾俱虚而出现一系列虚证病变。其尿频的辨证重点在于肾，因肾是一身水液的关口，肾与膀胱相表里，故肾虚是其辨证要点。初诊以健脾为主，补肾收涩药少。二诊时消化系统症状减轻，而尿频症状未减。赵老即加益智仁、金樱子、芡实。三诊时尿频即明显改善，又服数十剂而使多年顽疾得愈。

【案十二】赵某某，男，57 岁。2015 年 6 月 2 日初诊。

主诉：神疲乏力、咳嗽 3 个月。

现病史：2013 年 11 月出现饮食下咽受阻，数周不减，遂到省肿瘤医院就诊，医生诊断为食道癌，即入院行食道癌切除术（食管上段癌），术后基本饮食正常。此后常服提高免疫力的药物，一般情况尚可。至2014年复查发现，食管癌复发并肺转移，随行放疗、化疗。至3个月前出现咳嗽、胸背痛。多治不效，欲请中医治疗，今慕名而来就诊。

现在症：神疲乏力，咳嗽，胸背痛，自汗，纳差，舌质暗淡，苔白，脉沉细。

诊断：中医：虚劳（脾肺气虚）。西医：食道癌术后转移。

治疗：健脾益气，补肺止咳，抗癌。

主方：四君子汤、生脉饮加白花蛇舌草、蚤休、半枝莲等。

方药：黄芪30g，辽沙参20g，麦冬15g，石斛30g，党参20g，白术15g，猪苓10g，当归10g，生白芍30g，白花蛇舌草30g，蚤休10g，半枝莲10g，麻黄根10g，浮小麦30g，五味子10g，炒莱菔子10g。7剂，水煎服，每日1剂，早晚分服。

二诊（6月9日）：服上药后胸背痛稍减，仍咳嗽，但汗出减少。按上方加炙百部10g，炙紫菀10g，炙款冬花10g。7剂，水煎服，每日1剂，早晚分服。

三诊（6月16日）：服上药后咳嗽减轻，自汗减少，自觉精神较前好转。按上方去麻黄根、浮小麦。7剂，水煎服，每日1剂，早晚分服。

四诊（6月23日）：服药后诸症继续减轻，按上方去当归，加防风10g。7剂，水煎服，每日1剂，早晚分服。

五诊：服上药后，一日中的咳嗽次数减少，精神好转，较前有力。调整处方，巩固疗效。方药：黄芪30g，辽沙参20g，麦冬15g，石斛30g，炙紫菀10g，党参10g，白术15g，猪苓10g，当归10g，生白芍30g，白花蛇舌草30g，蚤休10g，半枝莲10g，五味子10g，佛手10g，炒莱菔子10g。20剂，水煎服，每日1剂，早晚分服。

主方方义：四君子汤益气健脾，主治脾胃气虚之证。生脉饮益气养阴，主治心慌、乏力、自汗等症。两方合用加抗癌之品，共奏健脾益气、补肺止咳、抗癌之功效。

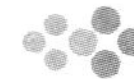

按语：虚劳一证，临床常见，多出现于多种疾病之后，或与疾病同时出现。该患者是食道癌术后复发肺转移，又经放疗、化疗后出现的一系列虚劳症状。本案患者不是单纯癌症术后出现的虚劳一证，还有转移到肺而引起肺一系列症状的情况。治疗上赵老强调以“补”为主，以“攻”为辅。补，以补内外之气，参芪为主；攻，以活瘀抗癌，白花蛇舌草等温和之品为要，切忌破血抗癌之品。但对于癌症术后症状的治疗，赵老说万变不离其宗，主要还是以补虚为主，也是正气足，邪自去之意。

三、咳嗽

【案一】丁某，男，20岁。2014年8月8日初诊。

主诉：咳嗽、吐白痰10年余。

现病史：年幼之时无明显原因即经常出现流涕、鼻痒、喷嚏、咳嗽，多日不缓解，遂到医院就诊。经检查对花粉、粉尘等10余种物质过敏，而且一年四季均有过敏症状出现。其他检查均正常。咳甚时伴有恶心，欲吐。胃镜检查显示：正常。曾服多种中西药物治疗，症状时轻时重，特别是季节交换之时上症加重，今特慕名而来就诊。

既往史：有过敏史，对花粉、粉尘等10余种物质过敏。

现在症：咳嗽，季节交换或饭后加重，吐痰，色白，鼻痒，流涕，晨起恶心，欲吐，舌质暗红，苔白，脉细。

诊断：中医：咳嗽（肺脾气虚）。西医：过敏性咳嗽。

治法：健脾理气，化痰止咳。

主方：温胆汤加味。

方药：杏仁10g，川贝母10g，炙百部10g，炒白术10g，淡竹茹10g，枳实10g，木香10g，砂仁（后下）10g，陈皮10g，法半夏10g，茯神10g，苏梗10g，甘草6g，焦三仙各15g。7剂，水煎服，每日1剂，早晚温服。

二诊（8月15日）：服上药后，咳嗽、吐痰减轻。按上方去炙百部、

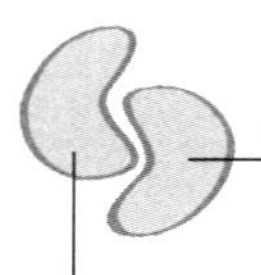

木香、砂仁、茯神、焦三仙。加橘红 10g，炒麦芽 15g，莱菔子 10g，桔梗 10g。7 剂，水煎服，每日 1 剂，早晚温服。

三诊（8 月 22 日）：晨起恶心、欲吐基本消失。下一步治疗拟加强护卫之力，提高正气，调整处方。黄芪 30g，炒白术 10g，防风 10g，杏仁 10g，川贝母 10g，炙百部 10g，橘红 10g，制半夏 10g，茯苓 20g，桔梗 10g，焦三仙各 10g，甘草 10g，砂仁（后下）6g。7 剂，水煎服，每日 1 剂，早晚温服。

四诊（8 月 29 日）：咳嗽基本停止，唯早晨时有咳嗽，余无不适。继续服药，巩固疗效。杏仁 10g，川贝母 10g，炙百部 10g，橘红 10g，法半夏 10g，猪苓 10g，竹茹 10g，枳实 10g，炙马兜铃 10g，五味子 10g，桔梗 10g，炙甘草 10g，莱菔子 10g。20 剂，水煎服，每日 1 剂，早晚温服。

主方方义：温胆汤清胆和胃，理气化痰。加白术、木香、砂仁、焦三仙加强健脾和胃之功；杏仁、川贝、百部理肺化痰止咳。全方理气化痰和胃以止咳，又能健脾和中以治本而四季不咳。

按语：本例咳嗽患者多在季节交替之时发病，责之于肺卫气虚。但其咳嗽还有一特点，即饭后加重，说明咳嗽与脾也有一定关系。《素问·咳论》云："五脏六腑皆令人咳，非独肺也。"再者肺与脾在五行中是母子关系，土不生金，亦可出现咳嗽。所以赵老一再提醒学生们，临床遇到咳嗽一证时，应认真分析是直接肺咳还是五脏咳。同时必须结合四时，根据"肺不伤不咳，脾不伤不久咳，肾不伤不喘"的论述，既要抓住主症，又要重视兼症，辨证论治，找出其发病的病因、病位，不能见咳即治肺，临床切记。

本案属肺脾不调而咳。脾位中央属土，后天之本，与其他四脏均有密切关系，故四时气候变化均可发病而咳。

【**案二**】刘某某，女，73 岁。2014 年 4 月 8 日初诊。

主诉：咳嗽、畏寒、怕风 30 年，加重 1 个月。

现病史：30 年前因劳动时出汗受风而出现咳嗽、气短，休息后缓解。

之后越来越重，稍有活动即感咳嗽、气短，因多日不愈即到当地医院就诊，经检查确诊为：支气管扩张，慢性阻塞性肺炎。随即住院治疗，经中西药物治疗，症状减轻后出院。但出院之后咳嗽时轻时重，伴畏寒，怕风，且易感冒。平时常服用“玉屏风冲剂”等药物，患者欲寻中医治疗，故慕名而来我院就诊。

现在症：咳嗽，畏寒，怕风，吐白痰，时有心慌，气短，大便溏泄，每日 4 次，舌质暗红，苔白厚，脉弦数。

诊断：中医：咳嗽（肺脾气虚）。西医：慢性阻塞性肺炎。

治法：益气固表，化痰止咳。

主方：玉屏风散合赵老验方杏贝百部饮为主方。

方药：黄芪 30g，炒白术 15g，防风 10g，荆芥 10g，苏叶 10g，党参 10g，杏仁 10g，川贝母 10g，炙百部 10g，炙百合 30g，橘红 10g，法半夏 10g，炙甘草 10g，山药 30g，姜枣引。7 剂，水煎服，每日 1 剂，早晚分服。

二诊（4 月 15 日）：服上药后咳嗽、吐痰减少，余症同上，按上方去炙百合，加茯苓 30g，薏苡仁 30g。7 剂，水煎服，每日 1 剂，早晚分服。

三诊（4 月 22 日）：服上药后，咳嗽继续减轻，大便减至每日 2 次，畏寒，怕风亦减轻，按原方加炒酸枣仁 10g 。7 剂，水煎服，每日 1 剂，早晚分服。

四诊（4 月 29 日）：患者自述近段抵抗力增强，感冒次数减少，清晨时仍有微咳，其余时间基本无咳。按上方续服。14 剂，水煎服，每日 1 剂，早晚分服。

五诊（5 月 13 日）：服上药后畏寒止，时有怕风，大便每日 2 次，精神好。以上治疗用玉屏风散卫护，今治法改为健脾补肾法。方药：黄芪 30g，党参 10g，炒白术 10g，猪苓 10g，防风 10g，枸杞子 10g，补骨脂 10g，仙茅 10g，淫羊藿 20g，五味子 10g，仙鹤草 10g，菟丝子 20g，炒白芍 30g，甘草 10g。30 剂，水煎服，每日 1 剂，早晚分服。

主方方义：玉屏风散益气固表，治一切表虚之证。赵老经验方杏贝百部饮（杏仁、川贝母、百部、百合）方中百部润肺止咳，治新久咳、肺劳咳、百日咳有效。百合养阴润肺止咳，对肺阴虚燥热咳、劳咳、久咳有效。二者相伍，对阴虚燥热、老伤、新久咳嗽有良好作用，屡试不爽，具有止咳化痰的功能，治疗痰阻咳嗽。两方合用共奏益气固表、化痰止咳之功。

按语：咳嗽是常见病、多发病，分外感和内伤，急性和慢性。该患者病史长，久治不愈，应属内伤咳嗽。究其发病原因，古人云："风寒暑湿燥火六气皆能令人咳。"《素问·咳论》中也说："五脏六腑皆令人咳，非独肺也。"本例咳嗽首先与肺有关，其次与脾的关系也不能小视，脾与肺乃母子关系，子病母不安。治疗上，赵老先以玉屏风散顾护卫气，再用经验方杏贝百部饮（杏仁、川贝母、百部、百合）止咳化痰，后加茯苓、薏苡仁化湿健脾，考虑其咳嗽日久，再以健脾补肾以善其后，巩固疗效。

【案三】孙某某，女，61岁。2014年12月1日初诊。

主诉：食后呛咳20余年。

现病史：食后易呛咳，之后易出现胸部闷胀，左手臂胀痛。曾到多家医院治疗，经呼吸、五官、心血管等多个科检查，均未发现异常。也曾经中西医治疗，效果不明显。今慕名而来就诊。

既往史：曾患甲亢。平素性情急躁。

现在症：食后呛咳，易出现胸部闷胀，口干，口苦，舌质暗红，苔微黄，脉弦滑。

诊断：中医：咳嗽（气郁痰阻）。西医：支气管炎。

治法：疏肝解郁，化痰止咳。

主方：柴胡疏肝散加减。

方药：柴胡10g，黄芩10g，郁金10g，炒白芍30g，当归10g，川楝子10g，杏仁10g，川贝母10g，制香附10g，桔梗10g，冬凌草30g，射干10g，陈皮10g，甘草10g。7剂，水煎服，每日1剂，早晚分服。

二诊（12月8日）：服药后，口干、口苦症状减轻，余症同上。按

上方加姜半夏10g，党参15g，姜枣引。7剂，水煎服，每日1剂，早晚分服。

三诊（12月15日）：服药后，呛咳、胸部闷胀减轻。按上方加白僵蚕10g。7剂，水煎服，每日1剂，早晚分服。

四诊（12月22日）：服药后，呛咳、胸部闷胀继续减轻，苔白，脉弦。调整处方，巩固疗效。柴胡10g，郁金10g，炒白芍30g，当归10g，川楝子10g，制香附10g，桔梗10g，冬凌草30g，射干10g，山豆根10g，陈皮10g，太子参15g，白僵蚕10g，甘草10g。14剂，水煎服，每日1剂，早晚分服。

主方方义：柴胡疏肝散为理气剂，有疏肝理气功能。加白僵蚕、川贝母、桔梗、冬凌草、射干、山豆根化痰利咽之剂，共奏疏肝解郁、化痰止咳之功。

按语：食后呛咳20余年，临床少见，其发病多归于咽喉、气管、肺等脏。较轻的症状多与年龄、进食过快有关。病程长者，赵老认为与胃及咽喉关系密切。清代包三惠《重纂包氏喉症家宝》记载："喉乃太阴呼吸之门，主气而属天；咽乃阳明水谷之道路，属胃而主地。"清代程水培《咽喉经验秘传》也说："凡喉症之生，属痰、属风、暑热，多因郁火而兼热毒。大要祛风痰、解热开郁为紧要。"说明咽喉之病的治疗主要以开郁清热，化痰散结为主，辨证准确，用药则清，症状得减。

【案四】梁某某，女，60岁。2014年6月23日初诊。

主诉：咳嗽，咽痒半年余。

现病史：2013年2月底因感冒出现咳嗽、咽痒，吐少量白稀泡沫痰，咳嗽时憋气胸闷，难以停止。常因咽痒引起咳嗽阵阵，频繁发作，须咳至涕泪全出，小便失禁，勉强咳出少量白色清稀泡沫痰后方可停止，影响睡眠，影响日常生活，颇为痛苦。遂到医院求治，胸部X线示：肺部炎症。医生予"阿斯美、顺而宁"等药服用，也曾做雾化吸入治疗等均不见缓解。服用中药小青龙汤、小柴胡汤、玉屏风散、旋覆代赭汤等中药40余剂，仍无好转。今慕名而来就诊。

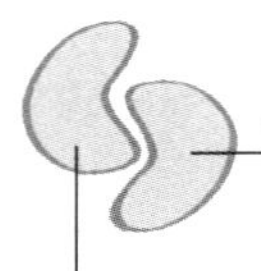

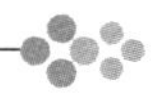

现在症：咳嗽，咽痒，吐痰，色白，有泡沫，舌质暗红，苔黄厚腻，脉沉细。

诊断：中医：咳嗽（痰湿阻肺）。西医：支气管炎。

治法：化痰止咳。

主方：二陈汤加味。

方药：杏仁 10g，川贝母 10g，炒白术 15g，橘红 10g，苏子 6g，半夏 10g，厚朴 10g，炙百部 10g，射干 10g，五味子 10g，葶苈子 10g，茯苓 10g，大枣 5 枚。7 剂，水煎服，每日 1 剂，早晚分服。

二诊（6 月 30 日）：服药三剂时症状明显缓解，再服症状又如前。调整方药。杏仁 10g，川贝母 10g，炙百部 10g，橘红 12g，法半夏 10g，茯苓 30g，赤芍 15g，炙马兜铃 6g，川芎 10g，桔梗 10g，炙甘草 10g。7 剂，水煎服，每日 1 剂，早晚分服。

三诊：服上方后咳嗽次数减少。上方将茯苓减至 10g，炙马兜铃减至 3g，加炒山药 30g，淡竹茹 10g。7 剂，水煎服，每日 1 剂，早晚分服。

四诊：咳嗽基本消失，仅夜间偶有轻咳，昨日进食生冷后烧心，泛酸。方药：杏仁 10g，川贝母 10g，炙百部 10g，橘红 10g，法半夏 10g，茯苓 10g，赤芍 15g，炙马兜铃 3g，桔梗 10g，炙甘草 10g，吴茱萸 3g，黄连 10g，炒神曲 10g，川楝子 10g。7 剂，水煎服，每日 1 剂，早晚分服。

主方方义：二陈汤具有燥湿化痰、理气和中的功能，主治湿痰咳嗽。二陈汤加止咳之品，共奏化痰止咳之功。

按语：咳嗽是临床常见病、多发病。临床辨证分外感和内伤，该案例因外感而发，久治不愈而成现症。赵老讲咳嗽初期，应当使肺气宣通，不宜用收涩药，否则，易“关门留寇”。但咳嗽已久，邪势渐清而肺气渐伤，可加收涩之品。治疗方面，以燥湿化痰之二陈汤治之，湿去痰清，咳嗽而愈。

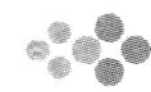

四、喘证

张某某，男，87岁。2014年5月27日初诊。

主诉：咳喘，胸闷1月余。

现病史：既往有肺气肿、肺心病史，近1个月不明原因出现咳喘、胸闷、干呕、恶心、纳差、乏力、小便频数等症。经自服“蛤蚧定喘丸”等药后，症状减轻不明显，即到当地诊所求治，予静脉输液治疗（具体用药不详），症状减轻。患者欲寻中医治疗，故今到我院门诊求治。

既往史：肺气肿；肺心病。

现在症：咳喘，胸闷，恶心，干呕，纳差，乏力，小便频数，热感，舌红干裂少苔，脉沉细。

诊断：中医：喘证（心肺脾虚，气阴两虚）。西医：肺心病；肺气肿。

治法：益气养阴，健脾补肺。

主方：生脉散合贝母瓜蒌散加减。

方药：辽沙参15g，麦冬10g，五味子10g，川贝母10g，瓜蒌10g，天花粉15g，石斛20g，炒白术15g，厚朴10g，化橘红10g，法半夏10g，藿梗10g，木香10g，炙甘草6g，石韦10g。7剂，水煎服，每日1剂，早晚分服。

二诊（6月3日）：服上药后咳喘消失，自述昨日因不洁饮食腹泻无度，质稀，伴纳差，乏力，舌淡苔白腻，脉沉细。调整处方，治疗泄泻，以健脾补肾止泻为主。方药：党参10g，苍白术各15g，茯苓30g，猪苓20g，车前草30g，炒山药30g，芡实20g，金樱子15g，五味子10g，石榴皮10g，赤石脂10g，炒白芍20g，甘草6g，山楂炭10g。7剂，水煎服，每日1剂，早晚分服。

三诊（6月10日）：服上药后腹泻停止，咳喘亦减轻，恶心干呕消失。继按初诊方服用。14剂，水煎服，每日1剂，早晚分服。

主方方义：生脉散具有益气养阴的功能，主治气阴不足之久咳伤肺、气阴两伤证；贝母瓜蒌散具有润肺化痰之功，主治肺燥之上气喘促、咽

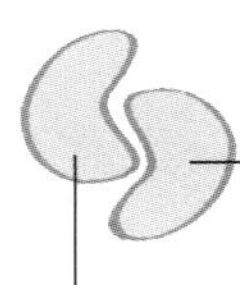

干等症。两方共奏益气养阴、健脾补肺之功。

按语：肺心病属中医喘证范畴，喘即气喘、喘息，是以呼吸困难，甚则张口抬肩、不能平卧等为主要临床特征的一种病证。该病病因复杂，病程长，涉及脏腑较多，如外邪侵袭、饮食不当、情志失调、老欲久病等均可成为喘证的病因。这些可引起肺失宣降，肺气上逆或气无所主，肾失摄纳而致喘。总与肺脾肾三脏有关。喘证的辨证当分虚实，实喘呼吸深长有余；虚喘呼吸短促难续。清代叶天士《临证指南医案》说："在肺为实，在肾为虚。"治疗上，清代林佩琴（《类证治裁》）认为："喘由外感者治肺，由内伤者治肾。"具体到该患者，赵老辨为心肺脾虚，气阴两虚。以生脉散合贝母瓜蒌散加减治之，疗效显著。治疗中出现腹泻，故改用参苓白术散合水陆二仙丹加减治疗。后以初诊方巩固疗效。

五、水肿

【案一】解某某，女，59岁。2014年11月18日初诊。

主诉：面部浮肿30余年，加重半年。

现病史：30余年前，因生产后操持家务，出现腰痛，下坠感，遂到医院就诊，诊断为子宫脱垂，医生建议手术治疗，其未同意，遂药物治疗。经中西药物治疗后好转，但是此后每遇劳累即发。同时伴有面部及眼睑经常浮肿、入睡困难、易醒等。曾多方治疗，症状时轻时重，特别是面部浮肿始终未减轻，今慕名而来就诊即为治疗此症。

既往史：脱肛、子宫脱垂20余年；轻度脂肪肝。

现在症：面部及眼睑浮肿，失眠，乏力，面色晦暗，头痛，畏寒怕冷，纳差，舌淡红苔白腻，脉沉细小弱。

诊断：中医：水肿（脾肾气虚）；阴挺下脱（气虚）。西医：子宫脱垂；脱肛。

治法：健脾利水，益气补肾。

主方：补中益气汤、玉屏风散、五苓散、防己黄芪汤合大补元煎加减。

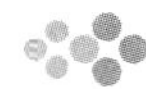

方药：黄芪 30g，党参 15g，炒白术 15g，防风 10g，柴胡 10g，升麻 10g，防己 6g，茯苓 30g，猪苓 20g，泽泻 10g，桂枝 5g，杜仲 10g，炒酸枣仁 30g，熟地黄 10g，当归 10g。7 剂，水煎服，每日 1 剂，早晚分服。

二诊（11 月 25 日）：服药后面部浮肿减轻，脱肛、子宫脱垂大减（减轻 3/4），仍睡眠差，舌脉同前。按上方加黄连 10g，肉桂 3g。7 剂，水煎服，每日 1 剂，早晚分服。

三诊（12 月 2 日）：上方服用到第 8、9 日时，全身症状明显改善。睡眠基本正常。近 2 日晨起头痛。舌脉同前。方药：黄芪 30g，炒白术 15g，防己 6g，茯苓 30g，猪苓 20g，泽泻 10g，车前子（包煎）30g，柴胡 10g，五味子 10g，炒酸枣仁 30g，合欢花 30g，夜交藤 30g，升麻 10g，荷叶 30g，菊花 20g，枸杞子 10g。7 剂，水煎服，每日 1 剂，早晚分服。

四诊（12 月 9 日）：服上药后水肿消失，多年睡眠差症状明显改善，子宫脱垂、脱肛已经痊愈，气色好转，头痛止。自我感觉全身气血通畅，血脉通顺，舌暗苔白，脉弦细。方药：黄芪 30g，炒白术 15g，茯苓 30g，猪苓 20g，泽泻 10g，车前子（包煎）30g，五味子 10g，炒酸枣仁 30g，柴胡 10g，升麻 10g，莲子心 10g，葛根 20g。7 剂，水煎服，每日 1 剂，早晚分服。

五诊（12 月 16 日）：近 3 日乏力明显。方药：黄芪 30g，炒白术 15g，防风 10g，猪苓 10g，党参 10g，生薏苡仁 30g，炒山药 30g，柴胡 10g，葛根 20g，升麻 10g，枸杞子 10g，五味子 10g，炒酸枣仁 30g，甘草 10g。7 剂，水煎服，每日 1 剂，早晚分服。

六诊（12 月 30 日）：感觉气色好转，皮肤有光泽，全身由寒变热（怕冷好转，去东北采风未觉寒冷，夜间睡眠时盖衣被较前减少），按上方加女贞子 10g，莲子心 6g。7 剂，水煎服，每日 1 剂，早晚分服。

七诊（2015 年 1 月 6 日）：上药服完后感觉胃脘充实，平时可以挺胸不用弯腰；有饥饿感，食量增加，近 2 日睡眠差。上方去生白芍 30g，砂仁 10g，白蔻仁 10g，川芎 10g，加枸杞子 10g，龙胆草 6g。7 剂，水煎服，每日 1 剂，早晚分服。

八诊（1 月 13 日）：服用上方后感觉体力大增，日常生活正常。继续服药，巩固疗效（患者将自己的治病经过写出心得）。方药：黄芪 30g，炒白术 15g，防风 10g，防己 6g，茯苓 30g，猪苓 20g，泽泻 10g，车前草 30g，桂枝 6g，桑白皮 10g，陈皮 10g，大腹皮 20g，蝉蜕 10g，玉米须 30g，白茅根 30g。7 剂，水煎服，每日 1 剂，早晚分服。

主方方义：防己黄芪汤为祛湿剂，具有益气祛风、健脾利水之功。主治表虚不固之风水或风湿证；五苓散具有利水渗湿、温阳化气的功效，主治外有表证，内停水湿之证；大补元煎具有补肾、益气升提的功能，主治阴挺下脱、脱肛；参苓白术散健脾渗湿，主治气虚之证；玉屏风散具有益气固卫的功效，主治一切表虚之证。五方合用共奏健脾利水、益气补肾之功效。

按语：该患者的病情有三种诊断：水肿、阴挺下脱（子宫下垂）和脱肛。水肿应属“风水”，其病机为风邪外袭，内舍于肺，肺失宣降，水道不通，而导致水肿发生。其特点是头面部肿胀，可发展到全身，并伴有恶寒。子宫下垂多因分娩时用力太过，或产后劳动过早，导致劳倦伤脾，气虚下陷，收摄无权；或因分娩时处理不当，伤损胞络，胞络失系；或产育过多，房室所伤，肾气亏虚，冲任不固；或素体虚弱，老年久病，便秘努责，失于固涩所致。临床诊断分型有气虚和肾虚两种。脱肛亦是气虚所致。根据三种疾病的临床表现，赵老认为以上三种疾病均与气虚有关。以健脾利水，益气补肾为法，以防己黄芪汤为主，又与补中益气汤、玉屏风散、五苓散、大补元煎合用，共奏健脾利水、益气补肾之功。

【案二】陈某某，女，49 岁。2014 年 3 月 7 日初诊。

主诉：眼睑及下肢水肿 10 余年。

现病史：10 余年前劳累后出现眼睑及下肢水肿，休息后好转。到当地医院求医，经检查诊断为慢性肾炎。即住院治疗，期间口服、静脉给药后，水肿症状减轻。此后每遇劳即发，休息后好转。此次水肿再发，休息后亦未恢复，故来我院就诊。

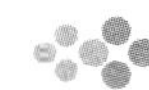

既往史：B超检查提示：轻度脂肪肝，胆囊结石。

现在症：眼睑，双下肢水肿，劳累后加重，月经周期紊乱，脘腹胀满，纳差，食少，便溏，神疲肢凉，尿少，舌苔白滑腻，质淡，脉沉细缓弱。

诊断：中医：水肿（脾阳虚弱）。西医：慢性肾炎。

治法：健脾益气，温阳利尿。

主方：赵老自拟黄芪防己茯苓汤加味。

方药：黄芪30g，党参10g，白术12g，炒山药30g，车前子（另包）30g，萹蓄15g，茯苓30g，泽泻30g，川木通9g，川牛膝10g，芦根20g，防己10g，大枣、生姜皮为引。7剂，水煎服，每日1剂，早晚分服。

二诊（3月14日）：服上药后水肿减轻，眼睑水肿减轻明显，余症同上。尿常规：潜血（++），蛋白（+）。黄芪30g，党参10g，车前子（另）30g，萹蓄15g，云茯苓30g，泽泻20g，炒白术15g，防己10g，石韦30g，大腹皮30g，枳实10g，厚朴10g，干姜10g。7剂，水煎服，每日1剂，早晚分服。

三诊（3月21日）：服上药后水肿大减，脘腹胀满减轻，纳食增加，四肢有温度，感觉精神好，全身轻松。按上方加川牛膝10g。14剂，水煎服，每日1剂，早晚分服。

四诊（4月4日）：今日来诊述全身症状全部消失，精神好。尿常规：潜血（-），蛋白（-）。嘱其继续服药，巩固疗效。按上方14剂，水煎服，每日1剂，早晚分服。

主方方义：赵老把《金匮要略》之防己黄芪汤和防己茯苓汤合用，称之为黄芪防己茯苓汤。临床验之，对多种水肿病有良好的疗效。

按语：水肿是因肺脾肾等对水液代谢所致水湿停留，泛溢肌肤，引起全身或局部浮肿的一种症状。本案患者有慢性肾炎病史，由其引发的水肿是一种慢性反复发生的疾病，临床多见，属难治性疾病之一。难点在于影响发病及加重因素太多，极易复发。正如《三因极一病证方论》所记载："原其所因，则冒风寒暑湿属外，喜怒忧思属内，饮食劳逸背于常经，属不内外，皆致此疾。”该患者的发病特点是水肿遇劳即发，休息则好转；四肢不温，便溏。赵老辨证为脾阳虚，治法为健脾温阳，利水。方中黄芪益气温阳，健脾利水为君；党参、白术、山药、茯苓健脾利湿为臣；干姜温中散寒，温肺化饮，泽泻、车前子等利尿通淋为佐；大枣温中益气为使。诸药合用，使脾健水祛，症状得除。古代医籍对水肿的成因和发病特点也多有论述，如《素问·至真要大论》有云：“诸湿肿满，皆属于脾。”《金匮要略》记载：“脾水者，其腹水，四肢困重，津液不生，但苦少气，小便难。”总之，水肿的发生与脾肾肺三脏关系最为密切，临床切记。

【案三】冯某，女，80岁。2015年5月5日初诊。

主诉：间断性双下肢水肿20年。

现病史：20年前因劳累后出现头晕，双下肢水肿，遂到当地诊所就诊，测血压：160/110mmHg，给予“心痛定”1片口服，经休息后，头晕消失。此后常服“维压静”等药治疗，血压维持在130~140 / 90~95 mmHg。近年来改服“替米沙坦片、伲福达”，血压基本稳定。但双下肢水肿时轻时重，虽经中西药物治疗，始终没有根除。今经人介绍慕名而来就诊。

既往史：高血压病史；脑梗（腔梗）病史。

现在症：双下肢水肿，时有头晕，胸闷，气短。舌质暗红，苔白厚腻，脉弦细滑。

诊断：中医：水肿（心脾气虚）。西医：高血压病。

治法：益气养心，健脾利水。

主方：五皮饮合防己黄芪汤、防己茯苓汤加减。

方药：黄芪30g，炒白术10g，茯苓皮30g，猪苓10g，泽泻10g，车前草30g，防己6g，冬瓜皮30g，白茅根30g，大腹皮10g，桑白皮10g，陈皮10 g，生姜皮。7剂，水煎服，每日1剂，早晚温服。

二诊（5月12日）：自述服上药后，水肿明显减轻，胸闷，气短亦减。按上方加益母草20g。7剂，水煎服，每日1剂，早晚温服。

三诊（5月19日）：水肿继续减轻，胸闷、气短发作次数减少。按上方去车前草，猪苓增至20g。7剂，水煎服，每日1剂，早晚温服。

四诊（5月26日）：水肿基本消失，余症未出现。患者已80岁，脾肾本虚，以益气健脾固肾为主。方药：黄芪30g，炒白术10g，茯苓30g，猪苓20g，泽泻10g，防风10g，白茅根30g，益母草20g，川芎10g，枸杞10g。14剂，水煎服，每日1剂，早晚分服。

主方方义：五皮饮出自《中藏经》，有益气健脾、利尿消肿的作用，主治皮水，肢体困重，心腹胀满，上气喘急，小便不利。防己黄芪汤、防己茯苓汤均出自《金匮要略》。益气通阳，健脾利水。三方组合，再加白茅根、车前草等通淋利水作用强而不伤阴，适合老年心脾气虚之水肿。

按语：水肿是临床常见病，但本案患者的特点是年事高、病程长、日久不愈，且有高血压病、脑梗死病史。综合辨证为心脾两虚，治以益气养心，健脾利水。在用药方面，先以五皮饮健脾利水为主，减轻症状。二诊时赵老考虑其病程长，有久病入络，气血瘀滞，故加益母草活血祛瘀，利尿解毒。三诊时各种症状均明显减轻，四诊时症状已基本消失。此案的特点是久病有瘀，故临证须详辨。

【案四】李某某，男，50岁。2014年9月15日初诊。

主诉：双下肢水肿15天。

现病史：有肾结石病史，15天前因劳累后出现双下肢水肿，眼睑肿。因感觉不严重，故未治疗。近日因饮食不节，出现胃脘痛、纳差，且新出现小便不利等症，水肿也有加重趋势，故来门诊寻求一并治疗。

既往史：肾结石、肺结核史。

现在症：双下肢水肿，小便不利，眼睑浮肿，胃脘隐痛，嗳气，纳差，烧心，舌质暗红，苔白厚，多津，脉弦细。

诊断：中医：水肿（脾虚湿阻）。西医：营养不良性水肿。

治法：健脾利湿，理气和胃。

主方：以五苓散、黄芪防己汤合防己茯苓汤三方并用为主方。

方药：党参10g，黄芪30g，炒白术10g，茯苓30g，猪苓20g，泽泻

10g，防己 10g，大腹皮 10g，木香 10g，砂仁皮（后下）6g，陈皮 10g，焦三仙各 10g，桂枝 10g。7 剂，水煎服，每日 1 剂，早中晚分服。建议复查尿常规，肾脏 B 超。

二诊（9 月 22 日）：服上药后水肿稍减，胃脘隐痛减轻，食欲增加，仍有嗳气，烧心。尿常规显示：尿潜血（+）。按上方加萹蓄 10g，石韦 10g，车前子（另包）30g，淡竹茹 30g，吴茱萸 10g。7 剂，水煎服，每日 1 剂，早中晚分服。

三诊（9 月 29 日）：服上药后嗳气、烧心均减轻，双下肢水肿、尿频、尿急亦减轻。按上方继服。14 剂，水煎服，每日 1 剂，早中晚分服。

四诊（10 月 13 日）：今日来诊述，已无其他不适，要求再服，巩固疗效，调整方药。黄芪 30g，炒白术 10g，茯苓 30g，猪苓 20g，泽泻 10g，石韦 10g，萹蓄 10g，木香 10g，砂仁皮（后下）6g，陈皮 10g，姜半夏 10g，焦三仙各 10g。14 剂，水煎服，每日 1 剂，早中晚分服。

主方方义：方中五苓散温阳化气，渗湿利水。黄芪防己汤和防己茯苓汤均出自《金匮要略》黄芪防己茯苓汤，有益气通阳、健脾利水作用。再加大腹皮、陈皮、砂仁健脾和胃利水作用更强。

按语：水肿、胃脘痛均是临床常见病，诱发原因较多，多易反复发作。该患者水肿是由劳累引起，胃脘痛是因饮食不慎引起，但总与脾虚有关。明代程松崖《松崖医经》云："水肿者，皆脾有亏，不能防治肾水，以至于泛溢于肌表也。"考虑其素有肾结石病史，此次水肿为旧病复发，后经检查证实。故治疗上脾肾同治，先期以健脾祛湿、和胃理气为法，继之加利水通淋之品，水肿、胃痛尽消。再者赵老采用的早中晚三次服药法，主要是加水不加药量，使三次药液持续在胃肠保留，药效持久，故能提高疗效。对于本案水肿病的治疗也大有好处。患者此次病程较短，治疗及时，故得痊愈。

六、汗证

【案一】李某某，男，34 岁。2014 年 4 月 1 日初诊。

主诉：手足心热、汗出 8 年。

现病史：8 年前无原因出现手足心热，手心出汗（大量），腋下出汗，一年四季均有，但到夏季更甚。自服“六味地黄丸”后，稍有减轻，但效果不明显。也曾多次服用汤药治疗，有效但未坚持治疗。近 3 年来，扁桃体经常发炎，发炎时出现发热，体温最高可达 39℃左右，平均每月 1 次，经常输注“头孢、左氧氟沙星”等药，一般需治疗 1 周有效，因多治不愈，今慕名而来就诊。

现在症：手足心热、出汗，可顺手滴下，腋下汗出更甚，伴有心慌、胸闷，耳鸣，查舌质暗红，苔白厚腻，脉细数。

诊断：中医：汗证（阴阳两虚）。西医：内分泌失调。

治法：益气固表，滋阴清热，敛汗。

主方：玉屏风散合生脉饮为主方。

方药：黄芪 30g，白术 15g，防风 10g，麦冬 10g，五味子 15g，地骨皮 30g，党参 20g，石韦 15g，柴胡 10g，黄芩 10g，鳖甲 30g，青蒿 30g，胡黄连 10g，芡实 20g，金樱子 15g，浮小麦 30g，炙甘草 10g。7 剂，水煎服，每日 1 剂，早晚分服。

二诊（4 月 8 日）：服上药后汗出减少，余证同上。按上方去芡实，加知母 10g，滑石 20g。7 剂，水煎服，每日 1 剂，早晚分服。

三诊（4 月 15 日）：服上药后汗出继续减轻，心慌、胸闷减轻，仍有耳鸣。按原方加麻黄根 10g，蝉蜕 10g。7 剂，水煎服，每日 1 剂，早晚分服。

四诊（4 月 22 日）：自述手心及腋下出汗明显减少，耳鸣减轻，平时走快时也未感觉心慌。继按上方服用，14 剂，水煎服，每日 1 剂，早晚分服。

五诊（5 月 6 日）：自汗出、手足心热基本消失，近 1 月余扁桃体没

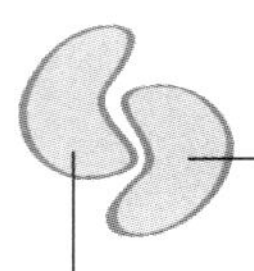

有发炎，自觉已如常人。调整处方，巩固疗效。方药：黄芪 30g，炒白术 20g，防风 10g，芡实 15g，金樱子 15g，五倍子 9g，锁阳 15g，浮小麦 30g，补骨脂 10g，柴胡 10g，郁金 10g，柏枣仁各 10g，炙甘草 10g，生龙牡各 30g，巩固疗效。14 剂，水煎服，每日 1 剂，早晚分服。

主方方义：玉屏风散益气固表，敛汗，治疗表虚之证；生脉饮益气养阴，二方合用共奏益气固表、滋阴清热、敛汗之功。

按语：汗证是临床常见病，常见有自汗、盗汗，另外还有战汗、狂汗、血汗、黄汗、脱汗等。《丹溪心法》中记载："自汗属气虚、血虚、湿、阳虚、痰。"说明引起自汗的原因之多。《伤寒明理论》云："自汗之证，又有表里之别焉，虚实之异焉。"《景岳全书》也说："自汗盗汗，亦各有阴阳之证，不得为自汗属阳虚，盗汗属阴虚。"汗为心之液，而自汗之症由多种病因而得之，临床必须详细辨别。具体到此患者，综合分析其病因、病史及临床症状，赵老认为其有气血紊乱、脏腑功能失调、心阴虚、肺气虚、脾阳虚、肾阴虚，总辨证为阴阳两虚。玉屏风散、生脉散为主加减治疗，同时配合清热敛汗之剂，汗出得愈。

【案二】田某，男，31 岁。初诊：2014 年 6 月 6 日。

主诉：盗汗 5 年，加重半年。

现病史：5 年前，阑尾炎术后开始出现盗汗，因不影响生活、工作，故未予重视，只是间断服用"六味地黄丸"等药治疗。但是从今年以来，盗汗逐渐加重，夜晚醒来，睡衣全湿。由于睡眠不足，影响第二天工作，故欲求系统治疗，今慕名而来我院就诊。

既往史：5 年前阑尾炎手术。

现在症：盗汗，眠差，大便溏泄，每日 3~4 次，时有遗精，舌质红，苔白厚腻，脉沉细小。

诊断：中医：汗证（气阴两虚）。西医：内分泌功能紊乱症。

治法：益气养阴，补肾敛汗。

主方：玉屏风散合水陆二仙丹加味。

方药：黄芪 30g，炒白术 10g，防风 10g，芡实 10g，金樱子 20g，女

贞子10g，枸杞子10g，生白芍30g，浮小麦30g，炒山药30g，五味子10g，生龙牡各30g，甘草10g。14剂，水煎服，每日1剂，早晚分服。

二诊（6月20日）：服药后，盗汗明显减轻，睡眠也有好转，余症同上。继服上方，7剂，水煎服，每日1剂，早晚分服。

三诊（6月27日）：服上药后，盗汗基本停止，仍大便次数多，但基本成形，舌质暗红，苔白厚腻。调整方药：白术30g，芡实20g，金樱子20g，炒白芍30g，炒山药30g，五味子30g，煅龙牡各30g，党参10g，补骨脂10g。7剂，水煎服，每日1剂，早晚分服。

四诊（7月4日）：服上药后，大便次数减少，仍眠差，按上方加合欢花10g。7剂，水煎服，每日1剂，早晚分服。

五诊（7月11日）：服上药后，盗汗停止，睡眠好转，大便每日2次，成形。调整处方，巩固疗效。方药：黄芪30g，党参10g，炒白术15g，猪苓20g，防风10g，芡实20g，金樱子15g，五味子10g，炒山药30g，炒白芍30g，车前草20g，薏苡仁30g，补骨脂10g，甘草10g。14剂，水煎服，每日1剂，早晚分服。

主方方义：详见按语。

按语：盗汗是临床常见病，一般分为心血不足、阴虚火旺两型。《丹溪心法》记载："盗汗者，乃阴虚血虚有火也，阴血虚则不能营养于中，故睡时溱溱然而汗出矣。"该案患者盗汗5年，加之时有遗精，久之阴血亏损，虚火内炽，迫液外泄，故见盗汗。赵老治疗此病，在辨证的基础上，认为本案属气阴两虚。气虚用玉屏风散加浮小麦益气敛汗。用水陆二仙丹固气补肾涩精，加枸杞子、女贞子、五味子、龙牡等养阴敛汗，共奏益气养阴敛汗之功效。加用水陆二仙丹，其由芡实与金樱子组成，有补肾滋阴、收敛固涩的作用，主要用于肾气虚所致的遗精、带下等症。芡实生长在水中，甘涩，能固肾涩精；金樱子长于陆上，酸涩，能涩精固肾。一水一陆，故曰水陆二仙丹（也可称水陆二仙舟，即水陆两用之船也）。

【案三】何某某，男，27岁。2014年4月8日初诊。

主诉：汗出，气短，乏力10余年。

现病史：10余年前即有自汗出，活动后加重，夜晚盗汗。后服中药汤剂治疗，上症仍在。即到医院检查，经多科检查，均未发现异常。今慕名而来我院门诊治疗。

既往史：从小体弱，易感冒。未发现实质性疾病。

现在症：汗出，气短，活动后加重，盗汗，易感冒，时有胸闷，心慌，腰痛，神疲乏力，舌质淡，苔白微腻，脉沉细弱。

诊断：中医：汗证（肾虚）。西医：亚健康。

治法：暂拟益气护卫，继以补肾精壮肾阳。

主方：玉屏风散、水陆二仙丹合三仙汤加减。

方药：黄芪30g，炒白术15g，防风10g，浮小麦30g，五味子10g，补骨脂10g，炒白芍30g，芡实20g，金樱子10g，炒杜仲10g，怀牛膝10g，仙茅10g，仙灵脾10g，仙鹤草10g。7剂，水煎服，每日1剂，早晚分服。

二诊（4月15日）：服上药后自觉精神好转，汗出减少，腰痛减轻，按上方加党参10g，川续断20g，狗脊20g。14剂，水煎服，每日1剂，早晚分服。嘱其禁房事。

三诊（4月29日）：盗汗明显减轻，自觉有力。继续加强补肾精壮肾阳之力。方药：熟黄地20g，山萸肉15g，枸杞子15g，泽泻10g，锁阳10g，鹿角胶10g，仙茅10g，仙灵脾10g，仙鹤草10g，补骨脂10g，巴戟天10g，甘草10g。14剂，水煎服，每日1剂，早晚分服。

四诊（5月13日）：服上药后，自汗、盗汗明显减轻，力增，加鹿茸粉（另包）3g。30剂，水煎服，每日1剂，早晚分服。

主方方义：玉屏风散益气固表护卫，主治卫气虚导致的汗出、气短等症；水陆二仙丹合三仙汤补肾气、壮肾阳，再加鹿茸等药共奏补肾壮阳、固卫之功。

按语：该患者虽为青年人，但自幼体虚，且病史较长，赵老考虑其为先天不足，后天失养，导致精血虚少，辨证为肾气肾精亏虚。方药以

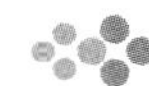

赵师经验方三仙汤合玉屏风散加减，初期临床症状大为减轻。但其身体与精神方面的恢复，是一个较长的治疗过程，作为医生首先要告诉患者，坚持治疗方能取得好的疗效。

七、眩晕

【案一】郭某某，男，49岁。2014年6月19日初诊。

主诉：间断头晕9年余。

现病史：2013年9月底由坐位到直立过程中突然出现一过性昏蒙，眼前发黑，经别人及时搀扶后未摔倒，约30分钟后意识恢复，无明显后遗症状，遂住院治疗，脑CT未见明显异常，TCD示：脑动脉供血不足，经用疏通血管药物治疗后好转，未再次发作昏蒙，但常自觉头目不清，健忘，睡眠差。今慕名而来。

现在症：头晕，健忘，睡眠差，乏力，大便偏稀，舌红胖大满口，边齿痕深，苔黄厚，脉沉缓。

诊断：中医：眩晕（肝肾阴虚，郁热中阻）。西医：脑动脉供血不足。

治法：平肝息风，清热安神。

主方：天麻钩藤饮合清震汤加减。

方药：天麻10g，钩藤15g，黄芩10g，栀子10g，石决明15g，荷叶30g，炒苍术10g，葛根10g，生白芍30g，山萸肉15g，枸杞子10g，夜交藤30g，茯神10g，莲子心10g。7剂，水煎服，每日1剂，早晚分服。

二诊（7月3日）：服上药后未再发生眩晕，睡眠好转，乏力减轻，大便正常，口唇偏红，舌红，苔黄略厚，齿痕减少，脉沉缓较前有力。辨证：肝肾阴虚，胃火亢盛。方药：太子参10g，生石膏10g，西滑石10g，知母10g，生山药30g，柴胡10g，黄芩10g，淡竹叶10g，焦生地黄10g，熟地黄20g，甘草10g，莲子心6g，黄连6g。7剂，水煎服，每日1剂，早晚分服。

三诊（7月10日）：服药后头晕未发作，乏力减轻，睡眠好转，二

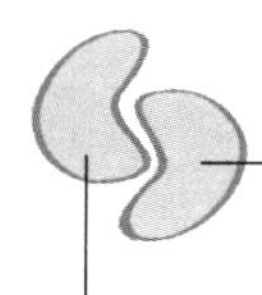

便调，舌淡红，苔薄白，脉沉缓。自我感觉良好。调整处方，巩固疗效。按上方去滑石、生石膏，加桑寄生 30g。7 剂，水煎服，每日 1 剂，早晚分服。

主方方义：天麻钩藤饮具有平肝息风、清热安神的功能，主治肝阳上亢，肝风内动之头痛、眩晕、耳鸣、失眠等症。清震汤有清热燥湿、清上止痛功效，主治雷头风等症。两方合用共奏平肝息风、清热安神之功。

按语：眩晕是临床常见病、多发病，其发病原因多种多样。此患者头晕，头目不清，大便稀，乏力，合舌脉，辨证为肝肾阴虚，郁热中阻。其病机为阴虚阳亢，热邪上蒸，扰乱清窍，故出现眩晕。以天麻钩藤饮合清震汤治之。赵老常讲："胃中有火及时清，阴阳平衡防未然，双火重叠即成炎，再调再治很困难。"

【案二】司某某，女，64 岁。2014 年 6 月 2 日初诊。

主诉：头晕、多汗 1 月余。

现病史：1 年前因心慌、胸闷、头晕而到省医院求治，诊断为"风湿性心脏病"，建议手术治疗，因恐于手术，未同意。此后每遇不适即靠药物维持治疗。1 个月前因感冒到省人民医院就诊，医生建议住院治疗，住院期间经口服、静脉药物治疗后痊愈出院。近段时间出现头晕，多汗，乏力，纳差，眠差，欲求中医治疗，故今慕名而来就诊。

既往史：风湿性心脏病 1 年余（二尖瓣狭窄）。

现在症：头晕，心慌，胸闷，多汗，眠差，乏力，纳差，舌质暗红，苔白腻，脉弦滑。

诊断：眩晕（气虚湿阻）。

治法：益气养心，健脾燥湿。

主方：玉屏风散合清震汤加味。

方药：黄芪 30g，炒白术 10g，防风 10g，炒苍术 10g，荷叶 30g，升麻 10g，菊花 30g，川芎 10g，白芍 30g，炙甘草 10g，浮小麦 30g，五味子 10g，龙齿 20g，茯苓 20g。7 剂，水煎服，每日 1 剂，早晚分服。

二诊（6 月 9 日）：服药后头晕、胸闷减轻，汗出减少，唯有早晨汗

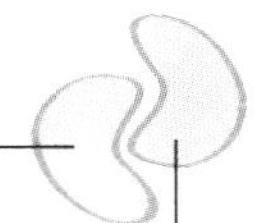

出，睡眠好转，现有纳差食少，舌质脉象同前。按上方加焦三仙各10g。7剂，水煎服，每日1剂，早晚分服。

三诊（6月16日）：服药后诸症继续减轻，按上方继服。7剂，水煎服，每日1剂，早晚分服。

四诊（6月23日）：头晕症状消失，胸闷基本未再出现，汗止，在上方基础上调整用药，巩固疗效。方药：黄芪30g，炒白术10g，防风10g，党参10g，猪苓20g，柴胡10g，葛根20g，升麻10g，当归10g，生白芍30g，川芎10g，生熟地黄各10g，炙甘草10g。20剂，水煎服，每日1剂，早晚分服。

主方方义：玉屏风散有益气固表卫外之功效。清震汤具有清热燥湿、清上止痛的功能，主治雷头风、头晕、胀痛等症。两方合用共奏益气养心、健脾燥湿之功。

按语：患者心脏病多年，遇感冒使之加重．经住院治疗，主症减轻。但余留头晕、多汗等症。细研其病机，乃久病不愈，耗伤气血，气虚清阳不展则发头晕；久病多气虚，则现多汗。临床上眩晕一证常见有肝阳上亢、气血两虚、肾精不足、痰浊中阻等证型。每遇此证，赵老善用玉屏风散合清震汤治之。每遇清阳不振之眩晕证，赵老必以清震汤为主方治之，疗效显著。清震汤出自金代《素问病机气宜保命集》，由升麻、苍术、荷叶组成，功能为清热燥湿、清上止痛，主治雷头风、头晕、胀痛等。分析该案患者病情，心悸发病日久，而眩晕是新发之证，故在临床治疗时应本着“急则治其标，缓则治其本”的原则，以眩晕治疗为主。仔细研究赵老的用药，不难发现，心悸的治疗其实就在方药之中。因汗为心之液，故炒枣仁、五味子的运用即是养心，养心即能止汗。健脾固卫之品为君，眩晕、心悸等症得以尽除。

八、发热

张某某，男，61岁。2014年3月3日初诊。

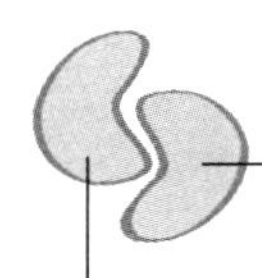

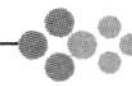

主诉：身热无汗半年余。

现病史：半年前，劳动后休息纳凉，吹电风扇后，即感全身不适、发紧。之后出现身热无汗，当时未曾治疗。此后症状逐渐加重，且伴有心慌、气短等。遂到当地县医院求治，经检查未发现异常，建议中药治疗，后曾服中药治疗，症状时轻时重。今特慕名而来就诊。

既往史：平素性情急躁。

现在症：身热无汗，五心烦热，双下肢不适，心慌胸闷，气短，善太息，口干，舌质暗红，苔黄厚腻，脉弦。

诊断：中医：发热（阳明燥热）。西医：无名热。

治法：清阳明热，益气养阴。

主方：以白虎加人参汤、白虎加桂枝汤、竹叶石膏汤合栀子豉汤，共同组成清解阳明炽热的主方。

方药：生石膏 10g，西滑石 10g，知母 10g，牡丹皮 15g，焦栀子 10g，淡豆豉 10g，淡竹叶 10g，生山药 30g，炙甘草 10g，太子参 10g，枸杞子 10g，女贞子 10g，灯心草 10g。7 剂，水煎服，每日 1 剂，早中晚分服。

二诊（3 月 10 日）：服药后身热减轻，余证同上。按上方去生石膏、柴胡 。14 剂，水煎服，每日 1 剂，早中晚分服。

三诊（3 月 24 日）：服上药后身热止，但仍有全身不适，心慌，胸闷，善太息，丹栀逍遥散加减。方药：柴胡 10g，郁金 10g，当归 10g，生白芍 30g，川芎 10g，茯苓 20g，炒白术 15g，牡丹皮 15g，焦栀子 10g，制香附 15g，炙甘草 10g，生姜 10g，大枣 3 枚。14 剂，水煎服，每日 1 剂，早中晚分服。

四诊（4 月 7 日）：服上药后，心慌、胸闷减轻，善太息减轻最为明显。调整处方，巩固疗效。按上方加降香 10g。14 剂，水煎服，每日 1 剂，早中晚分服。

主方方义：白虎加人参汤清热益气生津，竹叶石膏汤清热养阴，白虎加桂枝汤调和营卫，但热无寒，加栀子豉汤能解郁除烦。多方合用消除阳明烦热而不伤阴。对五脏烦热、口干舌红、心慌胸闷等也有改善作

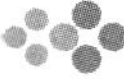

用。主方加灯心草，与栀子、滑石、甘草配合能加强清热除烦的作用。

按语：发热多是由脏腑气血虚损或失调而引起的，《景岳全书》认为发热的原因为饮食、劳倦、酒色、七情、药饵、阴虚等，这些均能出现“内生之热”。清代叶天士《医效秘传》更是详细地对发热做了详细的论述：“发热者，怫怫然发于皮肤之间，……与潮热、寒热、烦躁之热不同。烦躁之热，热在内者也。潮热之热，有时而热，不失其时；寒热之热，寒已而热，相继而发。至于发热，则无时而发也。”阳气有余为身热无汗；阴气有余为多汗身寒；阴阳有余则无汗而寒。具体到该案，患者劳累后吹风扇，风邪入侵，全身发紧、不适，失于治疗入里化热。余邪留恋日久，热蕴于内，耗伤气津，致气阴两虚。治疗上，首先以清热之剂除热祛邪，治身热无汗。方中加太子参、女贞子、枸杞子，益气滋阴。赵老讲，若只清热，而不益气生津，则气阴难复，热必不除。

九、不寐

周某某，男，28 岁。2015 年 4 月 24 日初诊。

主诉：失眠 5 个月。

现病史：近 1 年来因工作压力大，于 5 个月前出现失眠，多梦，自服“安神补脑口服液”后，睡眠稍有好转。至今年 2 月出现耳鸣，即到郑州大学第一附属医院就诊，经五官科检查，诊断为神经性耳鸣，经治疗效果不明显。最近又感尿急，时有刺痛，故欲寻求中医治疗，今慕名而来就诊。

既往史：有手淫史，鼻炎病史。

现在症：失眠，多梦，神疲乏力，头昏，耳鸣，鼻塞，纳差，便溏，尿急，时有刺痛，遗精，舌质暗红，苔黄厚腻，脉数。

诊断：中医：不寐（心肾不交）；耳鸣（肾精亏虚）。西医：失眠；神经性耳鸣。

治法：交通心肾，清火安神。

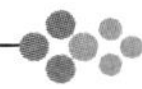

主方：交泰丸加减。

方药：炒苍白术各15g，茯神30g，炒酸枣仁30g，远志10g，黄连10g，肉桂3g，五味子10g，合欢花30g，夜交藤30g，磁石15g，枳实10g，砂仁（后下）6g，炙甘草10g。14剂，水煎服，每日1剂，早晚分服。

二诊（5月8日）：服药后睡眠大有好转，余症均减，现在突出的是耳鸣、便溏。调整处方。方药：柴胡10g，黄芩10g，龙胆草6g，牡丹皮10g，焦栀子10g，石菖蒲10g，远志10g，龙眼肉30g，蝉蜕10g，五味子10g，菟丝子30g，补骨脂10g，枸杞子10g，甘草10g。7剂，水煎服，每日1剂，早晚分服。

三诊（5月15日）：服药后失眠继续好转，耳鸣减轻。按上方加自然铜10g。7剂，水煎服，每日1剂，早晚分服。

四诊（5月22日）：睡眠基本正常，精神好，耳鸣大减，小便正常。因近几天感冒，鼻炎加重。方药：金银花20g，连翘15g，翠叶10g，杏仁10g，苍耳子10g，大青叶30g，龙胆草6g，焦栀子10g，黄芩10g，柴胡6g，补骨脂10g，菟丝子30g，生白芍30g，甘草6g。7剂，水煎服，每日1剂，早晚分服。

主方方义：交泰丸出自《韩氏医通》，由清代的王世雄在《四科简要方》中首次命名："生川连五钱，肉桂心五分，研细，白蜜丸，空心淡盐汤下，治心肾不交，怔忡无寐，名交泰丸。"具有交通心肾、清火安神之功，主治心火偏亢、心肾不交之怔忡、失眠等症。

按语：失眠一证是常见病、多发病，特别是现代社会，人们工作生活压力大，或者加班、熬夜，这些都是引起失眠的常见的原因。该案患者即是工作压力大，加之有手淫病史，遗精频现，致使肾精亏虚，心肾不交，导致失眠、耳鸣等一系列与心肾相关的病变出现。治疗上该患者症状虽多，但赵老说，且不可头疼医头，脚痛医脚，应在辨证的基础上遣方用药。心肾不交用交泰丸，加养心安神、滋补肾精之品，失眠、耳鸣等症得愈。磁石入肾，能吸散失之神，引肺金归于肾水。

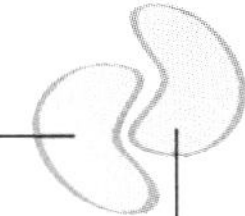

十、耳鸣

【案一】谷某某，男，55岁。2014年8月1日初诊。

主诉：耳鸣3个月余。

现病史：3个月前，出现感冒，但未服药治疗，只是大量饮水，1周后感冒痊愈。但同时出现耳鸣。遂到医院就诊，经耳科检查提示：神经性耳鸣。后经中西药物治疗，效差。故慕名而来我院门诊治疗。

既往史：脂肪肝；胆囊炎；椎－基底动脉血流速度减低。

现在症：两耳交替性耳鸣，右耳重，嗡嗡样响，持续不断，眠差，夜晚口干，舌淡胖大苔黄腻，脉沉细弱。

诊断：中医：耳鸣（肝胆湿热）。西医：神经性耳鸣。

治法：清肝利胆，镇静安神。

主方：龙胆泻肝汤加减。

方药：柴胡10g，黄芩10g，焦栀子10g，龙胆草6g，焦生地黄10g，玄参15g，泽泻10g，五味子10g，枸杞子10g，磁石10g，煅自然铜6g，甘草10g。7剂，水煎服，每日1剂，早晚分服。

二诊（8月8日）：服上药后耳鸣减轻，按上方去焦生地黄、玄参、自然铜，加女贞子10g，郁金10g。7剂，水煎服，每日1剂，早晚分服。

三诊（8月15日）：服药后，耳鸣继续减轻，仍眠差，拟加安神之品。方药：柴胡10g，黄芩10g，焦栀子10g，龙胆草6g，泽泻10g，五味子10g，枸杞子10g，磁石10g，茯神30g，远志10g，郁金10g，川芎10g，蝉蜕10g，甘草10g。14剂，水煎服，每日1剂，早晚分服。

四诊（8月29日）：自述耳鸣止，睡眠好转，调整处方，巩固疗效。方药：柴胡10g，黄芩10g，焦栀子10g，龙胆草6g，泽泻10g，五味子10g，枸杞子10g，磁石10g，甘草10g，郁金10g，茯神30g，远志10g，莲子心10g。14剂，水煎服，每日1剂，早晚分服。

2015年4月16日因肠炎腹泻来诊，诉耳鸣在四诊方服用至28剂时彻底治愈，至今未犯。

主方方义：龙胆泻肝汤具有清肝胆实火、清三焦湿热之功。主治肝胆实热证之耳鸣、口苦口干、眠差等症。

按语：西医认为耳鸣大多为神经性的，分生理性和病理性两种，临床上见的大都是病理性的。清代沈金鳌《杂病源流犀烛》记载："有肝胆火盛，耳内蝉鸣，渐至于聋者。"明代王纶《明医杂著》："耳鸣证或鸣甚如蝉，或左或右，或时闭塞，世人多做肾虚治不效，殊不知此是痰火上升，郁于耳中耳鸣，郁甚则壅闭也。"本案患者即是肝胆湿热所致，肝胆之气随经上逆，犯于清窍，故发耳鸣；胆气上逆，胆汁上溢，故口苦咽干；火扰心神，故夜眠不安。赵老用龙胆泻肝汤加减治之，收效明显。

【案二】毛某某，男，47岁。2015年3月3日初诊。

主诉：耳鸣3年，加重1个月。

现病史：3年前无明显原因出现耳鸣，曾到医院检查，多家医院均确诊为神经性耳鸣。医生大多给予镇静、扩血管药物治疗，或建议中医治疗，因对生活、工作没太大影响，故未治疗。近1个月感耳鸣加重，故慕名而来就诊。

既往史：平素嗜酒。

现在症：耳鸣，眠差，胃脘不舒，胀满，喜凉食，目昏。舌苔黄厚腻滑，脉沉细小。

诊断：中医：耳鸣（湿热型）。西医：神经性耳鸣。

治法：清热祛湿，镇静安神，健脾和胃。

主方：龙胆泻肝汤合参苓白术散加减。

方药：炒白术10g，茯苓30g，泽泻10g，薏苡仁30g，炒扁豆20g，吴茱萸10g，黄芩10g，龙胆草6g，焦栀子10g，柴胡10g，蝉蜕10g，灵磁石（另包）10g，远志10g。7剂，水煎服，每日1剂，早晚温服。每晚取磁石少许细布包之，塞耳。

二诊（3月10日）：服上药后耳鸣减轻，按上方加茯神30g。7剂，水煎服，每日1剂，早晚温服。

三诊（3月17日）：服上药后耳鸣续减，但仍感胃脘不舒，胀满，按

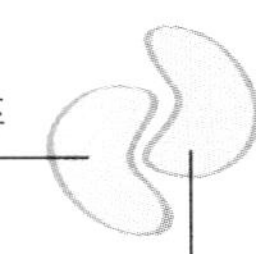

上方去泽泻，加木香 10g，厚朴 10g。7 剂，水煎服，每日 1 剂，早晚温服。

四诊（3 月 24 日）：患者自述近几天耳鸣明显减轻，有时停止，胃脘胀满减轻。按上方继服，7 剂，水煎服，每日 1 剂，早晚温服。

五诊（3 月 31 日）：黄芪 10g，炒白术 10g，茯苓 30g，薏苡仁 30g，黄连 5g，黄芩 10g，龙胆草 3g，焦栀子 10g，蝉蜕 10g，灵磁石（另包）10g，菊花 15g，远志 10g，枳实 10g，厚朴 10g。巩固疗效，14 剂，水煎服，每日 1 剂，早晚温服。

主方方义：龙胆泻肝汤泻肝胆实火，清三焦湿热，主治肝胆实火上炎之证。参苓白术散具有健脾益气、和胃渗湿的功效，主治脾胃气虚挟湿证。两方合用共奏清热祛湿、镇静安神、健脾和胃之功。

按语：神经性耳鸣主要是由耳神经受损，其强调的是患者的主观感受，指人们在没有任何外界刺激条件下所产生的异常感觉。目前西医多用营养神经、抗焦虑、镇静、心理疗法等治疗，中医辨证治疗此病疗效甚好。从患者的临床表现来看一派湿热之象，如喜凉食、舌苔黄厚腻滑，加之平素嗜酒，酒能助湿生热。故赵老用龙胆泻肝汤合参苓白术散加减治疗，并嘱其每晚取灵磁石少许细布包之，塞耳（赵老经验），内服外用，加强疗效。同时嘱咐患者放松心情，注意休息，这样对耳鸣的治疗有一定帮助。

【案三】王某某，女，65 岁。2015 年 5 月 5 日初诊。

主诉：耳鸣 1 年。

现病史：1 年前无明显原因出现耳鸣，口干舌燥，因多日不减，遂到当地医院就诊，经检查提示：血脂高，余无异常。医生诊断为神经性耳鸣。曾服中药治疗，效果不明显，今经人介绍慕名而来就诊。

既往史：高脂血症。

现在症：耳鸣，咽干，口舌干燥，目干，舌苔黄乏津，中裂，脉沉细小弱。

诊断：中医：耳鸣（肝胆郁热）。西医：神经性耳鸣。

治法：清肝利胆，清热。

主方：龙胆泻肝汤加减。

方药：柴胡10g，黄芩10g，龙胆草6g，焦栀子10g，焦生地黄10g，玄参20g，天花粉30g，生山药30g，生石膏10g，知母10g，甘草10g，淡竹叶10g，麦冬10g，枸杞子10g，菊花10g，乌梅10g。7剂，水煎服，每日1剂，早晚分服。

二诊（5月12日）：服上药后症状减轻不明显，五官科检查示：扁桃体肿大。按上方加焦三仙各10g，黄连6g。7剂，水煎服，每日1剂，早中晚分服。

三诊（5月19日）：服药后耳鸣少减，口干减轻，原方去淡竹叶、乌梅，加泽泻10g，黄连6g，密蒙花10g。7剂，水煎服，每日1剂，早中晚分服。

四诊（5月26日）：服药后口干舌燥、咽干、目干均大为减轻，仍时有耳鸣，按上方加磁石15g，蝉蜕10g。7剂，水煎服，每日1剂，早晚分服。

五诊（6月2日）：诸症基本消失，调整处方，巩固疗效。方药：柴胡10g，黄芩10g，龙胆草6g，焦栀子10g，焦生地黄10g，菊花10g，玄参20g，天花粉30g，黄连3g，麦冬10g，知母10g，蝉蜕10g，甘草10g。14剂，水煎服，每日1剂，早晚分服。

主方方义：龙胆泻肝汤具有清肝胆实热之功效，主治肝胆实热导致的上焦实热证。

按语：耳鸣是临床常见病，其发生原因很多，西医也称神经性耳鸣，认为病因复杂，机制不清。在临床上它既是许多疾病的伴发症状，也是一些严重疾病的首发症状（如听神经瘤）。中医认为耳为肾之窍，为肾所主，又与其他脏腑有着广泛的联系，因此五脏六腑、十二经脉之气血失调皆能导致耳鸣，耳鸣分实证和虚证。该患者的发生原因是肝胆郁热引起，肝胆火逆，足少阳胆经血循行于耳，扰乱清窍，导致耳鸣。从症状来看，一派热象。治疗上赵老前期以清热之剂为主，二诊症状未减，

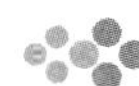

又加黄连，至三诊口干舌燥才稍微减轻，足见其肝胆郁热之重。四诊赵老加镇静安神的灵磁石、蝉蜕。磁石镇静安神，平肝潜阳，聪耳明目；蝉蜕疏风散热，镇静解痉。二者相伍，风热疏散，镇静神安，耳聪则鸣止。因为此时口干舌燥、咽干、目干均大为减轻，所以临床治病，要紧抓住主要矛盾，审因论治。郁热是该患者的主要病因，热得清，诸症即减。

十一、脑鸣

马某某，女，38岁。2014年9月29日初诊。

主诉：脑鸣、头晕1个月余。

现病史：1个月前因工作劳累，经常加班，睡眠不规律，出现头晕脑鸣，且时有疼痛。随到省医院求治，脑电地形图、经颅多普勒等检查，未发现异常。又到耳鼻喉科就诊，也未发现异常。医生建议请中医治疗，故慕名而来就诊。

既往史：乳腺增生。

现在症：脑鸣，头晕，时有耳鸣，口苦，眠差，心烦急躁，月经量少，色正常，稍有血块，舌质红，苔黄，有齿痕，脉沉细。

诊断：中医：脑鸣（肝火旺盛）。西医：脑鸣。

治法：清肝利胆。

主方：龙胆泻肝丸加减。

方药：龙胆草6g，黄芩10g，焦栀子10g，柴胡10g，焦生地黄10g，防风10g，天麻10g，川芎10g，五味子10g，女贞子10g，枸杞子10g，甘草10g。14剂，水煎服，每日1剂，早晚分服。

二诊（10月13日）：服药后脑鸣、口苦、心烦急躁减轻，按上方加白芷10g，白僵蚕10g。7剂，水煎服，每日1剂，早晚分服。

三诊（10月20日）：服上药后，脑鸣、头晕减轻，按上方加栀子10g。7剂，水煎服，每日1剂，早晚分服。

四诊：（10月27日）：自述本次服药后脑鸣大减，口苦、心烦急躁基本消失，仍有眠差，调整处方，巩固疗效。方药：天麻 10g，钩藤 10g，龙胆草 6g，柴胡 10g，川芎 10g，枸杞子 10g，白芷 10g，白僵蚕 10g，石菖蒲 10g，女贞子 10g，莲子心 6g，甘草 10g。7 剂，水煎服，每日 1 剂，早晚分服。

主方方义：龙胆泻肝丸有泻肝胆实火、清三焦湿热之功效，主治肝胆实火上炎之耳鸣、耳聋、耳肿、口苦、目赤等症。先用龙胆泻肝治脑鸣、耳鸣，后用天麻钩藤治其眩晕。

按语：脑鸣是指头内如虫蛀鸣响为主要表现的脑神疾病，也有称头鸣、耳鸣者。多因脑髓空虚，或因火郁、痰湿阻滞所致。脑鸣一证最早出自明代楼英《医学纲目·肝胆部》，古称天白蚁，一般常伴有头晕、目眩、耳鸣等症。多因髓海虚衰，或因火郁、湿痰阻遏所致，治疗应分别虚实，实者当泻，虚者当补。患者有两大症状即脑鸣和头晕。关于眩晕，清代叶天士《临证指南医案》曰："厥阴之胜，耳鸣头眩。头为六阳之首，耳目口鼻，皆系清空之窍。所患眩晕者，非外来之邪，乃肝胆之风阳上冒耳。"本症之眩晕为肝火旺盛所致，故用龙胆泻肝汤加减。赵老教导，临床上所见眩晕有肝火旺盛眩晕，也有肝阳上亢之眩晕，后者可用天麻钩藤饮加减，临证应细辨之。关于调护方面，脑鸣患者应调达情志，颐养心神，形体肥胖者适当活动、节食、减轻体重可以减轻和预防其发生。

十二、腰痛

赵某某，女，34 岁。2015 年 5 月 29 日初诊。

主诉：腰酸痛半年。

现病史：自幼体质较差，经常感冒、发热。后来注意加强锻炼，感冒的次数明显减少。平时常服"玉屏风颗粒剂"，山药红枣熬粥食用，身体逐渐好转。但结婚后自然流产 3 次，精神上压力很大，不敢再怀孕。今特请中医诊治调理。

现在症：腰酸痛，神疲乏力，面色苍白，时有心慌气短，纳差，眠差，畏寒怕冷，舌质淡，苔薄白，脉沉细弱。

诊断：中医：腰痛（气血两虚）。西医：产后综合征。

治法：益气养血，壮腰止痛。

主方：八珍汤加壮腰健肾之品。

方药：党参 10g，黄芪 20g，白术 10g，当归 10g，川芎 10g，熟地黄 20g，山萸肉 15g，炒山药 30g，菟丝子 20g，枸杞子 10g，五味子 10g，益母草 30g，川续断 30g，炒杜仲 10g，狗脊 30g。7 剂，水煎服，每日 1 剂，早晚分服。

二诊（6 月 6 日）：服上药后腰痛大减，末次月经 6 月 3 日，色暗，有血块。按上方加补骨脂 10g。7 剂，水煎服，每日 1 剂，早晚分服。

三诊（6 月 12 日）：服药后腰痛基本消失，感眠差。按上方加炒酸枣仁 20g 。7 剂，水煎服，每日 1 剂，早晚分服。

四诊（6 月 19 日）：自述劳累后感腰部不适，但无疼痛感觉。按上方加猪苓 10g。7 剂，水煎服，每日 1 剂，早晚分服。

五诊（6 月 26 日）：患者近段已无腰痛的感觉，较前有精神，干活有劲。调整处方，巩固疗效。方药：党参 10g，黄芪 20g，白术 10g，当归 10g，川芎 10g，熟地黄 20g，山萸肉 15g，炒酸枣仁 20g，菟丝子 30g，枸杞子 10g，五味子 10g，益母草 30g，川续断 30g，炒杜仲 10g，狗脊 30g，猪苓 10g。7 剂，水煎服，每日 1 剂，早晚分服。

主方方义：八珍汤平补气血，主治气血不足之神疲乏力、面色苍白、心慌气短等症。合川续断、杜仲、狗脊壮腰健肾之品，共奏益气养血、壮腰止痛之功。

按语：产后综合征临床常见，妇女产后身体虚弱，抵抗能力差，常会引发各种疾病，泄泻、头疼、腰痛、腿疼、腹痛、便秘、中风、无乳等。该患者自幼体质较差，脾胃虚弱，不能管乎其胎，气血素虚，不能滋养其胎，故多流产。流产即小产，也是产后综合征。清代傅山《傅青主女科》有记载："胎成于气，亦摄于气，气旺则胎牢，气衰则胎坠。"

气血提摄不固，血流则灌溉不周，流产常发。因多次流产，劳伤肾气，损伤包络，虚未平复，外邪乘虚而入，故令腰痛。具体到该案，气血虚弱是其根本，补气养血，壮腰健肾，用四君、四物汤加减。赵老常说，辨证清，则用药明。用药恰当，则疗效彰显。

十三、胸痛

冯某某，女，42岁。2014年3月3日初诊。

主诉：胸痛、咽部憋闷2个月。

现病史：平素性情不稳，易急躁。2个月前，因家庭琐事与家人生气后，感咽部及胸骨后闷胀、疼痛，当时未在意。但1周后仍不减，即到医院求治，胃镜示：食管炎。给予“吗丁啉、胃复安”及消炎药物等治疗，疼痛症状消失，但咽部及胸骨后闷胀未减轻。今经人介绍慕名而来就诊。

既往史：胃镜示：食管炎。

现在症：咽部及胸骨后闷胀，心烦急躁，易怒，眠差，舌质淡。苔薄腻，脉沉细滑数。

诊断：中医：胸痛（肝郁气滞）。西医：食管炎。

治法：疏肝解郁，宽胸理气。

主方：柴胡疏肝散合丹栀逍遥散加郁金、桔梗、冬凌草。

方药：柴胡10g，郁金10g，生白芍30g，当归10g，炒白术15g，青陈皮各10g，柏枣仁各10g，冬凌草30g，桔梗10g，香附10g，枳实10g，炙甘草10g，牡丹皮10g，焦栀子10g，生姜10g，大枣10枚。7剂，水煎服，每日1剂，早中晚分服。

二诊（3月10日）：服上药后咽部及胸骨后闷胀、心烦急躁均有减轻。按上方去炒白术、枳实，加射干10g，川芎10g。7剂，水煎服，每日1剂，早中晚分服。

三诊（3月17日）：服药后胸骨后闷胀继续减轻，精神好转。按上

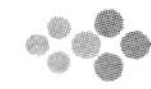

方加黄芩10g。7剂，水煎服，每日1剂，早中晚分服。

四诊（3月24日）：咽部及胸部闷胀基本消失，偶有不适。调整处方，巩固疗效。方药：柴胡10g，郁金10g，生白芍30g，当归10g，茯神30g，远志10g，黄芩10g，冬凌草30g，桔梗10g，炙甘草10g，牡丹皮10g，焦栀子10g，射干10g，小麦30g，大枣10枚。14剂，水煎服，每日1剂，早中晚分服。

主方方义：主方以柴胡疏肝散疏肝解郁，行气止痛。丹栀逍遥散养血清热，疏肝健脾。治因肝郁脾虚已久，生热化火，又能清血中之伏火。两方相合，又加郁金、桔梗、冬凌草等凉血利咽之品，故对本案有效。

按语：食管炎归于胸痛、噎膈等范畴，是由多种因素引起的一种常见病、多发病。而该患者的病因不明确，没有化学性刺激和物理性刺激，综合分析其诱因可能与生气有关。从辨证角度分析其病机为：平素性情急躁，肝郁气滞，郁而化火，阻于胸膈，致胸中气机不利而发本病。中医诊断为胸痛，治法为疏肝解郁，宽胸理气。在治疗上，赵老分析该案患者病程已久，此次生气即是诱因，诱发了咽部及胸骨后闷胀、心烦急躁、易怒、眠差等一系列临床症状。纵观以前的治疗只是西药的消炎、助消化之品，胸痛基本治愈，但是咽胸闷胀等一些症状2个月始终不除。治疗上赵老先理气后清热，加上桔梗、射干、冬凌草等，诸症得消，病告痊愈。值得注意的是患者的服药方法，即赵老的三次煎药和三次服药法。赵老的三次煎药法是将药先用凉水泡30min左右，煮开至20min，将药液倒出，随即加开水煮15min，倒出药液，加开水煮10min倒出。三次药液混合后为一日量，分三次喝完。此煎服法对各种疾病的患者都是适用的。

十四、消渴

王某某，女，50岁。2014年7月4日初诊。

主诉：饥饿、乏力10年。

现病史：10年前无原因出现乏力、易饥饿，遂到省医院就诊，诊断为2型糖尿病，予“二甲双胍片、格列苯脲片、瑞格列奈片”等药物治疗，加上运动，血糖可基本维持在正常范围。但是始终有乏力、易饥饿的感觉，今欲请中医治疗，以改变症状，故慕名而来就诊。

既往史：腰椎间盘突出。

家族史：糖尿病家族史。

现在症：乏力，易饥饿，视物不清，双足麻木，易怒，腰痛，舌质暗淡，苔黄，脉沉细。

诊断：中医：消渴（脾肾气虚）。西医：2型糖尿病。

治法：健脾补肾。

主方：参芪四君子、水陆二仙丹、玉女煎加减。

方药：黄芪30g，党参10g，生山药30g，天花粉30g，白术15g，茯苓30g，熟地黄25g，山萸肉10g，麦冬10g，芡实20g，金樱子15g，五味子10g，知母10g，菟丝子20g，川牛膝10g，生山楂10g。7剂，水煎服，每日1剂，早晚温服。

二诊（7月11日）：服药后饥饿感减轻，情绪变化大，易激动。按上方去党参，加龙胆草6g，柴胡10g，郁金10g。7剂，水煎服，每日1剂，早晚温服。

三诊（7月18日）：服药后双足麻木减轻，腰痛减轻，情绪好转。去天花粉、白术 。7剂，水煎服，每日1剂，早晚温服。

四诊（7月25日）：服药后诸症继续减轻，按上方加猪苓10g。7剂，水煎服，每日1剂，早晚温服。

五诊（8月1日）：服上药后，感觉全身轻松，精神好。方药：黄芪30g，生山药30g，猪苓10g，党参12g，山萸肉15g，芡实20g，金樱子20g，五味子10g，补骨脂10g，菟丝子20g，焦生地黄20g，龙胆草6g，焦栀子10g，川牛膝10g，郁金10g 。7剂，水煎服，每日1剂，早晚温服。

主方方义：四君子加黄芪，参芪并用增强补气之力。山药、天花粉益气生津润燥。水陆二仙丹脾肾双补，提高健脾补肾功能。全方共奏益

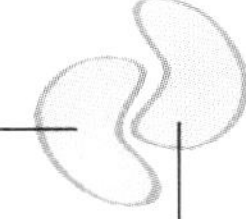

气健脾固肾的作用，故疗效彰显。

按语：消渴是临床上的常见病、多发病，分上、中、下三消。近年随着人们生活水平的不断提高，交通工具的飞速发展，人们活动锻炼的机会越来越少。这就是糖尿病发病率增加的原因之一。据统计，我国的糖尿病发病率为11.6%，全世界第一，确诊患者1亿，高危人群更多。说明我们的饮食结构和生活方式有很多的不合理和不健康之处。该患者的一系列临床表现为消渴的典型症状，其消谷善饥症状特别明显，可诊断为消渴之中消，兼有麻木和视物不清等并发症。在治疗上赵老认为本案属中下焦脾肾气虚，应把重点放在健脾补肾方面，正所谓治病必求其本。只有这样，才能改善其易饥饿、乏力等一系列临床症状。近年的研究发现在辨证的基础上，加疏肝之品，效果更好。

十五、腹痛

【案一】李某某，女，38岁。2014年6月2日初诊。

主诉：间断性脐周疼痛3年半。

现病史：3年前无明显诱因出现脐部疼痛，发作时疼痛难忍，连及腰背，呈坠痛，不能坐立，需卧床休息。随即到医院就诊，经彩超检查提示：盆腔炎，子宫肌瘤（24mm×21mm）。胃镜提示：胃窦炎、十二指肠炎。医生予“妇科千金片、妇炎康”等药，疼痛稍有减轻。后经多方服药治疗，效果不明显。今经人介绍慕名而来就诊。

现在症：脐周疼痛，发作时疼痛难忍，连及腰背，呈坠痛状，月经色暗，有血块，舌红，苔薄黄腻，脉弦紧。

诊断：中医：腹痛（湿热瘀结）。西医：盆腔炎；子宫肌瘤。

治法：清热利湿，化瘀止痛。

主方：失笑散、金铃子散合芍药甘草汤加味。

方药：白芍30g，当归10g，赤芍15g，苍术10g，黄芩10g，黄连10g，木香10g，炒槟榔10g，甘草10g，炒五灵脂10g，炒蒲黄10g，川楝子10g，醋延胡索15g，乌药10g，沉香粉3g，三七粉3g。7剂，水煎服，每日1剂，早晚分服。

二诊（6月19日）：服上药后脐周疼痛停止，现仍腰痛，以经期为重。调整处方，四物汤补血调血为主，加壮腰健肾之品。方药：熟地黄20g，山萸肉15g，炒白芍30g，当归10g，川芎10g，牡丹皮15g，栀子10g，炒杜仲10g，川续断30g，狗脊30g，补骨脂10g，炒蒲黄10g，三七粉3g（冲），甘草10g。7剂，水煎服，每日1剂，早晚分服。

三诊（6月26日）：服上药后，月经期刚过，月经有血块，腰痛，右侧甚。按上方去牡丹皮、栀子，加赤芍15g，鹿角胶10g。7剂，水煎服，每日1剂，早晚分服。

四诊（7月3日）：服药后腰痛明显减轻，按上方继服，直至下次月经到来之前。

主方方义：失笑散具有活血祛瘀、散结止痛的功效，主治瘀血停滞之少腹疼痛、月经不调等症。金铃子散具有行气止痛的功能，治疗气滞引起的胸腹疼痛或痛经。芍药甘草汤缓急止痛。加清热祛湿之品，共奏清热利湿、化瘀止痛之功。

按语：盆腔炎多由不洁性交、不注意个人卫生等原因导致。临床治疗以口服药为主，中药治疗有独特优势。该患者的腹痛间断性发作已3年有余，从辨证方面考虑，久痛入络，说明有瘀血停滞于腹，不通则痛。舌红，苔薄黄腻，说明有湿热存在。月经色暗有血块，也是瘀血的表现。赵老根据以上几点辨证为湿热瘀结型之腹痛。治疗以活血化瘀之失笑散、金铃子散活血止痛，芍药甘草汤缓急止痛，又加祛湿清热之剂，使腹痛止。同时赵老强调调理月经的重要性，有些症状与月经不调有密切关系。服药之外，还应注意加强饮食营养，适当锻炼身体，保持大便通畅，多饮水，适当休息，避免持重物、久站久蹲。

【案二】罗某某，女，35岁。2015年5月8日初诊。

主诉：左下腹疼痛5月余。

现病史：半年前生一场大气，之后逐渐出现大便不正常，时干时稀，

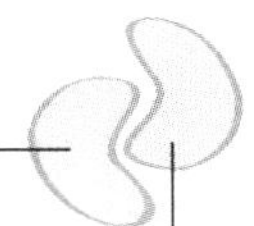

时有腹痛。即到当地县医院诊治，首次诊断为“肠易激综合征”。胃镜检查提示：慢性浅表性胃炎。即给予“补脾益肠丸”口服，症状稍减。今听别人介绍，慕名而来就诊。

既往史：盆腔积液。

现在症：左下腹坠胀痛，小便灼热感，大便不正常，食辛辣油腻即出现便干或泄，舌质暗，苔微黄，脉沉弦细。

诊断：中医：腹痛（肝脾不调）。西医：肠易激综合征；慢性浅表性胃炎。

治法：疏肝理气，健脾补肾。

主方：四逆散、失笑散、芍药甘草汤加减。

方药：柴胡 10g，郁金 10g，当归 15g，黄芩 10g，黄连 6g，木香 10g，砂仁（后下）6g，炒槟榔 10g，补骨脂 10g，五味子 10g，醋五灵脂 10g，炒蒲黄 10g，炒白芍 30g，甘草 10g。7 剂，水煎服，每日 1 剂，早晚分服。

二诊（5 月 15 日）：服上药后腹痛减轻，小便灼热感减轻，按上方加醋香附 10g。7 剂，水煎服，每日 1 剂，早晚分服。

三诊（5 月 22 日）：服药后腹痛继减。按上方加三七粉（冲服）3g，延胡索 10g。7 剂，水煎服，每日 1 剂，早晚分服。

四诊（5 月 29 日）：此次服药后腹痛偶有发生。调整处方，以补肾为主。方药：熟地黄 20g，山萸肉 15g，炒山药 30g，川续断 30g，炒杜仲 10g，炒牛蒡子 10g，狗脊 20g，艾叶 10g，阿胶 10g，炒白芍 30g，甘草 10g，三七粉 3g，五味子 10g，补骨脂 10g。7 剂，水煎服，每日 1 剂，早晚分服。

五诊（6 月 6 日）：腹痛基本消失，下一步采用健脾补肾法。方药：党参 10g，炒白术 15g，炒白芍 30g，金樱子 15g，芡实 20g，薏苡仁 30g，炒扁豆 20g，五味子 10g，补骨脂 10g，石榴皮 10g，砂仁 6g，白豆蔻 10g，陈皮 10g，甘草 10g。7 剂，水煎服，每日 1 剂，早晚分服。

主方方义：四逆散有透解郁热、疏肝理脾的功效，主治脘腹疼痛、泄利下重、脉弦；失笑散活血祛瘀，散结止痛，主治瘀血停滞的少腹疼痛；芍药甘草汤有调和肝脾、缓急止痛的功能，主治肝脾不和的脘腹疼痛。三方合用共奏调和肝脾、缓急止痛之功。

按语：肠易激综合征（IBS）是一种以长期或反复发作的腹痛、腹胀，伴排便习惯改变，大便性状异常而又缺乏形态学、细菌学和生化指标异常的肠功能障碍性综合征。它是具有特殊病理、生理基础上的心身疾病，多发于青年女性，常伴有抑郁和焦虑症状。在治疗方面，目前国外针对 IBS 用心理学方法治疗。①松弛疗法；②催眠疗法；③认知行为疗法；④生物反馈疗法。中医把它列入"腹痛""泄泻"的范畴，其病因多与气滞有关。治疗上分虚实，特别注重病程的长短。病程短者多用疏肝理气之品，病程长者多用健脾补肾之剂。对于该患者的治疗，前期疏肝为主，后期健脾补肾为主。另外，赵老强调临证灵辨，结合针灸，效果更好。即赵老常说的，针药并用，提高疗效。

十六、痹证

冉某某，男，57 岁。2014 年 9 月 22 日初诊。

主诉：左上臂及腋下疼痛半年。

现病史：半年前发现左上臂疼痛，遂到省医院就诊，经检查确诊为腋下淋巴瘤。医生建议放疗、化疗综合治疗，即入院治疗，经 2 个月的综合治疗后，左上臂疼痛减轻，随即出院。出院后的近 3 月来，仍有疼痛，医生建议请中医治疗。今慕名而来就诊。

现在症：左上臂及腋下疼痛，活动受限，余无不适，舌质暗红，苔黄，脉沉弦紧。

诊断：中医：痹证（气虚血瘀）。西医：腋下淋巴瘤放疗、化疗后。

治法：益气活血，化瘀止痛。

主方：补阳还五汤加减。

方药：黄芪 30g，当归尾 20g，赤芍 15g，川芎 10g，桃仁 10g，红花

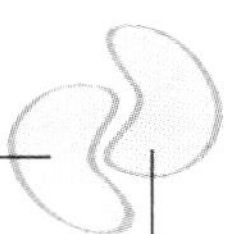

10g，三棱 10g，莪术 10g，水蛭 3g，桑枝 10g，姜黄 10g，羌活 10g，鸡血藤 30g，丹参 30g，甘草 10g，薏苡仁 30g，7 剂，水煎服，每日 1 剂，早晚分服。

二诊（9 月 29 日）：服药后，自述左上臂及腋下疼痛均减轻。按上方，桑枝增至 30g。14 剂，水煎服，每日 1 剂，早晚分服。

三诊（10 月 13 日）：服上药后疼痛进一步减轻，且左上臂活动范围增大，近日睡眠欠佳，按上方加夜交藤 30g。7 剂，水煎服，每日 1 剂，早晚分服。

四诊（10 月 20 日）：此法服药后感觉偶有疼痛发生，睡眠好转。继服上方。7 剂，水煎服，每日 1 剂，早晚分服。

五诊（10 月 27 日）：服药后左上臂及腋下疼痛几乎没有发生，精神好，睡眠好转。按上方调整方药服用，巩固疗效。方药：黄芪 30g，当归尾 20g，赤芍 15g，川芎 10g，桃仁 10g，红花 10g，三棱 10g，莪术 10g，水蛭 3g，桑枝 30g，姜黄 10g，鸡血藤 30g，夜交藤 30g，丹参 30g，猪苓 10g，甘草 10g。7 剂，水煎服，每日 1 剂，早晚分服。

主方方义：补阳还五汤有补气、活血、通络之功效，其本是为治疗中风后遗症所设。而此症的辨证为气虚血瘀，故在补阳还五汤的基础上加姜黄、水蛭、桑枝、羌活加强化瘀止痛之功，共奏益气活血、化瘀止痛之功。

按语：腋下淋巴瘤的治疗，一般是放疗、化疗结合中药治疗，均有疗效。患者放疗、化疗后，正气受到损伤，气虚血瘀，瘀阻不通，不通则痛。赵老用补阳还五汤为主方加减治疗，二诊即有明显的疗效。赵老说痛有虚实之分，实痛由于气血凝滞，痛当拒按；虚痛由于气血不足，痛当喜按。此案即是虚痛，予补气活血止痛，则疼痛速祛。

十七、遗精

刘某某，男，27 岁。2015 年 6 月 2 日初诊。

主诉：遗精2年。

现病史：高中时有手淫史，2年前无明显原因出现遗精，严重者每周3~4次，考虑可能与工作压力大有关系。平素有乏力，纳差，曾到中医门诊治疗，给予“知柏地黄丸”和中药汤剂口服，有效，但未曾系统坚持治疗过。因近段工作劳累，遗精症状加重，故今慕名而来就诊。

既往史：有手淫史。

现在症：遗精，乏力，精神疲惫，心烦急躁，手脚心热，眠差，舌质红，苔白厚腻，脉沉细小弱。

诊断：中医：遗精（肾阴精虚）。西医：性神经衰弱症。

治法：补肾涩精，清下焦热。

主方：金锁固精丸、知柏地黄丸合水陆二仙丹加味。

方药：焦生地黄10g，山萸肉15g，生山药30g，芡实20g，莲子心10g，生龙牡各30g，金樱子15g，五味子10g，莲须10g，沙苑子10g，知母10 g，黄柏10g，锁阳10g，生白芍30g，甘草10g，刺猬皮10g。 7剂，水煎服，每日1剂，早晚分服。

二诊（6月9日）：服上药1周遗精1次，自觉精神好转，力增，余症同前。按上方加薏苡仁30g。7剂，水煎服，每日1剂，早晚分服。

三诊（6月16日）：服上药后，精神继续好转，力增，仍手脚心热，从治疗至今遗精次数明显减少。按上方加黄连5g 。14剂，水煎服，每日1剂，早晚分服。

四诊（6月30日）：自服药以来遗精次数减少，手脚心热减轻，力增，精神感觉良好。调整处方巩固疗效。方药：栀子10g，山萸肉15g，生龙牡各30g，金樱子15g，锁阳10g，刺猬皮10 g，莲子心10g，五味子10g，黄连3g，黄柏10g，沙苑子10g，知母10g，芡实20g，莲须10g，合欢花10g。30剂，水煎服，每日1剂，早晚分服。

主方方义：知柏地黄丸合水陆二仙丹补肾固精，又加金锁固精丸收涩固精，三方合用补肾涩精力量更强。

按语：遗精是男性患者的常见病，多发于青壮年，临床上有生理性和病理性之分。其区分主要是看遗精的频率，一般青壮年偶尔1周1次是生理性的，即精满自溢。若连续2周以上频繁出现即为病理性的。究其发病原因，古代医籍多有论述。该病得之有四："有用心过度，心不摄肾，以致失精者；有因色欲不遂，致精失位，输泻而出者；有色欲太过，而滑泻不禁者；有年壮气盛，久无色欲，精气满泄者。"（明代戴元礼《证治要诀》）总之，遗精与心肾关系密切，即有梦而遗者，责之心火，为梦遗；无梦而遗者，责之肾虚，为遗精。该患者有手淫史，加之工作压力大出现遗精，患者临床表现的是一系列肾阴虚症状。故赵老以补肾涩精、清热为治则，方用金锁固精丸加减，同时用莲子心、黄连、黄柏、知母等清热之品，治疗心烦急躁、手脚心热等虚热之象。还应注意的是患病日久，可导致阴阳两虚，临床宜详细辨证，不可不知。

十八、血精

姚某某，男，45岁。2014年3月7日初诊。

主诉：血精10余天。

现病史：2012年出现过血精，当时遂到医院求治，医生确诊为"精囊炎"，经输液，西药（具体不详）口服治疗后，痊愈。至10余天前，无明显原因又复发血精，无尿频、尿急、尿痛。今特请中医治疗。

既往史：腰肌劳损。

现在症：血精，精液成淡红色，早泄，腰酸乏力，易疲劳，舌质红，苔微黄腻，脉细滑。

诊断：中医：赤浊（血精）（肾阴虚）。西医：精囊炎。

治法：滋补肾阴，清热止血。

主方：知柏地黄丸合小蓟饮子加减。

方药：生地黄炭20g，生山药30g，山萸肉15g，泽泻10g，猪苓10g，知母10g，黄柏10g，仙鹤草20g，大小蓟各30g，墨旱莲10g，三七粉（另）3g，生白芍30g，生龙牡各30g。7剂，水煎服，每日1剂，早晚温服。服药期间禁房事。

二诊（3 月 14 日）：服药期间未同房，服药后感觉力增。按上方加锁阳 20g。7 剂，水煎服，每日 1 剂，早晚温服。

三诊（3 月 21 日）：服上药精神好转，余症同上。按上方加血竭 10g。7 剂，水煎服，每日 1 剂，早晚温服。

四诊（3 月 28 日）：服上药期间同房 1 次，未出现血精。精神亦大有好转。调整处方，巩固疗效。生地黄炭 20g，生山药 30g，山萸肉 15g，泽泻 10g，猪苓 10g，知母 10g，黄柏 10g，仙鹤草 20g，大小蓟各 30g，墨旱莲 10g，三七粉（另）3g，生白芍 30g，生龙牡各 30g。14 剂，水煎服，每日 1 剂，早晚温服。

主方方解：知柏地黄丸有滋阴降火之功。小蓟饮子凉血止血，通淋利水，又加三七、旱莲草、仙鹤草以加强止血功能，龙骨、牡蛎收涩固肾，共奏滋阴降火、凉血止血之功效。

按语：血精一证，临床并不多见。中国古代医籍已有记载，称之为“赤浊”，《诸病源候论》云：“肾藏精，精者，血之所成也，虚劳则生七伤六极，气血俱损，肾家偏虚，不能藏精，故精血俱出也。”究其病因病机，其病位在精室血络，而根本在脏腑病变。临床症状所见同房后射出的精液呈红色、粉红色、棕红色或带有血丝。中医治疗血精有较好的疗效，临床一般分为肾阴虚、湿热互结、气不摄血三型。其病因较多，病机复杂，临床有轻重缓急之不同，可概括为虚实两个方面，实证多为湿热火毒之邪下扰精室，络破血溢而成，临床以青壮年为主。证见发病急，精液多为鲜红色，伴有会阴、睾丸、下腹部疼痛。虚证多为脾肾亏虚，气虚不摄，血不归经而成。临床以年老体弱、久病正虚者为主。证见发病缓慢，病程较长，精液多为淡红色，也有会阴、睾丸、下腹部疼痛，伴有气短、乏力等。该病缠绵难愈，迁延反复，因其致男性不育者并不鲜见。所以，治疗是一方面，平时的饮食、生活习惯也非常重要。

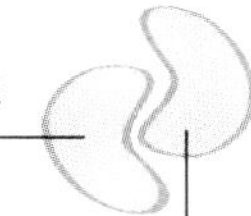

十九、不育症

【案一】何某某，男，28岁。2014年4月29日初诊。

主诉：婚后3年无子。

现病史：平时身体虚弱，结婚3年不育。精液分析报告：精子活动率28.37%（正常≥40%），前向运动精子24.76%（正常≥32%）。经中西药物治疗，始终未育。今经朋友介绍前来就诊。

既往史：自幼身体虚弱，易感冒，常出虚汗。

现在症：婚后3年未育，伴有遗精，早泄，阳痿，尿滴沥不尽，神疲乏力，腰痛，易感冒，自汗，盗汗，舌质淡苔薄白，脉沉细小弱。

诊断：中医：不育（肾阳亏虚，肾精不固）。西医：不育症。

治法：补肾气，益精血。

主方：赵老经验方拾子汤加味。

方药：五味子10g，枸杞子15g，菟丝子15g，覆盆子10g，车前子15g，金樱子15g，沙苑子15g，韭子10g，五倍子10g，蛇床子10g，升麻10g，甘草10g。7剂，水煎服，每日1剂，早晚分服。嘱其节房事。

二诊（5月6日）：服上药后遗精好转，精神振作，全身症状改善。按上方加黄芪30g，党参10g，以补中气，益卫气，增加全身调补之力。14剂，水煎服，每日1剂，早晚分服。

三诊（5月20日）：服药后感觉有精神，感冒次数减少，汗出减少。按上方继服。14剂，水煎服，每日1剂，早晚分服。

四诊（6月3日）：服上药后遗精继续好转，精神好，全身有劲。按上方去甘草，加鹿茸粉（另包）3g。30剂，水煎服，每日1剂，早晚分服。

此后间断来诊，5月后告知，妻子怀孕。

主方方义：方中五子衍宗丸出自《证治准绳》，由蛇床子、五味子、枸杞子、覆盆子、车前子组成，主治肾虚遗精，阳痿早泄，小便滴沥不尽，久不生育，并治气血两虚，须发早白等。赵老在此基础上，又加金樱子、沙苑子、韭子、五倍子、蛇床子，拾子同用，加强温补肾阳、固精止遗的作用。“拾子”共有十个子药组成，另一含义，服此方可以拾子、生子之意。

按语：不育一证本多发于体虚精少之人，古语云：“男精壮而女经调，有子之道也。”《外经微言》更是详细叙述了不育的9大原因：“男子不能生子者病有九……精寒也，精薄也，气馁也，痰盛也，精涩也，相火过旺也，精不能射也，气郁也，天厌也。”不育虽根本在肾虚，以精气虚衰者居多，主要取决于男性性功能的强弱和精子质量的优劣，精子总数，活动力及活动率。治疗时主要是大补元气，补肾固精，兼顾全身症状的调补。本案患者是青年人，自幼体虚，先天不足，且病史较长。治疗上告知患者应长期坚持，再者情志的调理也是重要的一环。清代王士雄《潜斋医学丛书》云：“子不可以强求也，求子之心愈切，而得之愈难。”临床常见，不可不知。

【案二】赵某某，男，34岁。2015年5月8日初诊。

主诉：咽中异物感3年。

现病史：平时工作紧张，压力大，常常加班、熬夜，吸烟较多。3年前开始感觉咽中异物感，吐之不出，咽之不下，痰多。再者结婚3年未育，到医院检查精子常规提示：死精率高、畸形率高，今欲寻中医两病同治，慕名而来就诊。

现在症：咽中异物感，吐之不出，咽之不下，痰多，不育，舌质红，苔白，脉弦数。

诊断：中医：不育（肾阳虚）；梅核气（气郁化火）。西医：不育症；慢性咽炎。

治法：先疏肝解郁，后填精补肾。

主方：先半夏厚朴汤、二陈汤加减；后六味地黄汤合三仙汤加减。

方药：法半夏10g，厚朴10g，茯苓10g，郁金10g，射干10g，冬凌草30g，天麦冬各10g，牡丹皮10g，焦栀子10g，桔梗10g，甘草10g，橘红10g，猪苓10g，杏仁10g。7剂，水煎服，每日1剂，早晚分服。

二诊（5月15日）：服药后异物感减轻，咳痰不减。调整处方，加强

止咳化痰之力。杏仁 10g，川贝母 10g，炙百部 10g，法半夏 10g，橘红 10g，云苓 10g，竹茹 10g，枳实 10g，桔梗 10g，炙甘草 10g，远志 10g，五味子 10 g。7 剂，水煎服，每日 1 剂，早晚分服。

三诊（5 月 22 日）：服药后咳痰明显减轻，咽中异物感亦减，巩固疗效。方药：陈皮 10g，橘红 10g，法半夏 10g，云苓 20g，淡竹茹 10g，枳实 10g，杏仁 10g，炙百部 10g，炒葶苈子 10g，桔梗 10g，冬凌草 20g，炙甘草 10g，大枣 7 枚。7 剂，水煎服，每日 1 剂，早晚分服。

四诊（5 月 29 日）：自述服药后咽部症状得以减轻，下一步调整处方，以不育症为主。方药：熟地黄 20g，山萸肉 15g，生山药 30g，枸杞子 10g，补骨脂 10g，仙茅 10g，仙灵脾 20g，仙鹤草 20g，巴戟天 10g，菟丝子 30g，龙眼肉 30g，甘草 6g，怀牛膝 10g。7 剂，水煎服，每日 1 剂，早晚分服。

五诊（6 月 5 日）：服药无特殊不适，按上方继服 30 剂，水煎服，每日 1 剂。2 个月后复查精子常规。

服药半年后，电话报喜妻子已孕。

主方方义：半夏厚朴汤有行气开郁、降逆化痰之功效，主治痰气郁结之梅核气。二陈汤具有燥湿化痰，理气和中的功能，主治湿痰之证。二方合用解郁化痰。不育症用六味地黄汤合三仙汤，共奏填精补肾之功。

按语：不育证的病因古代医家多有论述，清代岐伯天师等《外经微言》记载，男子不能生育者有 9 种原因：精寒、精薄、精涩、精不能摄、气馁、气郁、天厌、痰盛、相火过旺。原因虽多但大多与肾有关。明代庄忠甫《叔苴子内篇》：“男子之不能产子者，肾水寒也。”另外湿热也多见，即西医的前列腺炎。再者与现代社会的工作紧张、压力大，不良的生活习惯如吸烟、酗酒、熬夜等密切相关。治疗此病医生要有信心，同时患者也应有信心，因为服药时间很长。只要坚持治疗，不育症大多可以治愈。

二十、疖疮

【案一】黄某某，女，28岁。2015年4月24日初诊。

主诉：疖疮2年。

现病史：2年前无明显原因出现疖疮，面、胸、背部均有，经久不愈。曾到医院求治，诊断为“痤疮”。予清热解毒之品服用，稍有减轻，但近2年来时有新发。今慕名而来就诊。

现在症：疖疮，分布于面、胸、背部，口干，气短，乏力，活动后加重，痛经，月经量少，大便干，色淡暗，舌质暗红，苔白厚，脉沉细小（末次月经4月23日）。

诊断：中医：疖疮（湿热内蕴）。西医：痤疮。

治法：清热解毒，祛湿。

主方：赵老经验方加味二妙散（苍术、黄柏、薏苡仁、扁豆、甘草）加味。

方药：焦生地黄10g，玄参15g，苍术10g，厚朴10g，黄柏10g，薏苡仁30 g，炒扁豆20g，土茯苓30g，黄芩10g，黄连6g，莲子心6g，炙甘草10g，炒大黄6g。14剂，水煎服，每日1剂，早晚分服。

二诊（5月8日）：服上药疖疮稍减。按上方加紫草10g，连翘10g。14剂，水煎服，每日1剂，早晚分服。

三诊（5月22日）：上药未服完月经至，停上药，改服下药。方药：炒白术10g，当归10g，生熟地黄各10g，桃仁10g，红花10g，延胡索10g，郁金10g，川芎10g，赤白芍各10g，炙甘草10g。7剂，水煎服，每日1剂，早晚分服。

四诊（5月29日）：患者述月经期过，嘱改服5月8日方。14剂，水煎服，每日1剂，早晚分服。

五诊（6月13日）：服上药后疖疮明显减少，以胸背部减少为主。按上方加板蓝根30g，蒲公英30g，去黄柏、厚朴。14剂，水煎服，每日1剂，早晚分服。

六诊（6月27日）：患者来诊时述面、胸、背部疖疮基本消失，调整处方，巩固疗效。方药：焦生地黄10g，玄参15g，苍术10g，薏苡仁30g，黄芩10g，土茯苓30g，紫草10g，连翘10g，桑叶12g，栀子10 g，蒲公英15 g，浙贝母12g，甘草10g。14剂，水煎服，每日1剂，早晚分服。

主方方义：二妙散出自《丹溪心法》，由苍术、黄柏组成。清热燥湿，治湿热下注证。赵老在二妙散的基础上再加白扁豆健脾化湿，薏苡仁健脾化湿，清热排脓，称之为治痘四妙汤，临床验之有效。本案疖疮较重，分布于胸背面部，故加黄芩、黄连、大黄，三黄以增解毒之功，莲子心、炙甘草益心清心火。即“诸痛痒疮，皆属于心”之意。

按语：疖疮是临床常见病，多发于青年人，女性居多。古语云：“小者为疖，大者为疮。”也叫“青春痘”。古代医籍早有记载，明代黄承昊《折肱漫录》曰：“凡人患脓颗疖子，虽曰湿、热，曰气血不和，毕竟还是气血有余，故少年人多患此。”明代王肯堂《证治准绳》：“痤小疖世为之热疖是也。”故也称痤疮。该病的治疗以清热解毒为主，佐以祛湿，均有好的效果。该患者治疗的特点在于，平时治疖疮，经期调月经。这是赵老对于本病加月经不调患者的有效治疗方法，临床行之有效。

【案二】薛某某，女，29岁。2015年7月10日初诊。

主诉：面部疖肿1年余。

现病史：1年前因偏食辛辣之品，经常感觉口干，且面部疖肿频发，曾自服清热解毒药物治疗，时轻时重。后又到医院求治，诊断为痤疮。医生给予内服、外用药物治疗，稍有好转。为求彻底治疗，今慕名而来就诊。

现在症：面部疖肿，口干，大便溏，每日2~3次，月经不调，提前7~10日，血块（末次月经7月7日）量大，舌苔薄黄，质红，脉沉弦细小，稍数。

诊断：中医：疖肿（肝经郁热）。西医：痤疮。

治法：疏肝解郁，清热祛湿。

主方：逍遥散合赵老新加四妙散加减。

方药：焦生地黄20g，生山药30g，五味子10g，柴胡10g，黄芩10g，郁金10g，当归10g，川芎10g，赤芍20g，黄连6g，黄柏10g，苍术10g，牡丹皮15g，薏苡仁30g，炒扁豆20g，甘草10g 。7剂，水煎服，每日1剂，早中晚分服。

二诊（7月17日）：诸症减轻。按上方加焦栀子10g。7剂，水煎服，每日1剂，早中晚分服。

三诊（7月24日）：口干明显减轻，大便溏，每日2~3次。原方加焦栀子10g，玄参20g，炒大黄6g。7剂，水煎服，每日1剂，早中晚分服。

四诊（7月31日）：面部痤疮未再新发，大便干，每日1次，月经3日后至，痛经，提前，血块量多。经前调经方。黄芪30g，当归20g，生白芍30g，焦生地黄15g，熟地黄20g，牡丹皮10g，焦栀子10g，水牛角丝10g，五味子10g，补骨脂10g，菟丝子30g，甘草10g，三七粉（冲）3g。7剂，水煎服，每日1剂，早中晚分服。

五诊（8月7日）：月经至时无痛经，血块明显减少。根据以前症状，调整处方，巩固痤疮的治疗效果。方药：焦生地黄20g，柴胡10g，黄芩10g，郁金10g，赤芍20g，焦栀子10g，玄参20g，苍术10g，牡丹皮15g，薏苡仁30g，紫草10g，炒扁豆20g，甘草10g。7剂，水煎服，每日1剂，早中晚分服。

主方方义：逍遥散具有疏肝解郁之功，治疗肝郁脾虚之证。赵老新加四妙散有清热祛湿之功，主治湿热之证。两方合用共奏疏肝解郁、清热祛湿之功效。

按语：疖肿一证是临床常见病，多发于年轻人。它是肌肤浅表部位感受热毒而成，或内郁湿热、外感风邪，两项搏结、蕴阻肌肤；或夏秋季节感受暑毒；或因天气闷热汗出不畅，暑热蕴蒸肌肤，引起痱子，复经搔抓，破伤染毒。赵老治疗此病有非常丰富的经验，在清热解毒的基础上，根据感邪因素及临床表现的不同灵活辨证，或清暑化湿，或养阴固本，或健脾和胃。《素问·生气通天论》云：“营气不从，逆于肉理，乃生痈肿。”即指如果因邪气的进攻，或长期恣食膏粱厚味，热毒内阻，

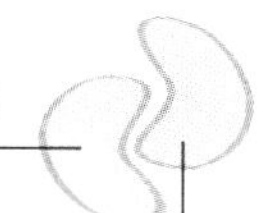

营气的运行就不能顺畅，瘀阻于肌肉里面，血瘀热聚，久则化腐而成痈肿。该患者是青年女性，有不良的饮食习惯，了解其月经情况，有月经不调，经期提前7~10日的情况，且量大有血块，说明除热毒之外，还有虚和瘀的存在。平时治疖肿，经前调经，这是赵老一贯的治疗原则。先以清热解毒、化瘀祛湿，后在调经方中加用补虚，使疖肿得愈。再者若有大便溏泄，赵老加炒大黄即是"通因通用"之意。赵老的三次煎药法和早中晚服药法，是增强疗效之举，也是多年经验的总结。

【案三】王某某，女，35岁。2014年6月10日初诊。

主诉：面部及全身疖疮，水肿8年余。

现病史：8年前因婚变加之生意不顺利，心情不佳时即暴饮暴食，且多食肥甘厚腻之品。大多时踡卧于床，走路极少。此后逐渐出现面部疖肿，全身相继均出现，并且伴有全身水肿，部分疖肿溃破流黄水，体重迅速增加（增加近10kg）。自用减肥药，效果不佳。后到多家医院治疗，均效果不佳，丧失信心，基本没再治疗。今经人介绍慕名而来就诊。

既往史：有腰椎病。

现在症：面部及全身疖疮、破溃，全身水肿，肥胖，月经量大，背部僵硬，耳鸣，目昏，听力差，全身无汗，颈部大椎穴处有一直径约12cm的大包，按之僵硬、无痛，舌质红，苔黄，脉滑数。

诊断：中医：水肿（热毒内蕴）。西医：痤疮。

治法：清热解毒，祛湿。

主方：黄连解毒汤合二妙散加味。

方药：黄芩10g，黄连10g，黄柏10g，栀子10g，金银花30g，连翘20g，莲子心6g，炒苍术10g，土茯苓30g，牡丹皮15g，炒大黄6g，水牛角10g，焦生地黄10g，生白芍30g，甘草10g。7剂，水煎服，每日1剂，早晚分服。

服药21剂后，诸症大减，热毒疖肿大范围结痂，肿消，全身舒服轻松感，体重减轻10kg，后背大椎穴处直径约12cm的圆形包块消减，质软。月经33日未至。舌淡苔薄黄，脉细数。方药：当归尾20g，川芎

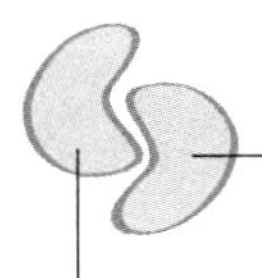

10g，赤芍 20g，桃仁 10g，红花 6g，三棱 10g，莪术 10g，制香附 10g，水蛭 6g，益母草 30g，丹参 30g，柴胡 10g，青皮 10g，甘草 10g。7 剂，水煎服，每日 1 剂，早晚分服。

此后服药 42 剂后，结痂处有痒痛感，体型恢复，行走喘促消失，精神佳，全身舒适感，感冒时原有下颌颈部肿大，现已消，耳鸣止，听力恢复，眼睛视力恢复。

后多次复诊，结痂处逐渐消散，肤色逐渐恢复，诸症状逐渐好转至消失，无新的症状出现，故嘱其继续以原法治之，后回访曰基本治愈。

主方方义：黄连解毒汤具有泻火解毒的功能，主治三焦热盛引起的大热烦扰等内科之证和痈肿疔毒、舌红苔黄脉数等外科之证。二妙散具有清热燥湿之功，主治湿热引起的湿疮等症。两方合用共奏清热解毒，祛湿之功效。

按语：疖肿，是指发生在肌肤浅表部位、范围较小的急性化脓性疾病。以局部红肿、疼痛为主要临床表现，有皮肤患处色红、灼热、疼痛、突起根浅、肿势局限、易化脓、易溃散、易收敛等特点。疖肿是指肌肤浅表部位感受火毒而成，或内郁湿火、外感风邪，两相搏结、蕴阻肌肤；或夏秋季节感受暑毒；或因天气闷热汗出不畅，暑湿热蕴蒸肌肤，引起痱子，复经搔抓，破伤染毒。赵老讲，疖肿的中医治疗以清热解毒为主，然后根据感邪因素及临床表现的不同或清暑化湿，或养阴固本，或健脾和胃。

《素问·生气通天论》云："营气不从，逆于肉理，乃生痈肿。"故痈疽之发"未有不从营气之郁滞，因而血结成痰滞，蕴祟热毒为患"（《医宗金鉴》）。初诊，患者患疖肿数年，红肿成片，灼热，溃脓，月经提前，量大，色黯，乃一派大热之象。又于皮肤科调治数年仍无好转，可知其体内热毒蕴滞之甚，非外治可达。故首治当清其内热，解其毒邪，处方以大剂量清热解毒之药以清其体内蕴结之热毒。患者自述该病由工作压力过大、饮食不节、过食肥甘厚味、多卧少动后出现。又适患者离婚，心情常郁结，因压力过大，心情郁结则致肝气不疏，肝为刚脏，喜

条达而恶抑郁，肝郁则气机不畅，气滞则生郁热。又饮食不节，过食肥甘厚味则致脾胃蕴热，且多卧则伤气，气伤则血亦不畅。气血凝滞则疖肿易生。如《外科集验方》有云："夫痈疽疮疖者，皆由气血不和，喜怒不时，饮食不节，寒暑不调，使五脏六腑之气怫郁于内，以致阴阳乖错，气血凝滞而发也。"且病久则正气大虚，体虚而邪盛，则病难已。故热毒有所消退后，于治疗的第二阶段，扶正与祛邪并用，扶其正气以补其虚，使邪无所入，并可助药之力以祛其邪。

后月经延期，或由药物寒凉所致，然患者并无任何不适，反之更有轻松舒适之感，何也？询其以往行经情况，知月经提前亦是自全身疖肿发时始，可知亦为病理现象。预算周期，予以活血化瘀之药调经化瘀。后疖肿结痂，亦无新的疖肿再生，病情基本控制，予以活血散结之法以善其后，使痂得以消散，肤色得以恢复。

二十一、舌痛

李某某，女，57岁。2015年5月29日初诊。

主诉：舌痛、咽痛半年余。

现病史：平素喜食麻辣烫之类食物，至半年前逐渐出现咽痛、舌痛，尤其是舌痛比较严重，曾自服清热解毒之品，症状稍微减轻。但始终不能根除，痛甚时诱发左眼睑肿胀。曾到省医院等多家医院求治，各种检查均提示正常。有医师诊为舌咽神经痛，但又有医师否定，理由是疼痛性质不像。大多医生给予"苯妥英钠片""卡马西平"口服治疗，服后疼痛亦能减轻，但不能痊愈，服药后有困倦乏力、嗜睡等。西医建议请中医治疗，故今慕名而来就诊。

现在症：舌痛，咽痛，痛甚时左眼睑肿胀，纳差，身困乏力，舌苔黄厚腻，脉沉弦。

诊断：中医：舌痛（湿热）。西医：灼口症。

治法：清热祛湿，止痛。

主方：赵老新加四妙散加减。

方药：苍术 10g，白术 15g，黄芩 10g，薏苡仁 30g，炒扁豆 20g，桔梗 10g，莲子心 6g，猪苓 10g，川黄连 6g，生山药 30g，滑石 10g，知母 10g，甘草 10g，白及 10g。7 剂。水煎服，每日 1 剂，早晚分服。

二诊（6 月 5 日）：服药后，左眼睑肿胀减轻，舌痛减轻。按上方去白及、知母，加青葙子 10g，菊花 10g，白豆蔻 10g。7 剂，水煎服，每日一剂，早晚分服。

三诊（6 月 12 日）：服药后舌痛继减，眼睛痛止、肿消，咽痛大减，按上方加栀子 10g，生山楂 10g。7 剂，水煎服，每日 1 剂，早晚分服。

四诊（6 月 19 日）：自述近几天，舌咽基本无痛，眼睑肿胀也消，仍有纳差。下一步调整处方，巩固疗效。方药：黄芪 30g，白术 15g，黄芩 10g，薏苡仁 30g，炒扁豆 20g，桔梗 10g，莲子心 6g，猪苓 10g，黄连 3g，生山药 30g，菊花 10g，栀子 10g，焦三仙各 15g。14 剂，水煎服，每日 1 剂，早晚分服。

主方方义：赵老新加四妙散去黄柏，使药力上行之力加强，再加健脾清热之品，共奏清热祛湿、止痛之功效。

按语：舌痛是一种常见病，发病率不是太高，西医称之为“灼口症”。该患者在诊治过程中，有医生诊为舌咽神经痛，它是一种原因不明的疾病，其舌痛性质有如三叉神经痛的刀割、锥刺、电灼、闪电痛，疼痛发作突然，时间短，一般数秒钟。所以，本案的舌痛性质不像，故可排除。中医治病根据舌脉症，即可辨证论治，遣方用药。舌为心之苗，脾脉络舌旁，系舌下。该患者的舌痛是典型的湿热引起的疾病，用清热祛湿之品治之，立竿见影，效如桴鼓，诸症悉除。

二十二、梅核气

陈某，男，27 岁。2014 年 8 月 4 日初诊。

主诉：咽部不适、有痰 10 余年。

现病史：10余年前没有任何原因出现咽部不适，时常有痰等，自己曾含化多种咽喉片，当时感觉咽部稍舒适，但之后又发上症。曾到医院就诊，诊断为慢性咽炎。予“慢咽舒宁冲剂”服用，有效。后经多方多法治疗，时轻时重。今欲彻底治疗，故慕名而来就诊。

既往史：无特殊可载。

现在症：咽部不适，如贴树叶，有痰，量少，色白，舌质暗，苔白，脉弦细。

诊断：中医：梅核气（气郁痰阻）。西医：慢性咽炎。

治法：疏肝解郁，化痰利咽。

主方：温胆汤加味。

方药：柴胡10g，郁金10g，桔梗10g，陈皮10g，橘红10g，法半夏10g，茯苓30g，淡竹茹10g，枳实10g，甘草10g，杏仁10g，当归10g。7剂，水煎服，每日1剂，早晚分服。

二诊（8月11日）：服用上药后，感觉精神好转，余症同前。按上方去橘红、茯苓、杏仁，加射干10g，冬凌草30g，山豆根10g。7剂，水煎服，每日1剂，早晚分服。

三诊（8月18日）：服药后自觉咽部稍舒适，但仍有痰。调整处方，加强化痰之力。方药：化橘红10g，法半夏10g，茯苓10g，姜竹茹10g，枳实10g，桔梗10g，甘草10g，炙百部10g，柴胡10g，黄芩10g，郁金10g，白豆蔻10g。7剂，水煎服，每日1剂，早晚分服。

四诊（8月25日）：服上药后感觉痰少，按上方去白豆蔻，加黄芩10g，海浮石30g。7剂，水煎服，每日1剂，早晚分服。

五诊（9月1日）：经月余治疗基本无不适，偶有胃凉。按上方加高良姜10g，制香附10g。7剂，水煎服，每日1剂，早晚分服。

六诊（9月8日）：自述近1周无咽部不适，余症也基本痊愈，调整处方，巩固疗效。方药：化橘红10g，法半夏10g，茯苓10g，姜竹茹10g，枳实10g，桔梗10g，甘草10g，炙百部10g，柴胡10g，黄芩10g，郁金10g，白豆蔻10g，焦三仙各15g，炒鸡内金10g。7剂，水煎服，每日1剂，早晚分服。

主方方义：温胆汤功效燥湿化痰，清热除烦，主治胆虚上扰之证，加疏肝解郁之品柴胡、郁金等，共奏疏肝解郁、化痰利咽之功效。

按语：咽喉是肺胃之门户，一身之门户。《重纂包氏喉症家宝》云：“喉乃太阴呼吸之门，主气而属天；咽乃阳明水谷之道路，属胃而主地。”其病因古代医籍早有记载，《济生方》：“多食炙煿，过饮热酒，致胸膈壅滞，热毒之气不得宣泄，咽喉为之病焉。”临床用药方面，曾考历代汤方，多以辛散咸软、祛风痰、解热毒之品治之。而本案患者病机以气郁痰阻为主，治以温胆汤加疏肝解郁、理气化痰而愈。温胆汤名曰温胆，实则清胆。其中海浮石咸寒，归肺经、清肺化痰、软坚散结，是局部有效用药，赵老临床常用于一切痰证皆有效。

二十三、鼻渊

【案一】陈某某，女，25岁。2015年5月8日初诊。

主诉：鼻塞伴头晕、头痛1年余。

现病史：鼻炎病史10余年，近1年来，经常出现鼻塞、嗜睡，头晕，头痛。曾到医院检查，医生认为是鼻炎引起的，予“鼻炎康”等药物治疗，症状时轻时重。今经朋友介绍而来就诊。

既往史：鼻炎10年；月经不调1年。

现在症：嗜睡，头晕，头痛，鼻塞，流黏涕，口臭，纳差，时有胃痛，便溏，腰凉，畏寒，月经提前3~4日，量少，色淡，舌质暗红，苔白厚，脉弦细。

诊断：中医：鼻渊（肺脾气虚，湿邪内阻）。西医：鼻炎。

治法：补肺气，健脾土，祛湿邪。

主方：以四君子汤、玉屏风散、参苓白术散、清震汤多方加减。

方药：黄芪30g，党参10g，炒白术10g，防风10g，茯苓30g，猪苓10g，泽泻10g，苍术10g，荷叶30g，升麻10g，柴胡10g，葛根20g，生

山药 30g，薏苡仁 30g，炒扁豆 20g，甘草 10g。7 剂，水煎服，每日 1 剂，早晚分服。

二诊（5 月 15 日）：服上药后，头晕、头痛减轻，精神较前好转。按上方加辛夷 10g，苍耳子 10g 。7 剂，水煎服，每日 1 剂，早晚分服。

三诊（5 月 22 日）：服药后嗜睡较前减轻，自觉身体较前轻松，仍便溏。按上方加肉豆蔻 10g。7 剂，水煎服，每日 1 剂，早晚分服。

四诊（5 月 29 日）：自述此次服药后，感觉全身轻松，头晕、头痛基本消失，精神好转。调整处方，巩固疗效。方药：黄芪 30g，炒白术 10g，苍术 10g，荷叶 30g，猪苓 10g，泽泻 10g ，防风 10g ，升麻 10g，柴胡 10g，葛根 20g，辛夷 10g，桔梗 10g，薏苡仁 30g ，甘草 10g。30 剂，水煎服，每日 1 剂，早晚分服。

主方方义：四君子汤、玉屏风散、参苓白术散、清震汤均有益气升阳、健脾祛湿之功。四方合用即“正气足，邪自祛”之意。

按语：该案例患者出现的嗜睡、头晕、头痛等症状是鼻炎的临床常见表现，严重时影响生活与工作。从临床表现分析，乃肺脾气虚，湿邪内阻。脾主四肢，主运化水湿，中气不足则水湿不化，四肢失养，故嗜睡，懒动；湿邪内阻，清气不能上升，则头晕、头痛。治疗上赵老用四君子汤、参苓白术散、清震汤合玉屏风散加减治疗，症状得减。赵老对于合并月经不调的患者，临床治疗原则是平时治本病，经前 1 周调经。

【案二】肖某某，男，30 岁。2015 年 6 月 12 日初诊。

主诉：鼻塞，流涕 5 年。

现病史：平素易感冒，感冒后鼻塞加重，有黄涕，至省医院求治，诊为鼻甲肥大，予“滴鼻净”滴鼻，症状减轻。至去年感觉鼻塞加重，又到省医院就诊，医生建议手术治疗，随予“低温等离子消融术”治疗，术后鼻塞减轻。但至今仍有黄涕，今求中医治疗。

既往史：体虚易感冒。

现在症：鼻塞，流黄涕，偶有咳嗽，吐痰，时有腹泻，舌质暗红，苔白，脉细。

诊断：中医：鼻渊（肺虚热型）。西医：鼻甲肥大。

治法：先清肺热，后补肺气。

主方：玉屏风散、四君子加苍耳子、辛夷、桔梗。

方药：炙百部10g，杏仁10g，百合30g，黄芩10g，苍耳子10g，桔梗10g，柴胡10g，生白芍30g，白芷10g，苏叶10g，辛夷10g，甘草10g。7剂，水煎服，每日1剂，早晚分服。

二诊（6月19日）：服上药后，黄涕减少，鼻塞减轻，按上方加辽沙参20g，炒白术10g，防风10g，黄芪30g。7剂，水煎服，每日1剂，早晚分服。

三诊（6月26日）：服药后鼻塞、流涕继减，腹泻未发。按上方加连翘10g，鱼腥草20g，芦根10g。7剂，水煎服，每日1剂，早晚分服。

四诊（7月3日）：自述此次服药后流涕停止，鼻塞继续减轻，咳嗽未发。调整方药，巩固疗效。方药：黄芪30g，白术10g，防风10g，百合30g，辛夷10g，白芷10g，桔梗10g，连翘10g，芦根10g，鱼腥草20g，百部10g，苍耳子10g，甘草10g。14剂，水煎服，每日1剂，早晚分服。

主方方义：玉屏风散益气固表，治疗表虚之证如易感冒、体虚自汗等症。四君子汤益气健脾。两方合用加苍耳子、辛夷、桔梗治疗鼻塞、流黄涕等症。两方合用加味共奏清热、补气、通窍之功效。

按语：鼻甲肥大一般由慢性单纯性鼻炎发展而来，有鼻塞、鼻涕稠厚等症状，严重者会出现呼吸障碍，伴头痛、头晕、记忆力下降、胸闷、精神萎靡等。该患者先前诊断为“鼻甲肥大”，经低温等离子消融术后，症状虽较手术前减轻，但仍遗留有鼻塞、流黄涕等不适表现。赵老说，中医治疗此病一般从肺脾入手，偏于肺气虚者，常伴有咳嗽、吐痰质稀、气短等；偏于脾气虚者，兼见纳差、便溏，体倦乏力等。虚热也是此类患者常伴有的症状。常用方剂：玉屏风散、四君子汤；常用中药：黄芪、白术、防风、杏仁、辛夷、苏叶、菊花、苍耳子等。该患者即是肺虚热型，赵老用炙百部、黄芩、百合、鱼腥草等清肺热，辛夷、苍耳子等专

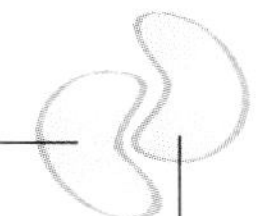

药开鼻窍，使流涕止，鼻塞减，并发症状消失。

二十四、鼻衄

刘某某，男，30岁。2015年4月28日初诊。

主诉：间断性鼻出血20年。

现病史：自幼起经常发生鼻衄，多在季节交换或感冒时出现。因多次鼻衄，曾到多家医院就诊，经检查未发现器质性病变，均建议中医治疗。也曾服中药治疗，症状时轻时重，但总的发作次数减少。近2日又发鼻衄，今慕名而来欲彻底治疗。

现在症：间断性鼻衄，多在季节交换或感冒时发生，伴口鼻干燥，舌质红，苔微黄，脉沉细无力略数。

诊断：中医：鼻衄（血热）。西医：鼻出血。

治法：清热凉血。

主方：犀角地黄汤加味。

处方：焦生地黄20g，牡丹皮15g，生白芍30g，水牛角丝10g，墨旱莲20g，仙鹤草20g，大小蓟各30g，玄参20g，甘草10g，三七粉（冲）3g，莲子心6g，黄连6g，柴胡10g，黄芩10g，炙百部10g。14剂，水煎服，每日1剂，早晚分服。

二诊（5月12日）：服药后，鼻衄未再发生，口鼻干燥亦减，按上方继服。7剂，水煎服，每日1剂，早晚分服。

三诊（5月17日）：服药后鼻未出血，口鼻干燥基本消失。按上方去黄连。7剂，水煎服，每日1剂，早晚分服。

四诊（5月24日）：服药后鼻出血未发，按上方去三七粉。调整处方，巩固疗效。方药：焦生地黄20g，牡丹皮15g，生白芍30g，墨旱莲20g，仙鹤草20g，大小蓟各30g，玄参20g，甘草10g，防风10g，莲子心6g，柴胡10g，黄芩10g，炙百部10g。14剂，水煎服，每日1剂，早晚分服。

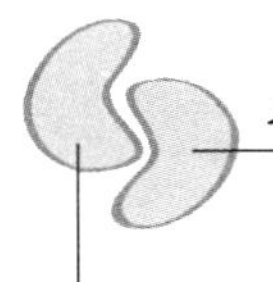

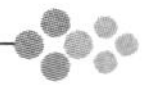

主方方义：犀角地黄汤清热凉血，散瘀解毒。治热入血分之血热证。本案患者脉弱体虚，不能适应季节气候的变化。外邪入里化热，伤及血络而经常发病。故仙鹤草、墨旱莲既能凉血止血，又能滋补肝肾以补正气。

按语：鼻衄临床多见，但该患者发作时间长久，临床少见。其发病时间多在季节交换或感冒时。感冒引起的鼻衄，宋代严用和《重订严氏济生方》早有论述："又有感冒，汗后不解，郁结经络，随气涌泄，而成衄血。"关于鼻衄的发病机制，赵老认为，肝藏血，肺主气，而开窍于鼻，血行经络，且营养脏腑，若热乘血气，血得热妄行而发鼻衄。临床治疗上，以清热凉血止血为主，服 7 剂后，鼻衄即止，再服巩固疗效。《金匮要略·惊悸吐衄下血胸满瘀血病脉证治第十六》中曰："从春至夏，衄者太阳，从秋至冬，衄者阳明。"此对于本病的治疗也有指导作用。另外，嘱咐患者预防感冒也是防止鼻衄的措施之一。在饮食方面，赵老也强调应避免辛辣刺激食物，戒烟酒，多饮水，勿劳累，勿熬夜，养成良好的生活习惯。

二十五、鼻鼽

韩某某，性别，女，42 岁。2014 年 11 月 11 日初诊。

主诉：季节性流涕，乏力 10 余年。

现病史：10 余年前无明显原因出现流涕，全身酸困无力，以春季、秋冬之交时节出现。曾到郑州大学第一附属医院诊治，测过敏原结果为：灰尘、飞虫。医生建议其抗过敏治疗，因恐其时间太长而放弃。此间也曾服用中西药物治疗，效果不明显，今特慕名而来就诊。

既往史：胆囊炎；红斑性胃炎。

现在症：鼻痒，流涕、质清，头痛，全身酸困乏力，畏寒，舌质淡，苔白，脉沉细。

诊断：中医：鼻鼽（肺脾气虚）。西医：过敏性鼻炎。

治法：健脾补肺，固卫通窍。

主方：玉屏风散、苍耳子散合参苏饮加减。

方药：黄芪 30g，炒白术 15g，防风 10g，荆芥 10g，白芷 10g，党参 10g，苏叶 10g，辛夷 10g，苍耳子 10g，猪苓 10g，炒白芍 30g，炙甘草 10g，当归 10g，炙百合 30g。7 剂，水煎服，每日 1 剂，早晚分服。

二诊（11 月 18 日）：服上药后流涕减少，头痛发作次数减少。按上方去当归，加百部 10g。14 剂，水煎服，每日 1 剂，早晚分服。

三诊（12 月 9 日）：服药后流涕继续减轻，感觉力增，头痛未再发作。按上方继续服用，巩固疗效。14 剂，水煎服，每日 1 剂，早晚分服。

四诊（12 月 23 日）：自述近 1 周上述症状未再发生，唯偶有鼻痒，调整处方，巩固疗效。黄芪 30g，炒白术 15g，防风 10g，荆芥 10g，白芷 10g，党参 10g，苏叶 10g，苍耳子 10g，炙甘草 10g，当归 10g，辛夷 10g，炙百合 30g。7 剂，水煎服，每日 1 剂，早晚分服。

主方方义：玉屏风散有益气固表的功效，主治表虚证；苍耳子散主治鼻流涕不止；参苏饮有益气解表的功能，主治虚人外感风寒。三方合用共奏益气固表、补肺通窍的作用。

按语：临床上常见有鼻渊，明·龚廷贤《寿世保元》云："鼻流浊涕不止者，名曰鼻渊。乃风热在脑，伤其脑气，脑气不固，而液自渗也。"而本病与之不同，曰鼻鼽。两者在临床上需要鉴别，其主要鉴别点是：鼻渊患者流涕是浊涕，而鼻鼽患者流涕是清涝且伴有鼻痒。鼻鼽的发病主要由于肺气虚，卫表不固，腠理疏松，风寒乘虚而入，犯及鼻窍，邪正相搏，肺气不得通调，津液停聚，鼻窍壅塞，遂致流涕。加之有全身酸困乏力，说明有脾虚。明代王纶《明医杂著》云："脾胃发生元气不能上升，邪害清窍，故不利而不闻香臭者，宜养脾胃，使阳气上行，则鼻通亦。"主方有玉屏风散、参苏饮、苍耳子散。此方药在季节交换前服用效果更佳。

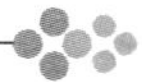

二十六、唇风

龚某某，女，68岁。2014年12月12日初诊。

主诉：口唇干裂4年余。

现病史：因患原发性三叉神经痛多年，口服卡马西平10余年，服药期间疼痛仍频繁发作。1996年行射频消融术。至2008年因疼痛难忍行三叉神经阻断术，半年后复发，又行三叉神经阻断术一次。以后逐渐出现口唇干裂，经外用、内服药物治疗，效果不明显，欲请中医治疗，今慕名而来就诊。

既往史：原发性三叉神经痛；曾行三叉神经射频消融术、三叉神经阻断术。

现在症：口唇干裂，口干，口苦，纳差，心烦急躁，耳鸣，头晕，易流泪，全身发热，舌苔薄黄腻，舌质红，脉沉弦细。

诊断：中医：唇风（胃热型）。西医：唇炎。

治法：益气养阴，清热养胃。

主方：白虎加人参汤合竹叶石膏汤加减。

方药：太子参25g，生石膏20g，西滑石10g，生山药30g，淡竹叶10g，甘草10g，天麦冬各10g，石斛20g，焦生地黄10g，玄参15g，蝉蜕10g，龙胆草6g，焦栀子10g，柴胡10g，黄芩10g。7剂，水煎服，每日1剂，早晚分服。

二诊（12月19日）：口唇干裂、口干，口苦减轻，心烦急躁，耳鸣不解，余症同上。柴胡12g，黄芩10g，龙胆草6g，焦栀子10g，泽泻10g，白术10g，枳实10g，厚朴10g，木香10g，砂仁（后下）10g，防风10g，菊花30g，枸杞子10g，甘草10g，煅磁石20g。7剂，水煎服，每日1剂，早晚分服。

三诊（12月26日）：服药后，口唇干裂未再发生，心烦急躁、全身发热减轻比较明显，调整处方。方药：柴胡10g，黄芩10g，当归10g，生白芍30g，猪苓10g，苍白术各10g，厚朴10g，牡丹皮15g，焦栀子

10g，炒山药 30g，芡实 20g，金樱子 15g，五味子 10g，枸杞子 10g，甘草 10g。 14 剂，水煎服，每日 1 剂，早晚分服。

四诊（2015 年 1 月 9 日）：服药后口唇干裂消失，剩余诸证均减轻。方药：当归 10g，生地黄 10g，枸杞子 10g，川楝子 10g，辽沙参 20g，寸冬 10g，太子参 15g，蝉蜕 10g，菊花 30g，泽泻 30g，猪苓 10g，甘草 10g，砂仁（后下）10g，白豆蔻 10g。14 剂，水煎服，每日 1 剂，早晚分服。

主方方义：用白虎加人参汤合竹叶石膏汤，两方益气清热，生津和胃，对胃热炽盛、气阴两伤证有效。方中加磁石是治心烦急躁，头晕、耳鸣之兼症。磁石镇静安神，聪耳明目。治心神不宁、肝阳上亢之眩晕。

按语：唇炎，中医古籍称之为“唇风”“紧唇”“潘唇”等。一般分为风火上乘、胃热、津亏血燥、脾湿不运等证型。究其病史，患者素有原发性三叉神经痛，其发病机制，目前尚不清楚，无针对性药物或者说是首选药。只是一些代用品，如卡马西平、苯妥英钠片等。该患者长期服用卡马西平等强镇静止痛药物，即会产生一些副作用，其一系列症状恐与药物副作用有关，如头晕、耳鸣、发热等是服用卡马西平之后的常见副作用。根据病史及现在症，赵老辨为胃热型，以清胃热滋胃阴之品治之，疗效显著。方中运用了大量的清热制剂，如生石膏、西滑石、黄芩、龙胆草、栀子等，但患者服后临床症状反而减轻，说明辨证的准确性，更说明其热之极。

二十七、口周湿疹

陈某某，女，25 岁。2014 年 4 月 15 日初诊。

主诉：口角奇痒 4 年。

现病史：4 年前，无明显原因出现口角奇痒，逐渐伴随有湿疹发生，遂到医院求治，诊断为湿疹。予外用药外涂，症状减轻，但始终不消。另外是口角奇痒，几乎影响工作、生活。今慕名而来就诊。

现在症：口角奇痒，湿疹，口干不欲饮，眠差，大便干，舌苔黄腻，舌质淡红，脉沉细。

诊断：中医：湿疹（脾胃湿热）。西医：口周湿疹。

治法：健脾胃，清湿热。

主方：自拟新加四妙散加味。

方药：炒苍术 10g，炒黄柏 10g，薏苡仁 30g，炒扁豆 20g，炒白术 10g，厚朴 10g，陈皮 10g，香橼 10g，甘草 10g，土茯苓 30g，猪苓 10g，炒槟榔 10g，莲子心 5g，炒莱菔子 15g，蒲公英 20g，紫花地丁 10g。7 剂，水煎服，每日 1 剂，早晚分服。

二诊（4 月 22 日）：服上药第 3 剂时瘙痒停止，大便正常。上方去猪苓、炒莱菔子，加连翘 10g。7 剂，水煎服，每日 1 剂，早晚分服。

三诊（4 月 28 日）：自述瘙痒停止，未再发生，湿疹消，心情很好，觉得中医很神奇，要求继续服药，巩固疗效。按上方再服 10 剂，水煎服，每日 1 剂，早晚分服。

四诊（5 月 11 日）：服上药后诸症均消，调整处方，巩固疗效。方药：苍术 10g，黄柏 10g，黄芩 10g，黄连 6g，炒扁豆 20g，薏苡仁 30g，生山药 30g，土茯苓 30g，苦参 10g，柴胡 10g，地肤子 30g，生白芍 30g，甘草 10g，炒大黄 6g。7 剂，水煎服，每日 1 剂，早晚分服。

主方方义：二妙散为祛湿剂，有燥湿清热之功，赵老在此基础上加薏苡仁、白扁豆，名曰“新加四妙散”。其中苍术辛苦温，辛散苦燥，长于燥湿健脾。，珍珠囊云，其“能健胃安神，诸湿肿非此不能除”。黄柏取其苦以燥湿，寒以清热，其性沉降，长于清下焦湿热。除此之外，其还有清热解毒之功；薏苡仁有健脾利水渗湿之功；炒扁豆补气以健脾，兼能化湿，药性温和，补而不滞，适用于脾虚湿滞之证。

按语：湿疹生于口唇周围，即为口周湿疹。重者，久不愈合即为口疮，可致口腔溃疡。虽生于口，但与内脏密切相关。本例患者所表现的湿疹，一般多发于儿童及青少年，但其主要表现为口周湿疹，伴随瘙痒，而本案患者表现为口角奇痒，湿疹为次要症状，但其奇痒无比，使患者痛苦不堪，影响工作、生活。赵老认为脾开窍于唇，心开窍于舌，舌为

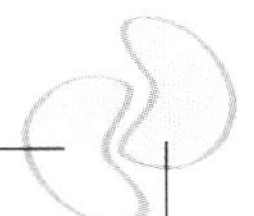

心之苗，湿疹瘙痒多责之于脾胃有湿，理脾化湿为治疗大法。再者病机十九条有“诸湿肿满皆属于脾”“诸痛痒疮皆属于心”，方中所加的莲子心即是此意。若病情日久，祛邪时勿忘扶正。赵老常说，当世之人，应酬太多，饮食失节，加之学习工作压力过大，平素忧思恼怒，均可导致心脾积热，肺胃肝胆郁热。故口疮之火不独责之于心，多为实证。对该患者辨证准确，用药精准，故疗效好。

注：二妙散加牛膝称三妙散（《医学正传》），主治湿热下注，两脚麻木；再加薏苡仁称四妙散，功能清热利湿，主治湿热下注所致的痹证。

二十八、齿衄

蒋某某，女，54 岁。2015 年 4 月 21 日初诊。

主诉：牙齿出血、口干 1 年。

现病史：1 年前无明显原因出现牙齿出血，到省医院治疗，口腔科检查后，给予消炎药（具体不详）口服，症状不减，建议中医治疗。到某中医医院就诊，建议查肝功能，结果：正常。遂给予清热解毒之品口服，症状减轻。患者欲求彻底治疗，故慕名而来就诊。

既往史：断经 2 年。

现在症：牙齿出血，口干，舌质红，苔黄，脉弦细。

诊断：中医：齿衄（血分有热）。西医：牙周炎。

治法：清热凉血止血。

主方：犀角地黄汤加减。

方药：焦生地黄 15g，玄参 20g，滑石 10g，知母 10g，生牡蛎 30g，生白芍 30g，牡丹皮 15g，焦栀子 10g，水牛角丝 10g，墨旱莲 30g，仙鹤草 20g，白茅根 30g，甘草 10g。 7 剂，水煎服，每日 1 剂，早晚分服。

二诊（4 月 28 日）：服上药后，牙龈出血减轻。按上方加大小蓟各 30g 。7 剂，水煎服，每日 1 剂，早晚分服。

三诊（5 月 5 日）：服药后牙龈出血、口干大为减轻。继服上方加太子参10g，熟地黄20g。7剂，水煎服，每日1剂，早晚分服。

四诊（5月12日）：服上药后牙齿出血、口干消失。按原方去焦生地黄、太子参，加生地黄炭15g，大小蓟各30g。7剂，水煎服，每日1剂，早晚分服。

五诊（5月19日）：自述近2周症状全消，继续服药巩固疗效。方药：焦生地黄10g，熟地黄20g，山萸肉15g，茯苓20g，白茅根30g，牡丹皮10g，焦栀子10g，生白芍30g，甘草10g，玄参15g。7剂，水煎服，每日1剂，早晚分服。

主方方义：犀角地黄汤清热解毒，凉血散瘀，主治热入血分证之吐血、衄血、便血等，方中犀角用水牛角丝代替，又加清胃热之品，如知母、滑石等，共奏清热凉血止血之功。

按语：牙齿出血有多种原因，有牙周疾病，有牙结石，有局部炎症等。中医古代医籍早有记载，清代《医学汇海》中说："牙齿出血名曰齿衄，此胃家积有热毒也。"此案是典型的齿衄，证型属血分有热型，因为有口干、舌质红、苔黄、脉弦细等一派热象的症状，首剂即用清热凉血止血之品，急则治其标之意，可缓解症状。需要考虑的是其病史较长，有虚的成分在里面，所以适当加太子参、熟地黄、山萸肉，以补其虚。现代医学研究，山茱萸还有抗炎、抗菌、止血固经的作用。

二十九、漏证

李某某，女，43岁。2015年3月13日初诊。

主诉：月经淋漓不断3月。

现病史：3个月前无原因出现月经期延长，随后淋漓不断。即到某省医院，医生对其进行了妇科检查，未发现异常。建议转中医治疗，由于工作方面的问题，加之其时有时无，并不影响工作、生活，故未治疗。近段开始出现乏力，时有心慌等症状，今慕名而来就诊。

现在症：月经淋漓不断，量少，色淡，神疲乏力，时有心慌，舌质

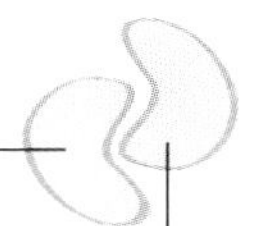

淡，苔白，脉沉细。

诊断：中医：漏证（气血两虚）。西医：功能性子宫出血。

治法：益气养血。

主方：胶艾汤加味。

方药：黄芪 30g，当归 15g，川芎 6g，生白芍 30g，生地黄炭 20g，阿胶（烊化）10g，艾叶炭 10g，香附 10g，五味子 10g，补骨脂 10g，甘草 10g，生姜 3 片，大枣 3 枚。7 剂，水煎服，每日 1 剂，早晚分服。

二诊（3 月 20 日）：服药后，月经量明显减少，感觉精神好转，力增。按上方加芡实 10g。7 剂，水煎服，每日 1 剂，早晚分服。

三诊（3 月 27）：服上药后月经量继续减少，自觉工作有精神，按上方加白术 10g。7 剂，水煎服，每日 1 剂，早晚分服。

四诊（4 月 3 日）：服完上药后，出血停止，精神好，自述已无不适。调整处方，补虚为主，巩固疗效。方药：黄芪 30g，当归 15g，川芎 6g，生白芍 30g，熟地黄 10g，阿胶（烊化）10g，白术 10g，香附 10g，猪苓 10g，五味子 10g，补骨脂 10g，甘草 10g，大枣 3 枚。14 剂，水煎服，每日 1 剂，早晚分服。

主方方义：胶艾汤出自《金匮要略》，又称芎归胶艾汤。由四物汤加阿胶、艾叶、甘草组成，功效养血止血，调经安胎，主治妇女冲任虚损所致月经过多、淋漓不断等症。

按语：漏证属崩漏的一种，崩漏又名崩中漏下，指不在经期，忽然阴道大量出血或持续淋漓不断的总称。来势急血量多者为崩，来势缓而淋漓不断者属漏，二者可互相转化。多发生在青春期及更年期妇女。本案属漏证，是冲任不固的虚证，总属月经不调的范畴。月经不调是妇科临床的常见病、多发病。中医治疗此病有其独特的优势和疗效。该案患者对疾病未及时治疗，导致出血时间延长，进而出现乏力等一系列临床症状。其病机为长时间出血不止，导致气血两虚，气虚不能摄血、统血，血失统不固而外流。治疗上赵老用益气养血之品，加炭类药，加强止血作用。对于月经病的治疗，应考虑经期的问题，用药不可过凉或过于收涩，应符合月经周期的变化。对于该患者的治疗原则，中病即止，即止血不留瘀之意。综观整个治疗过程，赵老总以补虚为主。

三十、月经不调

周某某，女，38岁。2015年2月13日初诊。

主诉：月经不调5年。

现在症：平素月经不调，月经量少，色暗有血块，因无特殊不适，也未治疗。半月前因工作之事与同事发生纠纷，之后月经延期1周，出现乳房胀痛，甚则疼痛难忍，遂到省级医院检查，未发现异常。建议请中医治疗。

现在症：月经不调，经期提前错后，量少，色暗，有血块，经前、经期乳房胀痛，末次月经1月30日，舌质淡，苔薄腻，脉沉细。

诊断：中医：月经不调（肝郁气滞）。西医：月经不调。

治法：疏肝理气，解郁调经。

主方：柴胡疏肝散加郁金。

方药：柴胡10g，郁金10g，当归10g，赤白芍各15g，川芎10g，炒白术15g，枳实10g，木香10g，香附10g，炒小茴香6g，青陈皮各10g，甘草10g，丝瓜络10g。7剂，水煎服，每日1剂，早晚温服。

二诊（2月20日）：服药后乳房胀痛减轻，下一步调整处方，在月经到来1周之前，以调理月经为主。方药：黄芪15g，川芎10g，赤芍20g，桃仁10g，红花6g，当归尾10g，三棱10g，莪术10g，制香附10g，柴胡10g，益母草30g，炒小茴香6g，青陈皮各10g，橘核10g。7剂，水煎服，每日1剂，早晚温服。

三诊（2月27日）：服药以后乳房胀痛继续减轻，但月经未至，按上方继续服用，调理月经。7剂，水煎服，每日1剂，早晚温服。

四诊（3月6日）：服调理月经方后，月经于3月29日来潮，患者自述月经量较前增多，颜色较前红，血块减少。继服2月13日方治疗乳房胀痛，巩固疗效。14 剂，水煎服，每日 1 剂，早晚温服。

主方方义：本方以柴胡疏肝散加郁金为主方，疏肝解郁，行气止痛。特别是加郁金增强行气活血止痛、清心解郁作用。本案兼有乳房胀痛，故加木香、小茴香、丝瓜络理气活络，加强主方作用。故本方对肝郁气滞的病证，特别是妇科月经不调等证均有良好的疗效。

按语：月经不调是临床常见病，可引起一系列症状。该患者月经不调日久，又遇情志因素引起乳房胀痛等。乳房是肝经所过之处，故本病与气血有关。乳房胀痛虽与情志有关，但其与月经不调的关系也很密切。赵老说，调气血、补肝肾，和脾胃为调经大法。冲任隶属肝肾，气滞血瘀多因肝郁引起，故应疏肝补肾；因脾胃为气血源泉，故健脾益气为要著。赵老常说，治妇人之病，平时治原病，月经来潮的前 1 周，服药调治妇科。

三十一、云雾移睛

赵某某，女，58 岁。2015 年 5 月 29 日初诊。

主诉：视物模糊、干涩 1 月。

现病史：1 个月前无原因出现视物模糊、双眼干涩，遂到省医院眼科就诊，经检查诊断为玻璃体混浊。医生予“口服维生素 C、他巴唑及狄奥宁眼药水滴眼”，症状减轻。医生建议配合中药治疗，故今来我院门诊就诊。

既往史：既往无疾。

现在症：视物模糊，干涩、畏光，眼前似有蝇蚊飞舞，口干苦涩，舌苔黄缺津，脉沉细小弱。

诊断：中医：云雾移睛（阴虚火旺）。西医：玻璃体混浊。

治法：滋阴清热，养肝明目。

主方：还阴退翳丸加减。

方药：生地黄 10g，黄芩 10g，玄参 20g，生白芍 30g，焦栀子 10g，

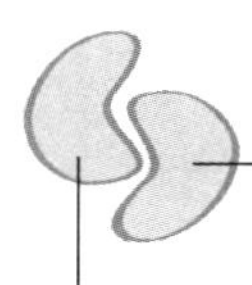

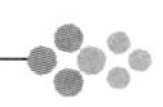

密蒙花 30g，菊花 30g，茺蔚子 30g，川黄连 6g，枸杞子 10g，甘草 10g，薄荷 10g，防风 10g。7 剂，水煎服，每日 1 剂，早晚分服。

二诊（6 月 5 日）：服上药后，视物稍清，目干涩减轻，按上方加川楝子 10g。7 剂，水煎服，每日 1 剂，早晚分服。

三诊（6 月 12 日）：服药后视物基本清晰，眼前蝇蚊飞舞消失。按上方加知母 10g。7 剂，水煎服，每日 1 剂，早晚分服。

四诊（6 月 19 日）：服上药后眼部症状基本消失。调整方药，巩固疗效。方药：黄芩 10g，焦栀子 10g，辽沙参 30g，川楝子 10g，麦冬 10g，菊花 30g，茺蔚子 30g，密蒙花 20g，知母 10g，甘草 5g。7 剂，水煎服，每日 1 剂，早晚分服。

主方方义：还阴退翳丸是清代刘耀先《眼科金镜》中的方剂，由黄芩、玄参、生地黄、知母、茺蔚子、防风、车前子、桔梗、细辛组成。功效为滋阴清热，散风退翳，治肝肾伏热之瞳神云翳。

按语：云雾移睛是指眼外观端好，唯自觉眼前似有蚊蝇或云雾样黑影飞舞飘移，甚至视物昏蒙。古代医籍《银海精微》称之为“蝇翅黑花”;《证治准绳·杂病·七窍门》始称“云雾移睛”。病变在瞳神，相当于西医之玻璃体混浊，常由葡萄膜、视网膜的炎症、出血、退变，以及玻璃体的退变等引起。多因瞳神为邪所乘，混浊不清所致。赵老分析其病机多为湿热上蒸、阴虚火旺、气滞血瘀、精血不足，以上均可导致瞳神不清而发病。辨证要点为肝阴亏虚，精血不足，木窍失养。治疗上用还阴退翳丸加减，用滋阴清热，养肝明目之品，病得基本痊愈。赵老强调本病的治疗，药物是主要的，但是饮食及情志的调养也至关重要。首先嘱咐患者一定要保持良好的心情，对于疾病的治疗不要急躁，着急容易上火，影响疗效。再者饮食宜清淡，应多食新鲜蔬菜和水果、动物肝脏，特别是葡萄，食用时要带皮，因葡萄皮中含有对身体有益的成分，临证不可不知。

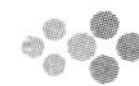

三十二、肛门瘙痒

程某某，女，41岁。2015年4月10日初诊。

主诉：肛门瘙痒3个月，腰痛半年。

现病史：3个月前生产后，出现肛门周围奇痒、全身瘙痒。遂到医院就诊，医师诊为产后病变，予“康纳乐”乳膏外用治疗，虽然程度减轻，但瘙痒不除。后经中西药物治疗，始终无法根除，今慕名而来请中医治疗。

现在症：肛门周围奇痒，全身瘙痒，伴有乏力，汗出，饭后加重，腰痛，发凉，四肢疼痛，舌质暗淡，苔白，脉沉细。

诊断：中医：肛门瘙痒（血虚生风）。西医：原发性肛门瘙痒症。

治法：补血养血，祛风止痒。

主方：当归补血汤合四物汤加荆芥、防风、地肤子。

方药：黄芪30g，当归15g，川芎10g，赤芍15g，熟地黄10g，鸡血藤30g，炒白术10g，防风10g，荆芥10g，地肤子30g，苦参10g，狗脊30g，艾叶10g，浮小麦30g。7剂，水煎服，每日一剂，嘱其当晚可用药渣加水再煎，用药水坐浴。

二诊（4月17日）：服用上药后，肛周瘙痒减轻，全身瘙痒减轻。按上方加益母草30g。7剂，水煎服，每日1剂，早晚分服。

三诊（4月24日）：服上药后肛周瘙痒继续减轻，腰痛减轻，力增，精神较前好转。按上方，继服巩固疗效。14剂，水煎服，每日1剂，早晚分服。

四诊（5月8日）：服上药后肛门瘙痒消失，余症均减，但仍感四肢痛，按上方加葛根30g，羌活15g。7剂，水煎服，每日1剂，早晚分服。

五诊（5月15日）：自述近日四肢疼痛明显减轻，余症基本消失。调整处方，巩固疗效。方药：黄芪30g，炒白术10g，猪苓10g，防风10g，熟地黄10g，赤芍10g，当归15g，川芎10g，地肤子30g，炒杜仲10g，川续断30g，荆芥10g，艾叶10g，浮小麦30g，葛根20g，麻黄根10g。

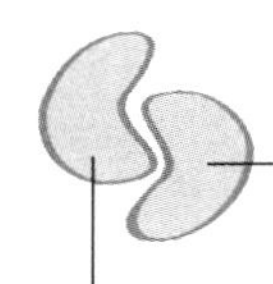

14 剂，水煎服，每日 1 剂，早晚分服。

主方方义：方中当归补血汤补气生血，四物汤补气和血，二者都是强调先补气，气足则能生血矣；气足血盛，血活风自灭，再加荆芥、防风、地肤子发表散风，胜湿止痛止痒。内风外风皆除，故能奏效。

按语：肛门瘙痒是指肛门周围皮肤无任何原发损害而仅有瘙痒症状的一种皮肤病，本病多发于 20~40 岁青壮年，男多于女，好发于平时不爱活动者。常见病因：食品因素、过敏反应、精神因素、肛周皮肤真菌或病毒感染。该病的治疗主要以中药为主，特别是病程较长的患者。中医辨证求因，总以“风”为主。风热袭肺，移于大肠肛门者；风邪挟湿郁阻肛门者；血虚生风化燥，肌肤失养者；血瘀生风，蕴结不散者；虫毒骚扰侵入肛周者。本案属产后血虚生风化燥，肌肤失养，而发瘙痒。治以补血养血，祛风止痒，方用四物汤、当归补血汤加减，活血除风，加苦参清热燥湿，杀虫止痒。外用药物坐浴，加强疗效。

赵国岑大事记

1958 年　考入河南中医学院（现河南中医药大学），学习 6 年。在校期间任共青团干部和学生干部，获“四好学生”称号。

1964 年　毕业分配到河南省中医研究所（河南省中医药研究院前身）工作。

1964—1965 年　随河南省直分团到项城县（今项城市）参加全国“四清运动”。

1965—1966 年　随河南省中医研究所巡回医疗队，到荥阳县（今荥阳市）农村巡回医疗。

1966—1976 年　从事门诊和病房工作。参加国家级课题“中西医结合治疗肝硬化（腹水期）的临床和实验研究”。

1971 年　与周文川、赵富春编写河南中医学院（三年制）的温病教材《温病学讲义》。

1977—1979 年　参加“郑州市农村、工厂心血管流行病学的研究”课题。

1979—1983 年　借调到河南省卫生厅，从事中医工作、卫生技术人员职称晋升和全国中医师带徒工作。

1983—1986 年　参加“新药降脂灵片的研究”课题。

1984—1986 年　任河南省中医研究所副所长（主持工作）。

1984年　创办了《中医研究》杂志，并任主编。

1984年　兼任河南省中医古籍整理办公室副主任。

1985年　当选中华全国中医药学会第二届理事会理事，河南省分会常务理事。

1988年　获全国中医药图书情报协作委员会先进工作者称号。

1989年　被聘为郑州市民政局按摩专业中级评委会委员。

1990年　领导研制的运动饮料“博力源”获河南省体育科技进步三等奖。入选《知名中青年中医药师名录》。

1991年　被河南省体委聘为科研、医学顾问。

1992年　当选河南省体委自然科学研究系列中级评委会委员。

1993年　被张仲景国医大学聘为名誉教授。

1993年　被山西省中医药研究所主办的《中医药研究》聘为编委。

1994年　主持的“痹病流行病学调查”获河南省中医药科技进步三等奖；《中医名言大词典》获河南省科技情报二等奖。

1996年　当选中国中医药学会第三届理事会理事，河南分会常务理事。当选中国名医学术研究会理事。当选中华中医药学会脾胃病分会委员。被聘为河南省卫生技术高级职称（中医专业）评审委员会委员。领导研究的课题“新药失眠安贴的研制”获河南省医药科技进步一等奖。领导研究的课题“中频电脑治疗仪的研制”获河南省医药科技进步二等奖。领导研究的课题“久久银杏茶的研制”获河南省轻工业科技进步二等奖。

1997年　获得“为河南省中医事业发展做出显著成绩”的特别贡献奖。被评为第二批全国名老中医药专家学术经验继承指导老师。

1998年　被聘为《河南省肝胆病通讯》杂志副主编。

1999年　当选为河南省脾胃病专业委员会主任委员。

2000年　获国家人事部、卫生部、中医药管理局颁发的“全国老中医药专家学术经验继承指导老师”的荣誉证书。

2003年　8月被评为河南省继承型高级中医人才指导老师，并获培养人才奖。8月当选为河南省卫生系列高级专业技术职务评审委员会委员，中医第六组组长。9月当选为河南省中医药学会第四届理事会常务理事，资深理事。

2005年　10月出版《赵国岑临证选集》一书。

2008年　被河南省中医院名师研究工作室聘为终身导师。10月被聘为中华中医药学会脾胃病分会技术顾问。

2013年　当选为全国名老中医药专家传承工作室建设专家。

2015年　10月在“第一届中原中医药文化节”上，收济华中医馆曹雁馆长为徒。

2016年　8月出版《赵国岑名医工作室论文集》一书。9月被《大河健康报》整版报道学术成就及治病经验。

八十岁生日感言——回忆前半生

零岁出生——幼年

三七十月二十五，中原大地郑州府。
战乱灾荒民生难，幼小娃娃落地哭。①
母病身体太虚弱，无乳喂养昼夜哭。②
四处寻奶全村跑，一日三顿灌饱肚。
为求饱肚认干娘，晃晃悠悠亦是福。
注：①人生第一声哭；②饥寒交迫的哭。

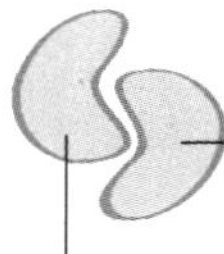

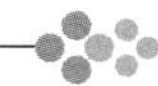

十岁快乐成长——童年

两岁下面小弟生，好心菩萨爷同生。[③]
老年孤单无儿女，抱我回家度营生。
八岁读书进学堂，边读边看羡医生。
快快乐乐快成长，欢欢喜喜童年经。
注：③近门爷爷赵同生。

二十岁情窦初放——订婚未成

幼年家订娃娃亲，不料短命断了魂。
初中年幼把亲提，先父就是不认亲。
二十一岁再提亲，我说专业不称心。

三十而立——基本定向

三十已过而立年，学业已就业务专。
业务政治专与红，紧张奋斗而立年。

四十奋力打拼——不惑年

四十已过不惑年，十年动乱不复返。
国内形势已稳定，恢复高招平安年。

五十而知天命——回头望望

五十而知天命年，八零借调晋升办[④]。
中医事业得重视，业务管理齐发展。

注：④ 1980 年被借调到省卫生厅人事处职称晋升办公室、中医处搞医务人员技术职称和中医工作。

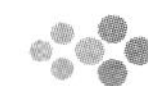

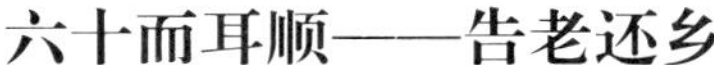

六十而耳顺——告老还乡

六十已过花甲年，告老居家苦钻研。
锻炼身体保健康，幸福晚年乐无边。

七十从心不逾矩——发挥余热，锻炼身体

七十古稀旧时言，如今七十正当年。
从心所欲不逾矩，圣人古训引为鉴。

八十九十耄耋年——夕阳无限好，珍惜利用

八十已过耄耋年，人生已老是古言。
八十九十人不老，谁说不能度百年。

百岁咫日可待——黄昏无限好，恋恋不舍

人过百年重回首，温故知新更自由。
儿孙满堂话健康，借鉴先辈经验留。